高等职业教育"十四五"药品类专业系列教材

省级精品课程配套教材

药物检验技术

刘宏伟　主编

化学工业出版社

·北京·

内容简介

《药物检验技术》分为药物检验的单项训练和综合训练两部分，根据《中华人民共和国药典》(2020年版)及现行药品相关质量标准等，选取其中常用的中药、化学药、生物药、辅料等为任务对象，系统介绍了药品质量控制的标准和基本要求。其中单项训练部分（包括模块一至模块四），按照药品检验的一般程序详细介绍了药品的性状、鉴别、检查、含量等方面的检测原理和方法。综合训练部分（模块五)按照生产、检验实际流程，介绍了药品取样分样、全面质量检查、检验原始记录、检验报告书的相关内容。同时，书中通过学习目标、任务导入、知识链接等多种方式有机融入思政元素，潜移默化中提高学生的职业素养和道德素养。

本书配备有微课、任务检测参考答案等资源，扫描书中二维码即可查看。本书配套的电子课件、案例、精选习题等资源可登录 www.cipedu.com.cn 免费下载。

本书可作为高职院校药学类、药品类或相关专业药物分析、药物分析检测技术、药品质量控制与检测技术等课程的教材，也可作为药物检验员中、高级培训用书，还可作为生产、检验部门技术人员的参考用书。

图书在版编目（CIP）数据

药物检验技术 / 刘宏伟主编. -- 北京：化学工业出版社, 2024.11. --（高等职业教育"十四五"药品类专业系列教材）. -- ISBN 978-7-122-46584-9

Ⅰ. R927.1

中国国家版本馆 CIP 数据核字第 202454GQ61 号

责任编辑：王　芳　蔡洪伟　旷英姿　　文字编辑：朱　允
责任校对：李露洁　　　　　　　　　　　装帧设计：关　飞

出版发行：化学工业出版社
　　　　（北京市东城区青年湖南街13号　邮政编码100011）
印　　装：北京印刷集团有限责任公司
787mm×1092mm　1/16　印张20　字数451千字
2025年2月北京第1版第1次印刷

购书咨询：010-64518888
售后服务：010-64518899
网　　址：http://www.cip.com.cn

凡购买本书，如有缺损质量问题，本社销售中心负责调换。

定　　价：56.00元　　　　　　　　　　版权所有　违者必究

编写人员名单

主　　编　刘宏伟

副 主 编　余　武　周亚梅　刘桐辉　方春生

编　　者（以姓氏笔画为序）

　　　　　　方春生（广东食品药品职业学院）
　　　　　　刘宏伟（常德职业技术学院）
　　　　　　刘桐辉（吉林工业职业技术学院）
　　　　　　严家其（常德学院）
　　　　　　余　武（常德职业技术学院）
　　　　　　张旖珈（常德职业技术学院）
　　　　　　陈　俊（三金集团湖南三金制药有限责任公司）
　　　　　　周亚梅（重庆化工职业学院）
　　　　　　郭　靖（常德学院）
　　　　　　熊　峻（常德职业技术学院）

主　　审　涂　冰（常德职业技术学院）

出版说明

为了更好地贯彻《国家职业教育改革实施方案》，落实教育部《"十四五"职业教育规划教材建设实施方案》（教职成厅〔2021〕3号），做好职业教育药品类、药学类专业教材建设，化学工业出版社组织召开了职业教育药品类、药学类专业"十四五"教材建设工作会议，共有来自全国各地120所高职院校的380余名一线专业教师参加，围绕职业教育的教学改革需求、加强药品和药学类专业"三教"改革、建设高质量精品教材开展深入研讨，形成系列教材建设工作方案。在此基础上，成立了由全国药品行业职业教育教学指导委员会副主任委员姚文兵教授担任专家顾问，全国石油和化工职业教育教学指导委员会副主任委员张炳烛教授担任主任的教材建设委员会。教材建设委员会的成员由来自河北化工医药职业技术学院、江苏食品药品职业技术学院、广东食品药品职业学院、山东药品食品职业学院、常州工程职业技术学院、湖南化工职业技术学院、江苏卫生健康职业学院、苏州卫生职业技术学院等全国30多所职业院校的专家教授组成。教材建设委员会对药品与药学类系列教材的组织建设、编者遴选、内容审核和质量评价等全过程进行指导和管理。

本系列教材立足全面贯彻党的教育方针，落实立德树人根本任务，主动适应职业教育药品类、药学类专业对技术技能型人才的培养需求，建立起学校骨干教师、行业专家、企业专家共同参与的教材开发模式，形成深度对接行业标准、企业标准、专业标准、课程标准的教材编写机制。为了培育精品，出版符合新时期职业教育改革发展要求、反映专业建设和教学创新成果的优质教材，教材建设委员会对本系列教材的编写提出了以下指导原则。

(1) 校企合作开发。 本系列教材需以真实的生产项目和典型的工作任务为载体组织教学单元，吸收企业人员深度参与教材开发，保障教材内容与企业生产实际相结合，实现教学与工作岗位无缝衔接。

(2) 配套丰富的信息化资源。 以化学工业出版社自有版权的数字资源为基础，结合编者团队开发的数字化资源，在书中以二维码链接的形式或与在线课程、在线题库等教学平台关联建设，配套微课、视频、动画、PPT、习题等信息化资源，形成可听、可视、可练、可互动、线上线下一体化的纸数融合新形态教材。

(3) 创新教材的呈现形式。 内容组成丰富多彩，包括基本理论、实验实训、来自生产实践和服务一线的案例素材、延伸阅读材料等；表现形式活泼多样，图文并茂，适应学生的接受心理，可激发学习兴趣。实践性强的教材开发成活页式、工作手册式教材，把工作任务单、学习评价表、实践练习等以活页的形式加以呈现，方便师生互动。

(4) 发挥课程思政育人功能。 教材结合专业领域、结合教材具体内容有机融入课程思政元素，深入推进习近平新时代中国特色社会主义思想进教材、进课堂、进学生头脑。在学生学习专业知识的同时，润物无声，涵养道德情操，培养爱国情怀。

(5) 落实教材"凡编必审"工作要求。每本教材均聘请高水平专家对图书内容的思想性、科学性、先进性进行审核把关,保证教材的内容导向和质量。

本系列教材在体系设计上,涉及职业教育药品与药学类的药品生产技术、生物制药技术、药物制剂技术、化学制药技术、药品质量与安全、制药设备应用技术、药品经营与管理、食品药品监督管理、药学、制药工程技术、药品质量管理、药事服务与管理等专业;在课程类型上,包括专业基础课程、专业核心课程和专业拓展课程;在教育层次上,覆盖高等职业教育专科和高等职业教育本科。

本系列教材由化学工业出版社组织出版。化学工业出版社从 2003 年起就开始进行职业教育药品类、药学类专业教材的体系化建设工作,出版的多部教材入选国家级规划教材,在药品类、药学类等专业教材出版领域积累了丰富的经验,具有良好的工作基础。本系列教材的建设和出版,既是对化学工业出版社已有的药品和药学类教材在体系结构上的完善和品种数量上的补充,更是在体现新时代职业教育发展理念、"三教"改革成效及教育数字化建设成果方面的一次全面升级,将更好地适应不同类型、不同层次的药品与药学类专业职业教育的多元化需求。

本系列教材在编写、审核和使用过程中,希望得到更多专业院校、一线教师、行业企业专家的关注和支持,在大家的共同努力下,反复锤炼,持续改进,培育出一批高质量的优秀教材,为职业教育的发展做出贡献。

本系列教材建设委员会

前言

本教材紧跟医药领域最新标准与发展趋势，参照《中华人民共和国药典》（以下简称《中国药典》）（2020年版）、现行药品相关质量标准，以及药物检验员国家职业技能标准等编写而成。

本教材具有如下特点：①以《中国药典》（2020年版）为主要依据，按照药品检验的一般程序展开，以任务为导向，将理论和实践有机结合，可教可学；②每个任务内容包括学习目标、任务导入、知识学习、发布任务、确定方案、任务实施、评价与总结、任务检测八个部分，同时穿插知识链接、思考题，有机融入思政元素，每个模块后还有知识小结，理实一体且内容翔实，有效实现"教、学、做"一体化，同时方便读者自学自评；③为满足教学和自学多重需求，书中配备微课、视频、电子课件、任务检测参考答案、技能大赛有关习题等数字资源，读者可扫码观看或登录 www.cipedu.com.cn 免费下载，使得教材在形式上更加立体生动，信息更为丰富多样。

全书共分为五个模块12个项目46个任务，模块一药物检验基本操作技术涵盖3个项目7个任务，介绍药物检验的基本程序、药品标准、药物性状鉴别；模块二药物鉴别技术涵盖3个项目7个任务，包括化学鉴别法、光谱鉴别法、色谱鉴别法；模块三药物检查技术涵盖2个项目19个任务，包括药物杂质限量检查、药物特性检查；模块四药物含量测定技术涵盖2个项目9个任务，包括容量分析法、仪器分析法；模块五综合检验训练涵盖2个项目4个任务，包括原辅料的综合检验训练、制剂的综合检验训练，各院校可根据实际情况选用教学。

本教材的编写分工如下：刘宏伟负责模块一的编写及全书的统稿工作；熊峻、郭靖负责模块二的编写；刘桐辉、周亚梅负责模块三的编写；余武、严家其负责模块四的编写；陈俊、张旖珈负责模块五的编写；方春生负责全书稿、数字资源的审读以及纠错。

本教材在编写过程中，得到了化学工业出版社、各参编院校、部分医药企业及药品检验机构的大力协助，借鉴了相关检测经验、案例和数据，同时参考了有关专著、教材、论文等资料，在此表示衷心感谢。由于编者水平有限，不足之处在所难免，由衷希望广大读者提出宝贵意见和建议，以便今后修订和完善。

编　者
2025年3月

目录

模块一　药物检验基本操作技术　/ 001

项目一　药物检验基本程序　/ 004
任务　药物检验报告书的填写　/ 006
项目二　药品标准　/ 012
任务　学会查阅《中国药典》　/ 017
项目三　药物性状鉴别　/ 024
任务一　阿司匹林原料药外观和溶解度的测定　/ 024
任务二　甘油相对密度的测定　/ 029
任务三　水杨酸熔点的测定　/ 036
任务四　葡萄糖比旋度的测定　/ 042
任务五　甘油折射率的测定　/ 048
知识小结　/ 052

模块二　药物鉴别技术　/ 053

项目四　化学鉴别法　/ 053
任务一　盐酸普鲁卡因的一般鉴别试验　/ 054
任务二　苯巴比妥、司可巴比妥钠、注射用硫喷妥钠的专属鉴别试验　/ 063
项目五　光谱鉴别法　/ 070
任务一　紫外-可见分光光度法鉴别甲硝唑　/ 070
任务二　红外分光光度法鉴别阿司匹林　/ 078
项目六　色谱鉴别法　/ 086
任务一　薄层色谱法鉴别感冒止咳颗粒中葛根素　/ 086
任务二　气相色谱法鉴别维生素 E　/ 094
任务三　高效液相色谱法鉴别甲硝唑片　/ 104
知识小结　/ 111

模块三　药物检查技术　/ 112

项目七　药物杂质限量检查　/ 112
任务一　杂质限量的计算　/ 114
任务二　葡萄糖中氯化物的检查　/ 119
任务三　葡萄糖中铁盐的检查　/ 123
任务四　葡萄糖干燥失重的测定　/ 128
任务五　青霉素 V 钾水分的测定　/ 133
任务六　阿司匹林易炭化物的检查　/ 140
任务七　葡萄糖炽灼残渣的检查　/ 144
任务八　葡萄糖氯化钠注射液中 5-羟甲基糠醛的检查　/ 148
项目八　药物特性检查　/ 154
任务一　葡萄糖溶液澄清度的检查　/ 154
任务二　葡萄糖溶液颜色的检查　/ 158
任务三　维生素 B_1 片崩解时限的检查　/ 161
任务四　马应龙麝香痔疮栓融变时限的检查　/ 167
任务五　对乙酰氨基酚片溶出度的测定　/ 171
任务六　维生素 B_1 片重量差异的检查　/ 177
任务七　艾司唑仑片含量均匀度的检查　/ 182
任务八　抗病毒口服液最低装量的

　　　　　检查 / 188
任务九　葡萄糖注射液可见异物的
　　　　　检查 / 192
任务十　维生素 C 注射液无菌的检查 / 198

任务十一　维生素 B_1 片微生物限度的
　　　　　　检查 / 205
知识小结 / 213

模块四　药物含量测定技术 / 214

项目九　容量分析法 / 215
任务一　酸碱滴定法测定水杨酸的
　　　　含量 / 216
任务二　非水溶液滴定法测定桂利嗪的
　　　　含量 / 222
任务三　亚硝酸钠法测定注射用盐酸普鲁卡因的
　　　　含量 / 227
任务四　碘量法测定维生素 C 注射液的
　　　　含量 / 232
任务五　配位滴定法测定葡萄糖酸钙片的
　　　　含量 / 238

项目十　仪器分析法 / 244
任务一　电位滴定法测定丙戊酸钠片的
　　　　含量 / 244
任务二　紫外-可见分光光度法测定对乙酰氨基
　　　　酚片的含量 / 250
任务三　气相色谱法测定维生素 E 的
　　　　含量 / 258
任务四　高效液相色谱法测定甲硝唑片的
　　　　含量 / 266
知识小结 / 272

模块五　综合检验训练 / 273

项目十一　原辅料的综合检验训练 / 273
任务一　山楂的综合检验训练 / 274
任务二　阿司匹林原料药的综合检验
　　　　训练 / 283
项目十二　制剂的综合检验训练 / 292

任务一　双黄连口服液的综合检验
　　　　训练 / 292
任务二　磺胺嘧啶片的综合检验训练 / 301
知识小结 / 309

附录 / 310

附表 1　物料初验单 / 310

附表 2　样品取样分样原始记录表 / 311

参考文献 / 312

模块一

药物检验基本操作技术

📄 学习目标

知识目标： 熟悉药品标准的相关知识；掌握药物检验的步骤与原则。

技能目标： 能熟练使用药品标准的工具书；能根据药品标准完成药物的性状检查，对药物相对密度、比旋度、熔点等物理常数进行测定。

素质目标： 具备作为药检专业人员的使命感和为药物安全保驾护航的担当意识。

一、基本概念

（一）药物和药品

① 药物是用以预防、治疗及诊断疾病的一切物质的统称。

② 药品通常为成品药，是经国家药品监督管理部门审批，可以生产、销售的药物。2019 年新修订的《中华人民共和国药品管理法》指出：药品是指用于预防、治疗、诊断人的疾病，有目的地调节人的生理机能并规定有适应证或者功能主治、用法和用量的物质，包括中药、化学药和生物制品等。具体包括中药材、中药饮片、中成药、化学药品、抗生素、生化药品、放射性药品、预防类制品、治疗类产品、血液制品、诊断试剂等。

例如自制的麦芽，不属于药品，但具有养心静气的作用，可以是药物。但对一般消费者而言，二者区别不大。

📖 知识链接

2019 年新修订的《中华人民共和国药品管理法》简介

《中华人民共和国药品管理法》是为了加强药品管理，保证药品质量，保障公众用药安全和合法权益，保护和促进公众健康而制定的法律。1984 年 9 月 20 日第六届全国人民代表大会常务委员会第七次会议通过，自 1985 年 7 月 1 日起施行。2019 年 8 月 26 日，新修订的《中华人民共和国药品管理法》经十三届全国人大常委会第十二次会议表决通过，于 2019 年 12 月 1 日起施行。

新修订的《中华人民共和国药品管理法》总共包括十二章一百五十五条，全面贯彻落实党中央有关药品安全"四个最严"要求，明确了保护和促进公众健康的药品管理工作使命，确立了以人民健康为中心，坚持风险管理、全程管控、社会共治的基本原则，要求建立科学、严格的监督管理制度，全面提升药品质量，保障药品的安全、有效、可及。这些充分体现了《中华人民共和国药品管理法》的修订，坚持以人为本、坚持问题导向、坚持尊重规律、坚持国际视野、坚持改革创新、坚持科学发展的鲜明立场、根本遵循和基本要求。

（二）药物分析和药物检验

① 药物分析是运用化学、物理学、生物学以及微生物学的方法和技术来研究药物的化学检验、药物稳定性、生物利用度、药物临床监测和中草药有效成分的定性和定量等的一门学科。它包括药物成品的化学检验、药物生产过程的质量控制、药物贮存过程的质量考察、临床药物分析、体内药物分析等。

② 药物检验是运用化学、物理化学或生物化学的方法和技术，对化学结构已经明确的合成药物或天然药物及其制剂的质量控制方法，以及对中药制剂和生物药物及其制剂的质量控制方法。同时药物检验也是依据国家相关检验标准和规定对药物的质量进行检验，并将检查结果与质量标准规定相比较，最终判断被检验的药物是否符合质量标准的一系列质量控制活动。

根据药物质量标准，某药物的每一个项目质量指标均需要检验的，称为"全项检验"，简称"全检"；检验其中部分项目的称为"部分检验"，只检验其中一个项目的称为"单项检验"。

 思考题：药物检验和药物分析的异同点分别是什么？

二、药品质量控制的基本任务

药品质量控制是一项专业性、技术性很强的工作，包括药品生产、供应、管理和临床使用等环节，全面保证药品各个环节的质量。其基本任务主要包括以下几个方面。

（一）药品生产过程的质量控制

药品的生产是一个十分复杂而严谨的过程，但任何药品的质量形成都是生产出来的，而不是单纯检验出来的。为了全面控制药品的质量，药品生产企业必须从原料进厂至成品出厂的整个过程，进行全过程的管理和质量控制。主要包括三个方面：①原辅料的进货检验；②中间产品、水质等的过程检验；③成品出厂前的最终检验。最终，药品符合法定标准后方可出厂销售。

（二）药品经营企业和医疗机构的药品质量控制

药品经营企业对购进的药品进行验收检验，主要包括审查供货方的合法性及书面凭证，核对药品供货数量，检查内外包装、标签、说明书等。对于首次经营的品种还需做内在质量检验，易失效药品做必要的定期检验。

医疗机构对于购进的药品应进行验收和检查，此外医疗机构的自制制剂应按照卫生行政部门和药品监督管理部门批准的质量标准进行相应的质量检验。

（三）药品审批和监督检验

药品监督管理部门对药品的研制、生产、经营、使用全过程进行监督检查。各级药品检验部门负责具体实施本地区的药品审批、药品质量监督、技术仲裁等所需的药品检验工作，有计划地进行抽检，掌握药品生产企业、经营企业的药品质量情况。

（四）临床药物监测

药品质量的优劣和临床用药是否合理，都会直接影响临床疗效。为保证临床用药安全，开展临床药物监测，为患者提供个性化的给药方案，从而达到满意的疗效，避免发生毒副反应，同时也可以为药物过量中毒的诊断和处理提供有价值的实验室依据，将临床用药从传统的经验模式提高到比较科学的水平，也可以为药物分子结构的改造、生产工艺和剂型的优化等提供依据。

三、药物检验机构

药物是防治疾病、维护人们健康的特殊物质。为严格控制其质量，国家设有专门负责药品检验的机构，药品生产、经营、使用等单位也设定了药品质量检验部门，对药品质量进行全面控制。

（一）国家法定检验机构

国家法定检验机构，是由药品监督管理部门设置或确定，依法实施药品审批和药品质量监督检查所需的药品检验工作的技术部门。其包括中国食品药品检定研究院，省、市级食品药品检验所（研究院），区、县级食品药品检验所；此外，还有各口岸药品检验所负责进出口药物的质量检验。

（二）非法定检验机构

非法定检验机构主要指药品生产或经营企业、医疗机构等设置的药品质量检验部门。主要对原辅料、中间产品、成品、环境、空气洁净度、水质等进行监控，为产品最终放行提供质量保证。

> **知识链接**
>
> **中国食品药品检定研究院简介**
>
> 中国食品药品检定研究院（以下简称中检院）是国家药品监督管理局的直属事业单位，是国家检验药品、生物制品质量的法定机构和最高技术仲裁机构，是世界卫生组织指定的"世界卫生组织药品质量保证合作中心"。依法承担实施药品、生物制品、

医疗器械、食品、保健食品、化妆品、实验动物、包装材料等多领域产品的审批注册检验、进口检验、监督检验、安全评价及生物制品批签发，负责国家药品、医疗器械标准物质和生产检定用菌毒种的研究、分发和管理，开展相关技术研究工作。

中检院前身是1950年成立的中央人民政府卫生部药物食品检验所和生物制品检定所。1961年，两所合并为卫生部药品生物制品检定所。1998年，由卫生部成建制划转为国家药品监督管理局直属事业单位。2010年，更名为中国食品药品检定研究院，加挂国家药品监督管理局医疗器械标准管理中心的牌子，对外使用"中国药品检验总所"的名称。

中检院同联合国开发计划署、世界卫生组织以及美国、英国、加拿大、日本、德国等国家的20多个国际组织、国家和地区的食品药品检验相关机构开展了多渠道、多领域、深层次的合作交流。

中检院建立了符合国际标准要求的ISO/IEC 17025、17043、17034和GLP等多个质量管理体系，先后通过国家认证认可监督管理委员会、国家实验室认可委员会、国家药品监督管理局等多部门的认证认可检查，具备国家要求的所有相关资质，并通过了WHO、The college of American Pathologists、AAALAC等国际组织和权威部门的认证认可检查，保障检验检测、标准物质、能力验证以及药物安全评价等各项工作有序开展和结果可靠。

此模块下主要包括药物检验基本程序、药品标准、药物性状鉴别三个项目。

项目一　药物检验基本程序

药物检验是一项专业性、技术性很强的业务工作，其主要任务是生产过程的质量控制、验收（经营企业对药品购入时）的质量控制、审批和监督时的质量控制以及临床药物检测等。

药物检验工作是药物质量控制的重要组成部分，其检验的程序一般分为取样、检验、记录与报告三部分。

一、取样

取样是药物检验工作的第一步，必须要考虑其科学性、真实性和代表性。取样时应检查品名、批号、数量及包装情况等，确认无误后方可取样。此外需按批随机取样，如无特殊规定，一次取样量一般为全检用量的3倍，即1份供实验室分析用，1份供复核用，剩余 1 份留样保存。

取样的一般原则：设批总件数为 X，当 $X \leqslant 3$ 时，逐件取样；当 $3 < X \leqslant 300$ 时，按 $\sqrt{X} + 1$ 取样；当 $X > 300$ 时，按 $\dfrac{\sqrt{X}}{2} + 1$ 取样。成品药 1 次全检的用量按照《中华人民共和国药典》各品种项下全部检验项目所需用量之和。

中药材或饮片抽取样品前，应核对品名、产地、规格等级及包件式样，检查包装的完整性、清洁程度以及有无水迹、霉变或其他物质污染等情况，详细记录。凡有异常情况的包件，应单独检验并拍照。

从同批中药材和饮片包件中抽取供检验用样品的原则：总包件数不足 5 件的，逐件取样；5~99 件，随机抽 5 件取样；100~1000 件，按 5% 比例取样；超过 1000 件的，超过部分按 1% 比例取样；贵重药材和饮片，不论包件多少均逐件取样。此外，每一包件至少在 2~3 个不同部位各取样品 1 份；包件大的应从 10cm 以下的深处在不同部位分别抽取；对破碎的、粉末状的或大小在 1cm 以下的药材和饮片，可用采样器（探子）抽取样品；对包件较大或个体较大的药材，可根据实际情况抽取有代表性的样品。

每一包件的取样量：一般药材和饮片抽取 100~500g；粉末状药材和饮片抽取 25~50g；贵重药材和饮片抽取 5~10g。

将抽取的样品混匀，即为抽取样品总量。若抽取样品总量超过检验用量数倍时，可按四分法再取样，即将所有样品摊成正方形，依对角线画"×"，使分为四等份，取用对角两份；再如上操作，反复数次，直至最后剩余量能满足供检验用样品量。

二、检验

1. 性状

外观性状是药物质量的重要表征之一。主要包括药物的外观、臭、味、一般稳定性、酸碱性、溶解度及物理常数等。其中物理常数包括相对密度、熔点、凝点、比旋度、折射率、吸收系数、黏度、酸值、碘值、皂化值等。

2. 鉴别

鉴别是根据药物的分子结构、理化性质，采用化学、物理化学、生物学等方法来判断已知药物及其制剂的真伪。一般采用一组（两个或几个）试验项目全面评价一个药物。

通常鉴别检查主要根据药品质量标准中鉴别项下规定的试验方法逐项检验，并结合性状检测结果对药物及其制剂的真伪进行判断，主要包括以下三大类方法。

① 化学鉴别法：一般鉴别法、专属鉴别法。
② 光谱鉴别法：紫外-可见分光光度法、红外分光光度法、原子吸收分光光度法等。
③ 色谱鉴别法：气相色谱法、高效液相色谱法、薄层色谱法等。

3. 检查

检查项下包括纯度要求、有效性、均一性及安全性四个方面。

纯度要求即药物的杂质检查，如干燥失重、灼残渣、易炭化物、重金属、砷盐、铁盐、氯化物等。有效性是指检查与药物疗效有关的项目，如含氟量、含氮量、制酸力等。均一性是指生产出来的同一批号药品的质量是否均一，如含量均匀度、溶出度和重量差异等。安全性是指检查某些对生物体产生特殊生理作用、严重影响用药安全的杂质，如热原、降压物质等。

4. 含量测定

含量测定是指对药物有效成分的测定，必须在药物鉴别无误、杂质检查合格的基础上进行，否则没有意义。药物的含量测定主要包括以下三大类方法。

化学分析法：容量分析法（滴定分析法）、重量分析法等。

仪器分析法：紫外-可见分光光度法、荧光分光光度法、气相色谱法、高效液相色谱法等。

生物测定法：效价测定方法等。

三、记录与报告

检验原始记录包括检验过程、实验现象、实验结果、数据处理及结论等原始资料，是出具检验报告书的依据，必须在工作现场做到原始数据及时记录且真实、内容完整齐全、书写清晰整洁并无涂改。

检验报告书是对药品质量做出的技术鉴定，法定药品检验机构的检验报告书具有法律效力，因此必须根据检验原始记录认真、公正地填写。

思考题： 药物检验的基本程序是什么？怎样确定某一药物的全检项目？

任务　药物检验报告书的填写

【学习目标】

知识目标：掌握药物原始记录和检验报告书的书写要求；熟悉药物原始记录和检验报告书的书写细则。

技能目标：能正确书写药物检验的原始记录和检验报告书；能保证原始记录的原始、完整；能保证检验报告书的真实。

素质目标：养成客观公正、实事求是记录的良好习惯。

任务导入

2017年11月6日，某省一个生物科技有限公司生产的批号为201605014-01的百白破联合疫苗被中国食品药品检定研究院检出效价指标不符合标准规定。2018年7月5

日，根据举报，国家药监局会同该省药监局对该企业进行飞行检查；7月15日，国家药监局会同该省药监局组成调查组进驻该企业全面开展调查。随即，国家药监局发布了关于该公司违法违规生产冻干人用狂犬病疫苗的通告，指出，该公司在冻干人用狂犬病疫苗生产中存在编造生产、检验记录等造假行为。上述行为严重违反了《中华人民共和国药品管理法》《药品生产质量管理规范》有关规定，国家药监局已责令企业停止生产，收回药品 GMP 证书，召回尚未使用的狂犬病疫苗。

按照疫苗管理有关规定，所有企业上市销售的疫苗，均需报请中国食品药品检定研究院批签发，批签发过程中要对所有批次疫苗安全性进行检验，对一定比例批次疫苗有效性进行检验。请思考：

1. 问题疫苗是假药还是劣药？
2. 检验记录有哪些？为防止检验记录造假，国家采取了哪些措施？

知识学习

药物检验记录主要包括药物检验原始记录和药物检验报告书。

一、药物检验原始记录

药物检验原始记录是出具检验报告书的依据，是进行科学研究和技术总结的原始资料，是检验结果科学性和规范性的基本保证，需要妥善保存、备查。

检验原始记录的内容：

① 检验前记录检品的基本情况，包括检品的名称、编号、生产单位、检验日期、规格、批号、检验依据等；

② 检验过程中按要求及时将每一单项检验的方法、过程、计算、结果和结论等逐一如实记录；

③ 最后检验人和复核人签字或盖章，并签上日期。

检验原始记录不许任意涂改。如需修改，应在错误处画一根斜线，确保原字迹可见，再在其旁边合适的位置写上正确内容，不得擦抹涂改。对影响结果的数据或文字进行修改时，需要有修改人签名或盖章，并签上修改日期。

二、药物检验报告书

药物检验报告书是指药物检验单位出具的对某一检品检验结果的正式凭证。药物检验报告书是根据该药检验原始记录填写的，经逐级审核后，由分管领导签发。药物检验报告书是对药物质量作出的技术鉴定，是具有法律效力的技术文件，药检人员应该本着严肃负责的态度，认真、规范填写。因此，要求检验报告书必须依据准确，数据无误，结论明确，文字简洁，格式规范。

检验报告书的内容：

① 表头包括检品的名称、编号、生产单位、收检日期、规格、批号、包装、有效期、数量、检验依据、报告日期等；

② 正文包括检验项目、标准规定、检验结果及结论；

③ 最后检验人和质量受权人签字或盖章，并签上日期。

检验卡是指药物检验单位内部留存的检验报告书底稿。检验卡的表头，除设立与检验报告书相同栏目外，应增设"剩余检品数量"一栏。

发布任务

能根据给定的药物检验原始记录正确填写检验报告书，保证药物检验报告书的完整和真实，书写清晰、整洁。

确定方案

1. 查看给定的药物检验原始记录，每个单项检验记录是否完整、计算是否准确、结果及结论是否正确。

2. 按照检验报告书的内容要求逐一规范填写。

任务实施

1. 操作前准备

准备好用于填写药物检验报告书的相关原始记录。

2. 填写基本情况

包括检品的名称、编号、生产单位、检验日期、规格、批号、包装、有效期、数量、检验依据、检验项目、报告日期等。

3. 填写具体单项检验

根据给定数据和资料填写每一个检验项目、标准规定、检验结果，并根据各项检验结果得出最终结论。

4. 检查及签名

填写完毕之后检查是否记录完整，结论是否准确，然后签名。

5. 清场

操作完成后，将相关物品归位。

评价与总结

一、操作注意事项

药品检验机构、药品生产企业、医疗机构等所出具的药物检验报告书中所记录的内容稍有差异，但基本内容相同，具体视情况而定。

二、评价标准

评价标准见表1-1。

表1-1 药物检验报告书的填写评价标准

评价内容		分值	评分细则
职业素养与操作规范 20分		5	熟悉药品质量标准、药典及相关法规,确保检验工作符合法定要求得5分
		5	学习态度认真,遵守纪律得5分
		5	对检验结果负责,逐项核对数据,确保信息真实、可靠、准确得5分
		5	严守药品质量信息保密规定,不得泄露检验过程中的任何敏感信息或数据得5分
技能 80分	填写前准备	10	熟知检验报告书填写要求得5分
			熟悉相关数据和资料得5分
	填写基本情况	15	准确填写检品编号及有效期得5分
			准确填写检品的名称、编号、生产单位、检验日期、规格、批号、包装、有效期、数量、检验依据、检验项目、报告日期等得10分
	填写具体单项检验	40	准确填写各单项检验的标准规定得15分
			准确填写各单项检验的检验结果得15分
			准确给出检品的结论得10分
	检查及签名	15	填写完毕后逐个检查数据是否完整无误得5分
			准确记录检查人、复核人等的名字得5分
			在规定时间内完成任务得5分

三、任务报告单

根据给定的信息将表1-2的任务报告单填写完整。

表1-2 药物检验报告书填写的任务报告单

编码:

物料名称		物料编码		检验单号	
批/编号		规格		检验目的	
来源		数量		检验日期	
检验依据		取样量		报告日期	

检验项目	标准规定	检验结果
【性状】		
【鉴别】		

【检查】	
【含量】	
结论	
备注	
质量管理负责人	QC 负责人	检验员

任务检测

一、单选题

1. 药品是指可以调节人的生理机能的物质，主要作用是（　　）。
   A. 预防、治疗、诊断 B. 治疗
   C. 防治 D. 改善体质

2. 根据药品质量标准规定，评价一个药品的质量采用（　　）。
   A. 药理作用 B. 生物利用度
   C. 理化性质 D. 鉴别、检查、质量测定

3. 关于药物制剂的分析，下列说法中不正确的是（　　）。
   A. 可利用物理、化学、物理化学和微生物的测定方法对药物制剂进行分析
   B. 需对同一药物的不同剂型进行分析
   C. 应检验药物制剂是否符合质量标准的规定
   D. 药物制剂由于具有一定的剂型，所以分析时比原料药容易

4. 药品质量的全面控制是指（　　）。
   A. 药品生产和供应的质量控制
   B. 真正做到把准确、可靠的药品检验数据作为产品质量评价、科研成果鉴定的依据
   C. 帮助药品检验机构提高工作质量和信誉
   D. 药品研究、生产、供应、使用和有关技术的管理规范、条例的制度与实施

5. 制造与供应不符合药品质量标准规定的药品是（　　）行为。
   A. 违法 B. 不道德 C. 错误 D. 可谅解

6. 某企业送检样品，样品总件数为 100 件，则应取样的件数为（　　）件。
   A. 100 B. 12 C. 11 D. 10

7. 药品检验主要是研究（　　）。
   A. 药品的生产工艺 B. 药品的化学组成

C. 药品的质量控制　　　　　　　　D. 药品的化学结构

8. 原始检验记录及检验报告中某页或某栏大部分为空白，应该（　　）。
   A. 标注"以下为空白"　　　　　　B. 画斜线
   C. 画长横线　　　　　　　　　　D. 标注"以下无效"

9. 对药品中所含的杂质进行检查和控制，以使药品达到一定的纯净程度而满足用药的要求，是指（　　）检查。
   A. 安全性　　B. 有效性　　C. 均一性　　D. 纯度

10. 检验工作的根本目的是（　　）。
    A. 保证药物的稳定性　　　　　　B. 保证药物合格
    C. 保证药物有效　　　　　　　　D. 保证药物安全、有效

11. 进厂原料和中间产品留样，保存期限一般为（　　）。
    A. 1个月　　B. 2个月　　C. 3个月　　D. 6个月

12. 取样要求：当样品数为 x 时，一般应按（　　）。
    A. $X\leqslant300$ 时，按 x 的1/30取样　　B. $X\leqslant300$ 时，按 x 的1/10取样
    C. $X\leqslant3$ 时，只取1件　　　　　　　D. $X\leqslant3$ 时，每件取样

13. 检验完毕，剩余样品的处理方法为（　　）。
    A. 为节约起见，可以卖给收购药品的人
    B. 由检验员自己销毁
    C. 交给专门管理员集中处理
    D. 扔垃圾箱

14. 药品检验工作程序是（　　）。
    A. 检验、检查、含量测定、检验报告
    B. 鉴别、检查、含量测定、原始记录
    C. 取样、检验（性状、鉴别、检查、含量测定）、记录与报告
    D. 取样、鉴别、检查、含量测定

15. 取样应遵循取样规程，所取样品必须（　　）。
    A. 有代表性　　B. 外观合格　　C. 质量最好　　D. 质量最差

16. 假设样品总数为900件，取样件数应该为（　　）件。
    A. 9　　B. 16　　C. 30　　D. 31

二、判断题（对的请打"√"，错的请打"×"）

1. 所有的药品检验后均要留样，期限均为一年。（　　）
2. 药品检验记录过程中，如果记录写错，应将错处用签字笔画线，并在旁边改正并签字。（　　）
3. 在供试品的保管过程中，供试品的接收要有完善的手续，同时有批号、稳定性、含量、纯度等记录。（　　）

项目二 药品标准

为确保药品质量，保证用药安全、有效，各个国家都制定了强制执行的质量标准，即药品质量标准。药品质量标准是国家对药品的质量规格和检验方法所做的技术规定，是药品生产、经营、使用、检验和监督管理部门共同遵守的法定依据。

一、国家药品标准

2019年修订的《中华人民共和国药品管理法》第二十八条规定："药品应当符合国家药品标准。经国务院药品监督管理部门核准的药品质量标准高于国家药品标准的，按照经核准的药品质量标准执行；没有国家药品标准的，应当符合经核准的药品质量标准。国务院药品监督管理部门颁布的《中华人民共和国药典》和药品标准为国家药品标准。"

新修订的《中华人民共和国药品管理法》将《中华人民共和国药典》（以下简称《中国药典》）确定为药品标准体系的核心。其中药品标准又包括国家药品监督管理局颁布的药品标准（以下简称局颁标准）、药品注册标准、国家卫生健康委员会颁布的药品标准（以下简称部颁标准）、企业标准等。在我国，药品标准（除企业标准外）被视为国家为保证药品质量，保证人民用药安全而制定的规则，是保证药品质量的国家法定技术依据，是药品生产、销售、使用和监督管理的重要技术保障。

二、《中国药典》

药典是一个国家记载药品标准、规格的法典，一般由国家药品监督管理局主持编纂、颁布实施，国际性药典则由公认的国际组织或有关国家协商编订。《中国药典》是由国家药典委员会编纂，经国家药品监督管理局批准颁布实施，是国家监督管理药品质量的法定技术标准，具有全国性的法律约束力。《中国药典》坚持"临床常用、疗效确切、使用安全、工艺成熟、质量可控"的品种遴选原则，全面覆盖国家基本药物目录、国家基本医疗保险用药目录。

自中华人民共和国成立以来，我国共出版药典十一版，分别为：

1953年版（第一版）：该版药典共收载品种531种，其中化学药215种，植物药与油脂类65种，动物药13种，抗生素2种，生物制品25种，各类制剂211种。1957年出版《中国药典》1953年版增补本。

1963年版（第二版）：该版药典共收载品种1310种，分一、二两部，各有凡例和有关的附录。一部收载中药材 446 种和中药成方制剂 197 种；二部收载化学药品 667 种。此外，一部记载了中药材的"炮制、性味"、药品的"功能与主治"，二部增加了药品的"作用与用途"。

1977 年版（第三版）：该版药典共收载品种 1925 种。一部收载中草药（包括少数民族药材）、中草药提取物、植物油脂以及单味药制剂等 882 种，成方制剂（包括少数民族药成方）270 种，共 1152 种；二部收载化学药品、生物制品等 773 种。

1985 年版（第四版）：该版药典共收载品种 1489 种。一部收载中药材、植物油脂及单味制剂 506 种，成方制剂 207 种，共 713 种；二部收载化学药品、生物制品等 776 种。1987 年 11 月出版《中国药典》1985 年版增补本，新增品种 23 种，修订品种 172 种、附录 21 项。1988 年 10 月，第一部英文版《中国药典》1985 年版正式出版，同年还出版了药典二部注释选编。

1990 年版（第五版）：该版药典收载品种共计 1751 种。一部收载 784 种，其中中药材、植物油脂等 509 种，中药成方及单味制剂 275 种，新增 80 种，删去 3 种；二部收载化学药品、生物制品等 967 种，新增 213 种，删去 22 种。二部品种项下规定的"作用与用途"和"用法与用量"，分别改为"类别"和"剂量"，另组织编著《中华人民共和国药典临床用药须知》一书，以指导临床用药。有关品种的红外光吸收图谱，收入《药品红外光谱集》另行出版，该版药典附录内不再刊印。《中国药典》1990 年版的第一、第二增补本先后于 1992 年、1993 年出版，英文版于 1993 年 7 月出版。

1995 年版（第六版）：该版药典收载品种共计 2375 种。一部收载 920 种，其中中药材、植物油脂等 522 种，中药成方及单味制剂 398 种；二部收载 1455 种，包括化学药、抗生素、生化药、放射性药品、生物制品及辅料等。一部新增品种 142 种，二部新增品种 499 种。二部药品外文名称改用英文名，取消拉丁名；中文名称只收载药品法定通用名称，不再列副名。

2000 年版（第七版）：该版药典共收载品种 2691 种，其中新增品种 399 种，修订品种 562 种。一部收载 992 种，二部收载 1699 种。附录作了较大幅度的改进和提高，一部新增 10 个，修订 31 个；二部新增 27 个，修订 32 个。二部附录中首次收载了药品标准分析方法验证要求等六项指导原则，现代分析技术在这版药典中得到进一步扩大应用。为了严谨起见，将"剂量""注意"项内容移至《中华人民共和国药典临床用药须知》。

2005 年版（第八版）：该版药典分一、二、三部，共收载品种 3217 种，其中新增 525 种，修订 1032 种。一部收载 1146 种，其中新增 154 种，修订 453 种；二部收载 1970 种，其中新增 327 种，修订 522 种；三部收载 101 种，其中新增 44 种，修订 57 种。

该版药典附录亦有较大幅度调整。一部收载附录 98 个，其中新增 12 个，修订 48 个，删除 1 个；二部收载附录 137 个，其中新增 13 个，修订 65 个，删除 1 个；三部收载附录 134 个。一、二、三部共同采用的附录分别在各部中予以收载，并进行了协调统一。

2010 年版（第九版）：该版药典与历版药典比较，收载品种明显增加。共收载品种

4567 种,其中新增 1386 种,修订 2237 种。一部收载品种 2165 种,其中新增 1019 种,修订 634 种;二部收载品种 2271 种,其中新增 330 种,修订 1500 种;三部收载品种 131 种,其中新增 37 种,修订 94 种。

该版药典一部收载附录 112 个,其中新增 14 个,修订 47 个;二部收载附录 152 个,其中新增 15 个,修订 69 个;三部收载附录 149 个,其中新增 18 个,修订 39 个。一、二、三部共同采用的附录分别在各部中予以收载,并尽可能做到统一协调、求同存异、体现特色。

2015 年版(第十版):该版药典分一、二、三、四部,共收载品种 5608 种。一部收载品种 2598 种,其中新增品种 440 种,修订品种 517 种,不收载品种 7 种。二部收载品种 2603 种,其中新增品种 492 种,修订品种 415 种,不收载品种 28 种。三部收载品种 137 种,其中新增品种 13 种,修订品种 105 种,新增生物制品通则 1 个,新增生物制品总论 3 个,不收载品种 6 种。该版药典首次将上版药典附录整合为通则,并与药用辅料单独成卷作为《中国药典》四部。四部收载通则总数 317 个,其中制剂通则 38 个,检测方法 240 个(新增 27 个),指导原则 30 个(新增 15 个),标准品、标准物质及试液试药相关通则 9 个。药用辅料收载 270 种,其中新增 137 种,修订 97 种,不收载 2 种。

2020 年版(第十一版):本版药典进一步扩大药品品种和药用辅料标准的收载,本版药典收载品种 5911 种,新增 319 种,修订 3177 种,不再收载 10 种,因品种合并减少 6 种。一部中药收载 2711 种,其中新增 117 种,修订 452 种。二部化学药收载 2712 种,其中新增 117 种,修订 2387 种。三部生物制品收载 153 种,其中新增 20 种,修订 126 种;新增生物制品通则 2 个,总论 4 个。四部收载通用技术要求 361 个,其中制剂通则 38 个(修订 35 个),检测方法及其他通则 281 个(新增 35 个,修订 51 个),指导原则 42 个(新增 12 个,修订 12 个);药用辅料收载 335 种,其中新增 65 种,修订 212 种。

我国现行药典为《中国药典》(2020 年版)。

三、外国药典

随着我国与世界各国的药品国际贸易逐渐增多,进出口药品检验、仿制国外药品检验、赶超国际水平时,可供参考的外国药典有:

1.《美国药典》

《美国药典》英文全称为 United States Pharmacopoeia,缩写 USP,由美国药典委员会(United States Pharmacopeial Convention,也同样简称为 USP)编辑出版,其最新版为 2022 年第 43 版,即 USP(43),于 2021 年 12 月出版上线,2022 年 5 月 1 日生效。美国药典委员会是个非营利组织,同时拥有《美国药典》的商标及著作权。《美国药典》与《国家处方集》(NF)合并出版,两者一起简写为 USP-NF。如果某种药品成分或药品有对应的 USP 品质标准(依据 USP-NF 专论格式),药品必须符合标准才能使用"USP"或者"NF"的标记。符合 USP 标准的药品包括人用药(处方药、非处方药或者其他药）和动物用药。USP-NF 标准具有美国法律的效力，如果药品或药品成分的功效、品质或者纯度不符合药典的标准，会被认定是掺假。USP 还制定营养补充品和食品成分的标准（作为《美国食品化学法典》的一部分）。USP 并无强制实施这些标准的权力，执行权力由美国食品药品监督管理局（FDA）和其他政府部门负责。

2.《英国药典》

《英国药典》英文全称为 British Pharmacopoeia，缩写 BP，是英国药品委员会（British Pharmacopoeia Commission）的正式出版物，是英国制药标准的重要来源，其最新版为 2024 年版，即 BP 2024，2023 年 8 月出版，2024 年 1 月生效。《英国药典》不仅为读者提供了药用和成药配方标准以及公式配药标准，也向读者展示了许多明确分类并可参照的欧洲药典专著。《英国药典》是英国药剂和药用物质的官方标准文集，包括出口到英国的产品标准，更包含《欧洲药典》的所有标准。它在商业和学术界同时具有极高的国际声誉，100 多个国家都有采用。《英国药典》委员会（负责编纂《英国药典》）同时与中国国家药典委员会保持着良好的合作关系。原料药和辅料制造商（散装化学品制造商）若要在英国和欧盟推广销售其产品，必须遵守《英国药典》和《欧洲药典》的要求。

3.《日本药局方》

《日本药局方》英文全称为 Japan Pharmacopoeia，缩写 JP，由日本药局方编集委员会编纂，由厚生省颁布执行，自 1886 年初版迄今已颁至第 18 版，即 JP（18），2021 年 6 月 7 日发布。《日本药局方》分两部出版，第一部收载原料药及其基础制剂，第二部主要收载生药、家庭药制剂和制剂原料。JP（18）收载品种 2033 种，其中增加了 33 种，并且删除了 8 种，是除《中国药典》之外收载各类生药品种较多的药典之一。

4.《欧洲药典》

《欧洲药典》英文全称为 European Pharmacopoeia，缩写 EP。EP 11 为欧洲药典最新版本，2022 年 7 月出版，2023 年 1 月生效。《欧洲药典》对其成员国，与本国药典具有同样约束力，并且互为补充。《欧洲药典》有英文版与法文版，英语与法语是欧洲委员会的官方语言，此外，《欧洲药典》亦有印刷版、USB 闪存版和在线版。

5.《国际药典》

国际药典英文全称为 The International Pharmacopoeia，缩写 Ph. Int，由世界卫生组织（WHO）颁布，供 WHO 成员国免费使用。《国际药典》第一版出版于 1951 年，现行版为 2015 年出版的第五版，同步发行网络版和光盘版。许多国家，尤其是非洲各成员国将《国际药典》作为本国或地区的认可标准，即具有法律效力。

四、标准操作规程

标准操作规程英文全称为 Standard Operation Procedure，缩写 SOP，保证检验工作的规范性和有效性。《中国药品检验标准操作规范》（2019 年版）由中检院和全国各药品检验所共同编写，包括药品检验的所有方法和标准，是执行《中国药典》的重要依据和补充。

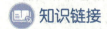 知识链接

《中国食品药品检验检测技术系列丛书》简介

随着我国药品、医疗器械、食品、化妆品产品质量要求的不断提高，检验技术的不断进步，检验领域的不断扩大，当前进一步加强检验检测能力建设、规范检验检测操作尤为重要和迫切。《中国食品药品检验检测技术系列丛书》（以下简称《丛书》）的出版恰逢其时。由中国食品药品检定研究院组织全国各省、自治区、直辖市药品、医疗器械、食品、化妆品检验检测机构的专家编撰的《中国食品药品检验检测技术系列丛书》于2019年由中国健康传媒集团中国医药科技出版社出版并面向全国发行。

该《丛书》包括《中国药品检验标准操作规范（2019年版）》《药品检验仪器操作规程及使用指南》《生物制品检验技术操作规范》《药用辅料和药品包装材料检验技术》《医疗器械安全通用要求检验操作规范》《体外诊断试剂检验技术》《食品检验操作技术规范（理化检验）》《食品检验操作技术规范（微生物检验）》《实验动物检验技术》等共9分册，内容涵盖药品、医疗器械、食品、化妆品检验检测操作规范、仪器操作规程和疑难问题解析，以及检验检测新技术、新方法、新设备的应用等，具有较强的实用性和可操作性。可作为指导药品、医疗器械、食品、化妆品检验机构开展产品检验工作的工具书，也可作为有关产品研发、生产、经营和使用部门以及科研、教学机构的参考书。

五、管理规范

1.《药品生产质量管理规范》

我国第一次颁布《药品生产质量管理规范》（GMP）是1988年，其间经历了1992年、1998年、2010年三次修订。2010年版GMP于2011年1月17日卫生部令第79号公布，自2011年3月1日起施行，是药品生产和质量管理的基本准则，适用于药品制剂生产的全过程和原料药生产中影响成品质量的关键工序。2010年版GMP吸取了国际先进经验，并结合我国国情，按照"软件硬件并重"的原则，贯彻质量风险管理和药品生产全过程管理理念，更加注重科学性，强调指导性和可操作性。

2.《中药材生产质量管理规范》

2022年3月17日，国家药监局、农业农村部、国家林草局、国家中医药局发布《中药材生产质量管理规范》（GAP）的公告，公告指出，为贯彻落实《中共中央国务院关于促进中医药传承创新发展的意见》，推进中药材规范化生产，加强中药材质量控制，促进中药高质量发展，依据《中华人民共和国药品管理法》《中华人民共和国中医药法》，国家药监局、农业农村部、国家林草局、国家中医药局研究制定了《中药材生产质量管理规范》，并发布实施。GAP适用于中药材生产企业规范生产中药材的全过程

管理，是中药材规范化生产和管理的基本要求。涉及的中药材是指来源于药用植物、药用动物等资源，经规范化的种植（含生态种植、野生抚育和仿野生栽培）、养殖、采收和产地加工后，用于生产中药饮片、中药制剂的药用原料。

3.《药物非临床研究质量管理规范》

2017年7月27日，国家食品药品监督管理总局令第34号公布，《药物非临床研究质量管理规范》（GLP）自2017年9月1日起施行。《药物非临床研究质量管理规范》指有关非临床安全性评价研究机构运行管理和非临床安全性评价研究项目试验方案设计、组织实施、执行、检查、记录、存档和报告等全过程的质量管理要求。非临床安全性评价研究，指为评价药物安全性，在实验室条件下用实验系统进行的试验，包括安全药理学试验、单次给药毒性试验、重复给药毒性试验、生殖毒性试验、遗传毒性试验、致癌性试验、局部毒性试验、免疫原性试验、依赖性试验、毒代动力学试验以及与评价药物安全性有关的其他试验。

4.《药物临床试验质量管理规范》

为深化药品审评审批制度改革，鼓励创新，进一步推动我国药物临床试验规范研究和提升质量，国家药品监督管理局会同国家卫生健康委员会组织修订了《药物临床试验质量管理规范》（GCP），2020年4月26日颁布，自2020年7月1日起施行。《药物临床试验质量管理规范》是临床试验全过程的标准规定，包括方案设计、组织实施、监查、稽查、记录、分析总结和报告。凡进行各期临床试验、人体生物利用度或生物等效性试验，均须按本规范执行。所有以人为对象的研究必须符合《世界医学大会赫尔辛基宣言》，即公正、尊重人格、力求使受试者最大程度受益和尽可能避免伤害。

5.《药品经营质量管理规范》

国家药品监督管理局于2016年6月30日发布了国家食品药品监督管理总局令第28号，《药品经营质量管理规范》（GSP）自2016年7月13日起施行。《药品经营质量管理规范》（GSP）是药品经营管理和质量控制的基本准则。企业应当在药品采购、储存、销售、运输等环节采取有效的质量控制措施，确保药品质量，并按照国家有关要求建立药品追溯系统，实现药品可追溯。药品生产企业销售药品、药品流通过程中其他涉及储存与运输药品的，也应当符合本规范相关要求。药品经营企业应当坚持诚实守信，依法经营，禁止任何虚假、欺骗行为。

任务　学会查阅《中国药典》

【学习目标】

知识目标：掌握《中国药典》凡例中相关规定；掌握《中国药典》的使用方法；

熟悉《中国药典》的编写体例。

技能目标：能利用《中国药典》查阅相关的质量标准、检验方法、试剂配制方法等。

素质目标：具备遵纪守法的法治意识。

任务导入

中国最早的药物典籍，公认的是公元 659 年唐代李淳风、苏敬等 22 人编纂的《新修本草》。全书 54 卷，收载药物 844 种，堪称世界上最早的药典。

15 世纪印刷术的进步促进了欧洲近代药典编纂的发展，许多国家都相继制订各自的药典。1498 年由佛罗伦萨学院出版的《佛罗伦萨处方集》，被视为欧洲第一部法定药典。

但"药典"这个中文名词第一次正式出现，是 1930 年颁布的《中华药典》（全书共载药物 718 种）。民国时期，各国药品竞相倾销中国，伪劣药品充斥市场，中国尚缺乏与本国国情和近代药学发展进程相适应的药物使用标准。为了解决由此造成的用药混乱、监管困难等问题，加之药物标准化的全球浪潮的影响，中国医药界有识之士们呼吁尽早编撰出版中国自己的药物典籍。1929 年，南京国民政府卫生署组织药典编辑，由时任卫生部部长刘瑞恒任总编辑，严智钟、孟目的、於望达、薛宜琪、陈璞 5 人执笔。1930 年《中华药典》颁布，它是第一部近代中国的药品标准，是民国时期唯一一部国家性药典，"药典"的名称也沿用至今。

为何要用"药典"这个名词，当时还是有一番考量的。据孟目的、陈璞在《中华医学杂志》第 16 卷第 23 期联合撰写的专稿"中华药典编纂经过"一文中介绍，当时最初是拟用日文翻译来的"中华药局方"命名的，后来调整为"中华药典"这个名字，主要是考虑"增加其重要性"，"典者，法典之意"，"海关检查进口药品及各药房调制方剂，均当奉为准绳，已进而成为一种法律矣"；我国的"药典"，与英文"Pharmacopoeia"、日文翻译来的"药局方"是相同概念。

知识学习

《中国药典》（2020 年版）是由国家药品监督管理局批准颁布，2020 年 5 月由中国医药科技出版社出版，2020 年 12 月 30 日起正式实施，是药品研制、生产（进口）、经营、使用和监督管理等相关单位均应遵循的法定技术标准。

《中国药典》（2020 年版）由一部、二部、三部和四部构成，收载品种共计 5911 种，其中新增 319 种，修订 3177 种，不再收载 10 种，因品种合并减少 6 种。

一部收载药材和饮片、植物油脂和提取物、成方制剂和单味制剂等，共计 2711 种，其中新增 117 种、修订 452 种。

二部收载化学药品、抗生素、生化药品以及放射性药品等，共计 2712 种，其中新增 117 种、修订 2387 种。

三部收载预防类制品（病毒性、细菌性疫苗）、治疗类产品（抗血清、生物技术产品）、血液制品、诊断试剂（药品管理）等生物制品，共计 153 种，其中新增 20 种、修订126种；新增生物制品通则2个、总论4个。

四部收载制剂通则、通用检验方法、指导原则、药用辅料、药包材等。收载通用技术要求361个，其中制剂通则38个（修订35个）、检测方法及其他通则281个（新增35个、修订51个）、指导原则42个（新增12个、修订12个）；药用辅料收载335种，其中新增65种、修订212种。

《中国药典》的内容有前言、中国药典沿革、新增和未收载上版药典品种名单、凡例、品名目次、正文、索引等部分。其中凡例是解释和正确地使用《中国药典》进行质量检定的基本原则，并把与正文品种及质量检定有关的共性问题加以规定，避免在全书中重复说明。品名目次位于凡例之后，按中文名称笔画顺序排列，同笔画数的字按起笔笔形—丨丿丶顺序排列。

思考题： 查阅现行版《中国药典》，并回答问题：

1. 青蒿素【鉴别】项下具体包括哪些方法？
2. 青蒿素【鉴别】项下第1种方法中，需要用到稀硫酸和淀粉指示液，如何配制这两种溶液？

发布任务

根据《中国药典》（2020年版），查阅出易溶、略溶的含义，恒重的含义，消渴丸的制剂检查项目，茶油的鉴别方法，盐酸吗啡的类别，磷酸川芎嗪片的标示量，冻干人用狂犬病疫苗（Vero细胞）成品的效价，吸附破伤风疫苗效价的测定方法，氨制硝酸银试液的配制方法，可可脂的折射率10个任务，并将其出处、页码及具体内容填写在任务报告单上，书写清晰、整洁。

确定方案

1. 熟悉《中国药典》（2020年版）编写体例，通读每部的凡例，根据给定任务，判断其归属，即分析出待查阅任务具体分布在《中国药典》（2020年版）哪部。

2. 利用目录和索引查找出给定任务，并将其出处、页码及具体内容填写在任务报告单上。

任务实施

1. 操作前准备

检查是否准备好《中国药典》（2020年版）全套；熟悉《中国药典》的编写体例；熟读每部凡例内容。

2. 查找

根据给定待查内容逐条在《中国药典》（2020年版）一、二、三、四部中找到相关内容。每个任务先判断分属《中国药典》的哪部,再在该部的索引中找到页码,并记录具体内容。

3. 填写

根据每个任务查到的内容,将有效信息填写在任务报告单上。

4. 检查

每个任务内容填写完毕后,检查是否记录正确、完整。

5. 清场

操作完成后,将相关物品归位。

评价与总结

一、操作注意事项

《中国药典》(2020年版)全套内容较多,要学会使用索引快速查阅到所需内容,此外,要熟悉其编写体例,并熟读凡例相关内容。

二、评价标准

评价标准见表2-1。

表2-1 学会查阅《中国药典》评价标准

评价内容	分值	评分细则
职业素养与操作规范 20分	5	掌握药典的结构与主要内容,包括每一部收录内容、编排方式及检索方法得5分
	5	熟悉药典中的术语、符号和缩写,能正确理解和使用得5分
	5	能正确查阅并正确记录,字迹工整得5分
	5	查阅后药典复位得5分
技能 80分	8	查阅易溶、略溶的含义正确得8分
	8	查阅恒重的含义正确得8分
	8	查阅消渴丸的制剂检查项目正确得8分
	8	查阅茶油的鉴别方法正确得8分
	8	查阅盐酸吗啡的类别正确得8分
	8	查阅磷酸川芎嗪片的标示量正确得8分
	8	查阅冻干人用狂犬病疫苗(Vero细胞)成品的效价正确得8分
	8	查阅吸附破伤风疫苗效价的测定方法正确得8分
	8	查阅氨制硝酸银试液的配制方法正确得8分
	8	查阅可可脂的折射率正确得8分

三、任务报告单

任务报告单见表2-2。

表 2-2 学会查阅《中国药典》的任务报告单

序号	任务内容	《中国药典》出处（部数，页码）	《中国药典》中记载的具体内容
1	易溶、略溶的含义		
2	恒重的含义		
3	消渴丸的制剂检查项目		
4	茶油的鉴别方法		
5	盐酸吗啡的类别		
6	磷酸川芎嗪片的标示量		
7	冻干人用狂犬病疫苗（Vero 细胞）成品的效价		
8	吸附破伤风疫苗效价的测定方法		
9	氨制硝酸银试液的配制方法		
10	可可脂的折射率		

任务检测

一、单选题

1. 《中国药典》（2020 年版）二部未收载的药品是（　　）。
   A. 化学药品　　　　　　　　　B. 生物制品
   C. 生化药品　　　　　　　　　D. 放射性药品

2. 《中国药典》凡例规定的室温是指（　　）。
   A. 10～25℃　　B. 10～30℃　　C. 20℃　　D. 20～25℃

3. 标准操作规程的英文简称为（　　）。
   A. GSP　　B. GMP　　C. GCP　　D. SOP

4. 《中国药典》规定的标准是对药品质量的（　　）。
   A. 最高要求　　B. 最低要求　　C. 行政要求　　D. 一般要求

5. 《中国药典》规定某药物需水浴 30min 后放冷至室温，水浴温度是指（　　）。
   A. 100℃　　B. 98～100℃　　C. 60～70℃　　D. 40～50℃

6. 《中国药典》规定供试品做酸碱性试验时，未指明指示剂名称的是（　　）。
   A. 酚酞指示剂　　　　　　　　B. pH 试纸
   C. 石蕊试纸　　　　　　　　　D. 甲基橙指示剂

7. 《中国药典》（2020 年版）共分（　　）部。
   A. 2　　B. 3　　C. 4　　D. 5

8. 至今为止，我国共出版了（　　）版药典。
   A. 9　　B. 10　　C. 11　　D. 12

9. 《中国药典》开始分两部发行的是（　　）。
   A. 1953 年版　　B. 1956 年版　　C. 1963 年版　　D. 1977 年版

10. 凡属于《中国药典》收载的药品其质量不符合规定标准的均（　　）。

A. 不得生产、不得销售、不得使用
B. 不得出厂、不得供应、不得实验
C. 不得出厂、不得销售、不得供应
D. 不得出厂、不得销售、不得使用

11. 《中国药典》所指的"精密称定",系指称取质量应准确到所取质量的(   )。
    A. 千分之一   B. 百分之一
    C. 万分之一   D. 十万分之一

12. 制定药品质量标准的总原则不包括(   )。
    A. 安全有效   B. 技术先进   C. 永恒不变   D. 经济合理

13. 下列关于《中国药典》表述不正确的是(   )。
    A. 《中国药典》是法典
    B. 《中国药典》是一部技术参考书
    C. 《中国药典》收载的药品品种与数量永远不变
    D. 《中国药典》是国家药品标准体系的核心

14. 中华人民共和国成立后第一版《中国药典》出版于(   )。
    A. 1951年   B. 1950年   C. 1952年   D. 1953年

15. 《中国药典》中所用名词(例如:试药、计量单位、溶解度、贮藏、温度等)收载于《中国药典》的(   )部分。
    A. 前言   B. 凡例   C. 正文   D. 通则

16. 按《中国药典》凡例,乙醇未指明浓度时,均系指(   )。
    A. 50%(ml/ml)   B. 70%(ml/ml)
    C. 90%(ml/ml)   D. 95%(ml/ml)

17. 国家药品监督管理局颁布的标准简称(   )。
    A. 局颁标准   B. 试行药品质量标准
    C. 企业标准   D. 临床标准

18. 韩国某厂家生产的乙酰螺旋霉素销售到中国,其质量控制应依据(   )。
    A. 省药品标准   B. 《中国药典》
    C. 《韩国药典》   D. 《国际药典》

19. 下列关于企业标准不正确的是(   )。
    A. 由药品生产企业自己制定
    B. 属于非法定标准
    C. 也适用于其他企业生产的药品检验
    D. 一般高于国家药品质量标准

20. 《药品生产质量管理规范》的英文缩写为(   )。
    A. GSP   B. GAP   C. GMP   D. GLP

二、判断题(对的请打"√",错的请打"×")

1. 根据药品质量标准规定,评价一种药品的质量是根据药品的药理作用和理化性质。(   )

2.《中国药典》要求某药物需要在凉暗处贮存是指在避光并不超过20℃的环境下贮存。（　　）

3. 企业标准的制定要求须高于《中国药典》的要求，同时具有法定约束力。（　　）

4. 药品生产企业标准可以不达到国家药品标准。（　　）

5. 药品质量标准中，对于主药含量高的片剂其含量限度规定较严，主药含量低的片剂含量限度规定较宽。（　　）

6.《国际药典》同其他国家药典一样，具有法律约束力。（　　）

三、简答题

1. 现行版《中国药典》为哪一版？共分为几部？每部具体收录的内容有哪些？

2. 简述氢氧化钠试液、氢氧化钠滴定液（0.1mol/L）及碳酸钠标准溶液（由基准试剂配制）的配制方法及区别。

项目三　药物性状鉴别

药物的性状反映了药物特有的物理性质，是药物质量的重要表征之一。

对于原料药，性状鉴别项下一般记述了药物的外观（状态、晶型、色泽）、臭、味、一般稳定性、酸碱性、溶解度及物理常数等；对于药物制剂，性状鉴别项下记述了药物的剂型、内容物的状态、颜色、稳定性等。其中，常见的物理常数有相对密度、pH值、馏程、熔点、凝点、比旋度、折射率、黏度、吸收系数、酸值、碘值、皂化值等。

药物性状鉴别项下主要任务包括药物外观和溶解度、相对密度、熔点、比旋度、折射率的测定。

任务一　阿司匹林原料药外观和溶解度的测定

【学习目标】

药品的外观性状检查

知识目标：掌握易溶、溶解、微溶的概念；掌握阿司匹林与碱性溶液反应的原理；熟悉药物外观和溶解度的检查方法。

技能目标：能熟练查阅《中国药典》凡例中关于溶解度的概念及试验方法；能独立、规范、熟练地完成溶解度试验；能正确记录实验现象与结果；能将其结果与《中国药典》比较，得出客观的结论。

素质目标：耐心细致，善于观察，逐渐具备环保意识。

任务导入

"这个药的糖衣裂了，还能吃吗？"

"这个颗粒有点潮，有点结块了，还能吃吗？"

"这个药片有点泛黄了，还能吃吗？"

……

我们在日常生活中经常会遇到这种现象，药品明明还在保质期内，却出现了变色、膨胀、粘连等现象，其实这都是由于药品的不正确储存造成的。药品的不正确储存，不仅会导致药品提前变质、造成浪费，还可能降低药品疗效甚至增加药品的不良反应。

接下来，就了解一下如何从外观上判断药品的好坏。

知识学习

一、外观

外观是指对药品的色泽外表感官的描述。主要检查以下方面：

状态：包括固体、半固体、液体、气体、剂型等。例如：碳酸钠是固体药物，双黄连注射液是液体制剂。

晶型：包括结晶型、无定型、晶态等。例如：2-氨基-4-硝基苯酚是片状结晶。

色泽：主要是指颜色。例如：硫酸亚铁呈蓝绿色，维生素 B_{12} 是深红色。

臭、味：例如葡萄糖酸亚铁有焦糖臭味，冰片有刺鼻的樟脑和松木香气。

稳定性：引湿、风化、遇光变质。例如：木糖醇有引湿性；含结晶水的化合物以及盐类中药易风化，如明矾、芒硝等；维生素C、抗生素类药，遇光后颜色会发生改变，使药效降低，甚至变成有害物质。

酸碱性：酸性反应、碱性反应。例如：乌洛托品等生物碱类药物能发生碱性反应；胃蛋白酶、水杨酸等药物能发生酸性反应。

对于一般的固体物料，检查时置于光洁的表面上，如白纸、表面皿或培养皿上。液体物料一般置于试管中，需要检查是否结晶的物料置于载玻片上。

知识链接

如何快速识别家中常备药是否变质？

对药品内在质量的全面检查需要通过专门的检测方法和手段，个人可以从外观进行辨识：

1. 片剂表面无斑点、无碎片、无受潮膨胀、无粘连、无裂缝。各种药片均不应变色，如去痛片、维生素C变黄，阿司匹林有刺鼻的醋酸气味或细针状结晶等均为变质现象。

2. 硬胶囊应无受潮粘连、无破碎等现象；软胶囊大多装油性或其他液体药，应无破裂漏药、无粘连、无混合异味。如维生素A丸、维生素E丸等，如闻到异臭或丸内浑浊均为变质现象。

3. 颗粒剂（冲剂）、散剂应干燥、松散，颗粒应均匀，无受潮结块，无异臭、色点、虫蛀及发霉现象。

4. 溶液及糖浆剂应澄清透明，无浑浊、沉淀、分层、蒸发及异臭，无絮状物，无变色。此类药易受细菌的污染，如有絮状物、浑浊、发酵、异味均为变质。

5. 软膏、乳膏（霜剂）、栓剂应无融化、分层、硬结、渗油、变色，无颗粒析出，无霉败及臭气。栓剂还应无软化、变形、断裂等现象。

6. 注射剂首先检查标签是否清楚，药瓶有无裂口，封口有无漏液，内装液有无沉淀、浑浊、异物或结晶析出，有无颜色变化。对于粉针剂，注意应是干燥、松散的粉剂或结晶性粉剂，多为白色，应无色点、异物、粘瓶、结块、脱屑、风化及变色现象，并检查瓶口是否严密，不得松动。

此外，对于未开启的或有单剂量独立内包装药品，应按药品说明书规定的贮存条件保存，开封前的保存期可至药品标示的有效期。任何药品在开封后应尽快用完，不可再参照包装上面的有效期存放和服用。胶囊、滴丸等药品容易吸潮，开封后应尽快服用完毕。服用药水应在疗程期间服用完毕。药品开启后进行冷藏保存，其意义在于保证短期使用质量，而不是长期储存。同时，建议每3~6个月清理一次家中备用药，切忌服用过期或性状有明显变化的药品。

二、溶解度

溶解度通常是指在一定温度下，在一定量溶剂中达到饱和时溶解的最大药量。是药物的一种物理性质，也是反映药物溶解性的重要指标，在一定程度上可反映药品的纯度。

《中国药典》中各品种项下选用的部分溶剂及其在该溶剂中的溶解性能，可供精制或制备溶液时参考；对在特定溶剂中的溶解性能需作质量控制时，在该品种检查项下另作具体规定。药品的近似溶解度以下列名词术语表示：

极易溶解系指溶质1g（ml）能在溶剂不到1ml中溶解。

易溶系指溶质1g（ml）能在溶剂1~不到10ml中溶解。

溶解系指溶质1g（ml）能在溶剂10~不到30ml中溶解。

略溶系指溶质1g（ml）能在溶剂30~不到100ml中溶解。

微溶系指溶质1g（ml）能在溶剂100~不到1000ml中溶解。

极微溶解系指溶质1g（ml）能在溶剂1000~不到10000ml中溶解。

几乎不溶或不溶系指溶质1g（ml）在溶剂10000ml中不能完全溶解。

溶解度检查方法：除另有规定外，称取研成细粉的供试品或量取液体供试品，于25℃±2℃一定容量的溶剂中，每隔5分钟强力振摇30秒；观察30分钟内的溶解情况，如无目视可见的溶质颗粒或液滴时，即视为完全溶解。

检查物料的溶解度时，固体物料需研成细粉，一般需全部通过五号筛，并含能通过六号筛不少于95%的粉末。液体物料一般用移液管移取。除另有规定外，检查温度为25℃±2℃。

发布任务

按《中国药典》（2020年版）规定，操作规范、独立完成阿司匹林原料药外观和溶解度的测定任务。

其他待测药物：_____

确定方案

1. 查看《中国药典》(2020 年版)二部,阿司匹林正文性状项下外观和溶解度的描述为:

本品为白色结晶或结晶性粉末;无臭或微带醋酸臭;遇湿气即缓缓水解。

本品在乙醇中易溶;在三氯甲烷或乙醚中溶解;在水或无水乙醚中微溶;在氢氧化钠溶液或碳酸钠溶液中溶解,但同时分解。

2. 先将阿司匹林平铺在白纸上,进行外观性状的观察,再测定阿司匹林在不同溶剂中的溶解度。

测定方案:＿＿＿＿＿＿＿＿＿＿＿＿＿＿＿＿＿＿＿＿＿＿＿＿＿＿＿＿＿＿＿＿
＿＿＿＿＿＿＿＿＿＿＿＿＿＿＿＿＿＿＿＿＿＿＿＿＿＿＿＿＿＿＿＿＿＿＿＿＿
＿＿＿＿＿＿＿＿＿＿＿＿＿＿＿＿＿＿＿＿＿＿＿＿＿＿＿＿＿＿＿＿＿＿＿＿＿

任务实施

1. 操作前准备

准备好阿司匹林原料药、溶解度试验所需各种溶剂和玻璃仪器等。

2. 性状观察

将阿司匹林平铺在白纸上,准确客观描述其颜色、形态、气味等物理性质。

3. 溶解度试验

阿司匹林原料药的溶解度试验见表 3-1。

表 3-1 阿司匹林原料药的溶解度试验

溶剂	溶解度定义	溶解	所加溶剂量/ml
乙醇	易溶:系指溶质 1g(ml)能在溶剂 1～不到 10ml 中溶解	称量 1.0g 原料药,先加乙醇 1ml 溶解,然后每次加 2ml 溶剂,观察溶解情况	
三氯甲烷	溶解:系指溶质 1g(ml)能在溶剂 10～不到 30ml 中溶解	称量 1.0g 原料药,先加三氯甲烷(或乙醚)10ml 溶解,然后每次加 5ml 溶剂,观察溶解情况	
乙醚			
水	微溶:系指溶质 1g(ml)能在溶剂 100～不到 1000ml 中溶解	称量 1.0g 原料药,先加水(或无水乙醚)100ml 溶解,然后每次加 100ml 溶剂,观察溶解情况	
无水乙醚			
氢氧化钠溶液	溶解:系指溶质 1g(ml)能在溶剂 10～不到 30ml 中溶解	称量 1.0g 原料药,先加氢氧化钠溶液(或碳酸钠溶液)10ml 溶解,然后每次加 5ml 溶剂,观察溶解情况	
碳酸钠溶液			

4. 结果判断

如外观性状和溶解度检查符合《中国药典》描述,则该项检查判定为"符合规定"。

5. 清场

操作完成后,清理实验台,清洗玻璃器皿,并将相关物品归位。

模块一 药物检验基本操作技术

评价与总结

一、操作注意事项

1. 溶解度试验在室温下进行，每次加入溶剂间隔 5 分钟，并振摇 30 秒，30 分钟后再观察溶解情况。

2. 溶解度试验针对的供试品必须是原料药，否则制剂中添加的辅料对溶解度观察有干扰。

二、评价标准

评价标准见表 3-2。

表 3-2　阿司匹林原料药外观和溶解度的测定评价标准

评价内容		分值	评分细则
职业素养与操作规范 20 分		5	工作服穿着规范,双手洁净,不染指甲,不留长指甲,不披发得 5 分
		5	爱护仪器,不浪费药品、试剂,及时记录实验数据得 5 分
		5	操作完毕后将仪器、药品、试剂等清理复位得 5 分
		5	清场得 5 分
技能 80 分	外观检查操作	20	规范取药得 10 分
			描述药品颜色、气味、状态正确得 10 分
	溶解度检查操作	30	准备检查所需仪器得 5 分
			规范称量药物得 5 分
			溶剂加样正确得 10 分
			准确判断试验结果得 10 分
	性状检查结果	30	检测结果符合《中国药典》标准得 10 分
			规范记录检验原始记录得 10 分
			在规定时间内完成任务得 10 分

三、任务报告单

任务报告单见表 3-3。

表 3-3　阿司匹林原料药外观和溶解度的测定任务报告单

检验日期		检品名称	
实际操作试验现象	外观： 异常现象： 溶解度：		
标准规定			
结果判断	□符合规定	□不符合规定	
检验人		复核人	

任务检测

单选题

1. 外观是指对药品的色泽（　　）的描述。
   A. 光泽　　　　　B. 气味　　　　　C. 味道　　　　　D. 外表感官

2. 《中国药典》规定"极易溶解"系指（　　）。
   A. 溶质（1g 或 1ml）能在溶剂不到 0.1ml 中溶解
   B. 溶质（1g 或 1ml）能在溶剂不到 1ml 中溶解
   C. 溶质（1g 或 1ml）能在溶剂不到 3ml 中溶解
   D. 溶质（1g 或 1ml）能在溶剂不到 5ml 中溶解

3. 影响药物溶解度的因素不包括（　　）。
   A. 药物的颜色　　　　　　　　　B. 溶剂
   C. 温度　　　　　　　　　　　　D. 药物的极性

4. 《中国药典》中的易溶是指溶质 1g（ml）能溶解在（　　）溶剂中。
   A. 不到 1ml　　　　　　　　　　B. 1～不到 10ml
   C. 10～不到 30ml　　　　　　　 D. 30～不到 100ml

任务二　甘油相对密度的测定

药物相对密度的测定

【学习目标】

知识目标： 掌握相对密度的概念；掌握相对密度的计算方法；熟悉用比重瓶法测定药物的相对密度。

技能目标： 能独立、规范、熟练地用比重瓶法测定药物的相对密度；能根据记录的原始数据，正确运用公式计算药物的相对密度；能将其结果与《中国药典》比较，得出客观的结论。

素质目标： 养成按标准操作、实事求是记录数据的良好习惯，逐渐具备实验安全意识。

任务导入

日常生活中，我们可以根据物质的相对密度推测物质的特性，采取相应消防措施。比如家里油锅起火，食用油相对密度小于1，发生火灾时如果用水扑救，非但扑不灭，油反而会浮在水面上随水流散，扩大火势，这时要使用泡沫或干粉灭火。切记，遇到火灾一定要沉着冷静，及时拨打119救火电话！那么，什么是物质的相对密度，怎样测定物质的相对密度呢？

知识学习

一、概念

相对密度是指在相同的温度、压力条件下，某物质的密度与参考物质（水）的密度之比。除另有规定外，温度为20℃，参考物质为水。相对密度以 d 表示。

液体药物具有一定的相对密度，纯度改变，相对密度也随之改变。因此，相对密度的测定结果不仅对药物有鉴别意义，还可以检查药物的纯度。在药物检验工作中，常常需要测定液体药物的相对密度，来评价药物的质量。

二、测定方法

1. 比重瓶法

比重瓶法适用于测定一般液体药物的相对密度。在恒定温度下，体积相同时，待测液的相对密度等于待测液体和新沸过冷水的质量之比。比重瓶结构见图3-1。

① 精密称定洁净、干燥的空比重瓶质量记为 m_1。

② 在空比重瓶中装满待测液，装好温度计，水浴使内容物达到20℃（或各品种项下规定温度），用滤纸吸干溢出侧管的液体，立即盖上罩。然后将比重瓶从水浴中取出，再用滤纸将比重瓶的外面擦净，精密称定其质量，记为 m_2。

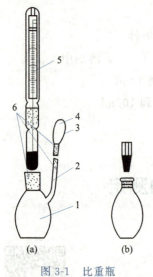

图3-1 比重瓶
1—比重瓶主体；2—侧管；3—侧孔；
4—罩；5—温度计；6—玻璃磨口

③ 倾去并洗净比重瓶，装满新沸过的冷水，照上法测得同一温度时水的质量，记为 m_3。

$$待测液的相对密度 = \frac{待测液的质量}{水的质量} = \frac{m_2 - m_1}{m_3 - m_1}$$

注意：用比重瓶测定时的环境（指比重瓶和天平的放置环境）温度应略低于20℃或各品种项下规定的温度。

2. 韦氏比重秤法

韦氏比重秤法适用于测定挥发性液体药物的相对密度。基于阿基米德定律，一定体积的物体在不同液体中所受的浮力与该液体的相对密度成正比。韦氏比重秤结构见图3-2。

① 取20℃时相对密度为1的韦氏比重秤，用新沸过的冷水将所附玻璃圆筒装至八分满，置20℃（或各品种项下规定的温度）的水浴中。

② 将悬于秤端的玻璃锤浸入圆筒内的水中，秤臂右端悬挂游码于1.0000处，调节秤臂左端平衡用的螺旋使平衡。

③ 然后将玻璃圆筒内的水倾去，拭干，装入待测液至相同的高度，并用同法调节温度，平衡后读取数值，即得待测液的相对密度。

注意：韦氏比重秤应安装在稳固的台面上。洁净的玻璃锤应全部浸入液体中，且前后深度一致。

3. 振荡型密度计法

振荡型密度计法适用于测定液体药物的相对密度。振荡型密度计主要由U形振荡管（一般为玻璃材质，用于放置样品）、电磁激发系统（使振荡管产生振荡）、频率计数器（用于测定振荡周期）和控温系统组成。通过测定U形振荡管中液体样品的振荡周期（或频率）可以测得样品的密度。

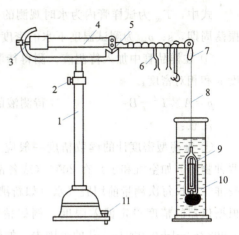

图 3-2 韦氏比重秤
1—支架；2—调节器；3—指针；4—横梁；5—刀口；
6—游码；7—小钩；8—细铂丝；9—玻璃锤；
10—玻璃圆筒；11—调整螺丝

① 分别往样品管中加入干燥空气和脱气水（如新沸过的冷水），记录测得的空气的振动周期 T_a 和水的振动周期 T_w，由下式计算出空气的密度值。

$$\rho_a = 0.001293 \times \frac{273.15}{t} \times \frac{p}{101.3}$$

式中，ρ_a 为测试温度下的空气密度，g/ml；t 为测试温度，K；p 为大气压，kPa。

② 查表 3-4 得出测定温度下水的密度 ρ_w。

表 3-4 不同温度下水的密度值

温度/℃	密度/(g/ml)	温度/℃	密度/(g/ml)	温度/℃	密度/(g/ml)
0.0	0.999840	21.0	0.997991	40.0	0.992212
3.0	0.999964	22.0	0.997769	45.0	0.990208
4.0	0.999972	23.0	0.997537	50.0	0.988030
5.0	0.999964	24.0	0.997295	55.0	0.985688
10.0	0.999699	25.0	0.997043	60.0	0.983191
15.0	0.999099	26.0	0.996782	65.0	0.980546
15.56	0.999012	27.0	0.996511	70.0	0.977759
16.0	0.998943	28.0	0.996231	75.0	0.974837
17.0	0.998774	29.0	0.995943	80.0	0.971785
18.0	0.998595	30.0	0.995645	85.0	0.968606
19.0	0.998404	35.0	0.994029	90.0	0.965305
20.0	0.998203	37.78	0.993042	100	0.958345

③ 计算常数 A 和 B。

$$A = \frac{T_w^2 - T_a^2}{\rho_w - \rho_a}, \quad B = T_a^2 - A \times \rho_a$$

式中，T_w 为试样管内为水时观测的振荡周期，s；T_a 为试样管内为空气时观测的振荡周期，s；ρ_w 为测试温度下水的密度，g/ml；ρ_a 为测试温度下空气的密度，g/ml。

④ 往样品管中加入待测液，测得待测液的振动周期 T，根据下式计算待测液的密度 ρ 和相对密度。

$$\rho = A \times T^2 - B \qquad \qquad 待测液的相对密度 = \rho/0.9982$$

注意：

① 振荡型密度计的读数精度一般应不低于 0.001g/ml，并应定期采用已知密度的两种物质（如空气和水）在 20℃（或各品种正文项下规定的温度）下对仪器常数进行校准。建议每次测量前用脱气水（如新沸过的冷水）对仪器的读数准确性进行确认，可根据仪器的精度设定偏差限度，例如精确到 ±0.0001g/ml 的仪器，水的测定值应在 0.9982g/ml±0.0001g/ml 的范围内，如超过该范围，应重新对仪器进行校准。

② 测量时应确保振荡管中没有气泡形成，同时还应保证样品实际温度和测量温度一致。如必要，测定前可将供试品温度预先调节至约 20℃（或各品种正文项下规定的温度），这样可降低在 U 型振荡管中产生气泡的风险，同时可缩短测定时间。

③ 黏度是影响测量准确度的另一个重要因素。在进行高黏度样品的测定时，可选用具有黏度补偿功能的数字式密度计进行测定，或者选取与供试品密度和黏度相近的密度对照物质（密度在供试品的 ±5％、黏度在供试品的 ±50％ 的范围内）重新校准仪器。

知识链接

密度和相对密度之间的联系和区别。

固体或液体的相对密度是该物质（完全密实状态）的密度与在标准大气压下，4℃ 时纯 H_2O 的密度的比值。气体的相对密度是指该气体的密度与标准状况下空气密度的比值。液体或固体的相对密度说明了它们在另一种流体中是下沉还是漂浮。相对密度是无量纲量，即相对密度是无单位的值，一般情形下随温度、压力而变。

密度和相对密度两者的区别：

1. 表示含义不同

① 密度是对特定体积内的质量的度量。密度的定义是物体的质量除以体积。

② 相对密度是指物质的密度与参考物质的密度在各自规定的条件下之比。符号为 d，无量纲量。一般参考物质为空气或水；当以空气作为参考物质时，在标准状态（0℃和 101.325kPa）下干燥空气的密度为 $1.293kg/m^3$（或 $1.293g/L$）。

2. 单位不同

① 密度：在厘米-克-秒制中，密度的单位为 g/cm^3；在国际单位制和中国法定计量单位中，密度的单位为 kg/m^3。

② 相对密度没有单位。例如：以水作为参考物质，即 $1g/cm^3$ 作为参考密度（水 4℃ 时的密度），另一种物质的密度跟它相除得到相对密度。

3. 计算方法不同

① 密度＝质量/体积。

② 物质的密度与标准物质的密度之比，称为相对密度。大部分情况下，标准物质是水，也就可以理解成，同体积物质的质量和同体积水的质量之比。

发布任务

按《中国药典》（2020年版）二部规定，操作规范、独立完成甘油相对密度的测定任务。

其他待测药物：_____

确定方案

1. 《中国药典》（2020年版）二部，甘油正文项下描述：本品的相对密度（通则0601），在25℃时为1.258～1.268。

2. 查看《中国药典》（2020年版）四部通则0601可知，甘油的相对密度可以用比重瓶法测定。

测定方案：_____

_____

任务实施

1. 操作前准备

甘油、新沸放冷的纯水、分析天平、恒温水浴锅、洗净干燥的比重瓶、滤纸等。

2. 测比重瓶的质量

取比重瓶带塞精密称定，得比重瓶质量为 m_1。

3. 测待测液的质量

取上述称定质量的比重瓶，装满甘油（瓶中应无气泡），装上温度计或小心插入中心有毛细孔的瓶塞，使过多的液体从塞孔溢出，用滤纸将瓶塞顶端擦干，置25℃的水浴中放置10～20min，将比重瓶从水浴锅中取出，再用滤纸擦干瓶壁外的水，并迅速精密称定甘油与比重瓶质量为 m_2，则甘油的质量为 m_2-m_1。

4. 测水的质量

将比重瓶中甘油倾去，洗净，以新沸放冷的纯水代替甘油同法操作，精密称定水和比重瓶质量为 m_3，则水的质量为 m_3-m_1。

5. 计算

$$甘油的相对密度=\frac{甘油的质量}{水的质量}=\frac{m_2-m_1}{m_3-m_1}$$

式中，质量单位均为 g。

6. 结果判断

如相对密度的计算结果在规定的范围内，则该项检查判定为"符合规定"。

7. 清场

操作完成后，将玻璃器皿洗净，相关物品整理后归位。

评价与总结

一、操作注意事项

1. 比重瓶应保证洁净干燥，操作顺序为先称空比重瓶，再称装有待测液的比重瓶，最后称装水的比重瓶。

2. 待测液和水装入比重瓶时，应小心沿瓶壁倒入，避免产生气泡。如有气泡应待气泡消失后再调温称重。

3. 比重瓶从水浴锅中取出时，应手拿瓶颈处，以免液体因手温影响体积而膨胀外溢。

4. 称重应迅速，特别是室温超过 25℃ 时，往往在称重时有水蒸气冷凝在外瓶壁上，影响称量结果的准确性。

5. 装过待测液的比重瓶必须清洗干净，特别是待测液如为油类，应尽量倾去，连同瓶塞一起先用乙醚或石油醚和氯仿冲洗数次，待油洗净后，用乙醇、水冲洗干净，再依法测水的质量。

二、评价标准

评价标准见表 3-5。

表 3-5 甘油相对密度的测定评价标准

考核内容		分值	评分细则
职业素养与操作规范 20 分		5	工作服穿着规范,双手洁净,不染指甲,不留长指甲,不披发得 5 分
		5	清查给定的药品、试剂、仪器、任务报告单等得 5 分
		5	爱护仪器,不浪费药品、试剂,及时记录实验数据得 5 分
		5	检测完毕后按要求将仪器、药品、试剂等清理复位得 5 分
技能 80 分	操作前准备	15	将比重瓶洗净、干燥得 5 分
			调节恒温水浴锅温度至待测液的测量温度得 5 分
			正确开启分析天平得 5 分

续表

考核内容		分值	评分细则
技能 80分	测比重瓶质量	5	称取干净干燥的空比重瓶重量得5分
	测待测液质量	15	将待测液装入比重瓶中得5分
			恒温时,不断用滤纸擦去瓶塞顶端溢出的待测液得5分
			用滤纸将比重瓶外壁的液体擦干,瓶内无气泡后称量得5分
	测水质量	15	倾出比重瓶的待测液,洗净比重瓶,并装入新沸过的冷水得5分
			在恒温过程中,不断用滤纸擦去瓶塞顶端溢出的水得5分
			用滤纸将比重瓶外壁的水擦干,瓶内无气泡后称量得5分
	记录与计算	20	规范正确记录原始数据得5分
			列出计算公式: (待测液相对密度=待测液的质量/水的质量)得7分
			将测定结果代入公式,结果计算正确得8分
	结果判断	10	检测结果与《中国药典》标准比较,判断正确得10分

三、任务报告单

任务报告单见表3-6。

表3-6 甘油相对密度的测定任务报告单

检验日期		检品名称	
比重瓶类型		天平型号	
测定温度/℃		室温/℃	
空比重瓶的质量 m_1/g			
装入检品后比重瓶的质量 m_2/g		检品的质量(m_2-m_1)/g	
装入水后比重瓶的质量 m_3/g		水的质量(m_3-m_1)/g	
待测液的相对密度			
标准规定			
结果判断		□符合规定	□不符合规定
检验人		复核人	

计算过程:待测液的相对密度 $=\dfrac{\text{待测液的质量}}{\text{水的质量}}=\dfrac{m_2-m_1}{m_3-m_1}$

任务检测

一、单选题

1. 相对密度系指在相同的特定条件(如温度、压力)下,某物质的密度与参考物质的密度之比,通常用( )。

A. 纯化水,20℃ B. 纯化水,25℃

C. 纯化水，30℃　　　　　　　　　　D. 新沸过放冷的纯水，20℃

2. 以下关于相对密度说法错误的是（　　）。
A. 相对密度系指在相同压力、温度条件下，某物质的密度与水的密度之比
B. 相对密度的测定方法有比重瓶法和韦氏比重秤法
C. 比重瓶法中样品的用量较多
D. 韦氏比重秤法适用于测定易挥发性液体

二、多选题

相对密度的测定方法有（　　）。
A. 比重瓶法　　　　　　　　　　　　B. 韦氏比重瓶法
C. 卡氏比重瓶法　　　　　　　　　　D. 水银温度计法
E. 酒精温度计法

三、判断题（对的请打"√"，错的请打"×"）

1. 相对密度是指特定条件下某物质的密度和参考物质（水）的密度之比。除另有规定外，均是指在25℃时的比值。（　　）
2. 液体药品的相对密度，一般用比重瓶测定；测定易挥发液体的相对密度，可用韦氏比重秤。（　　）
3. 相对密度是指在相同的温度、压力条件下，某物质的密度与参考物质的密度之比。（　　）

四、计算题

甘油相对密度的测定中，测得比重瓶的质量为24.3243g，比重瓶加甘油的质量为36.4785g，比重瓶加水的质量为33.9229g，甘油的相对密度是多少？《中国药典》规定在25℃时甘油的相对密度为1.258～1.268，测定结果是否符合《中国药典》规定？

任务三　水杨酸熔点的测定

【学习目标】

知识目标：掌握熔点的概念；熟悉测定熔点的三种方法。
技能目标：能正确测定熔点（第一法）；能正确记录熔点相关数据，得到熔点测定值；能将其结果与《中国药典》比较，得出客观的结论。
素质目标：养成耐心、专注的职业精神。

【任务导入】

冬天气温很低，特别是雨雪过后，路面容易结冰，极易引发交通事故。解决城市街

道积雪结冰的一种常用方法就是撒盐。你知道其中的原理吗？

冰的熔点是0℃，也就是说当气温高于0℃时，冰就会融化成水。但在现实生活中，大部分的物质都是含有其他物质的，比如在纯净的液态物质中溶有少量其他物质，或称为杂质，即使数量很少，物质的熔点也会有很大的变化。如水中溶有盐，熔点就会明显下降，也不容易结冰，海水就是溶有盐的水，所以海水冬天结冰的温度比河水低。饱和食盐水的熔点甚至可下降到约－22℃，利用盐水的这一特性，在滴水成冰的寒冬，人们可用撒盐的方法，防止公路路面、机场跑道结冰。只要温度高于－22℃，足够的盐总可以使冰雪融化。

知识学习

一、概述

熔点是指一种物质按规定的方法测定，由固体熔化成液体时的温度，或熔融同时分解的温度，或在熔化时自初熔至终熔经历的一段温度（熔距）。

药物具有一定的熔点，测定熔点可以鉴别或检查药物的纯度。根据被测物质的性质不同，《中国药典》（2020年版）四部列有三种不同的测定方法：第一法测定易粉碎的固体药品；第二法测定不易粉碎的固体物品（脂肪、脂肪酸、石蜡、羊毛脂等）；第三法测定凡士林或其他类似物质。依照待测物质的性质不同，测定时必须根据《中国药典》各品种正文项下规定的方法进行操作。此外，各品种项下未注明时，均系指第一法。

测定熔点的药品，应是遇热晶型不转化，其熔点和终熔点容易分辨。在进行熔点测定时，供试品在毛细管内开始局部液化出现明显液滴时的温度作为初熔温度；供试品全部液化时的温度作为终熔温度。初熔与终熔的温度差值作为熔距。某供试品在一定温度产生气泡、上升、变色或浑浊等现象为熔融同时分解。此外，熔点测定过程中可能遇有"发毛""收缩""软化""出汗"等变化过程，均不作为初熔判断。

"发毛"是指内容物受热后膨胀发松，物面不平的现象。

"收缩"是指内容物在"发毛"后，向中心聚集紧缩的现象。

"软化"是指内容物在"收缩"同时或在收缩以后变软而形成软柱状的现象。

"出汗"是指内容物在"发毛""收缩"及"软化"而形成软柱状物的同时，管壁上有时出现细微液点，软柱状尚未液化的现象。

熔距值可反映供试品的化学纯度，当供试品存在多晶型现象时，在保证化学纯度的基础上，熔距值大小也可反映其晶型纯度。

知识链接

熔点与分子结构的关系

药物的熔点与分子结构有关，当构成晶格的单位（对有机物来说一般是分子，无机物的晶格由离子或原子组成）受热，动能增加到足以克服各单位间相互的拉力，即格子力，于是晶格崩溃涣散，这时的温度就是固体的熔点。每种纯的固体有机物都有自己独特的晶型结构和分子间作用力，因此要熔化固体，就需要一定的热能（即达到熔点的热能），所以每种固体物质都有其特定的熔点。同时，熔点在一定程度上反映了物质固态时的格子力大小。这种力越大，其熔点也越高。格子力的大小受下述三种因素影响：分子间作用力、分子的结构与形状以及晶格的类型。因此有些结晶性固体物质，其化学结构相同，但晶型不同，它们的熔点也就不相同。而同一药品往往因晶型不同，其疗效也不一样，所以可通过熔点测定来判断它们的晶型。如无味氯霉素A晶型的熔点为89～95℃；B晶型的熔点为86～91℃。

化合物分子中引入能形成氢键的官能团后，其熔点升高；同系物中，熔点随分子量的增加而升高；分子结构越对称，越利于排成整齐的形式，造成更大的格子力，则熔点也越高。

二、测定方法

（一）第一法　测定易粉碎的固体药品

第一法包括两种方法：传温液加热法（A法）和电热块空气加热法（B法）。若对B法测定结果持有异议，应以A法测定结果为准。

1. 传温液加热法

取研成细粉的供试品适量，干燥后置于熔点测定用的毛细管中，再将毛细管浸入传温液，贴附在温度计上，位置须使毛细管的内容物部分适在温度计测量区中部；加热，调节升温速率为1.0～1.5℃/min，加热时须不断搅拌使传温液温度保持均匀，记录供试品在初熔至终熔时的温度，重复测定3次，取其平均值，即得。

除另有规定外，应按照各药品项下干燥失重的条件进行干燥。若该药品为不检查干燥失重、熔点范围低限在135℃以上、受热不分解的供试品，可采用105℃干燥；熔点在135℃以下或受热分解的供试品，可在五氧化二磷干燥器中干燥过夜或用其他适宜的干燥方法干燥，如恒温减压干燥。

2. 电热块空气加热法

本方法是采用自动熔点仪进行熔点测定。自动熔点仪有两种测光方式：另一种是透射光方式，另一种是反射光方式。某些仪器兼具两种测光方式。大部分自动熔点仪可置多根毛细管同时测定。

分取经干燥处理的供试品适量，置熔点测定用毛细管中；将自动熔点仪加热块加热至规定熔点低限约低10℃时，将装有供试品的毛细管插入加热块中，继续加热，调节升温速率为1.0～1.5℃/min，重复测定3次，取其平均值，即得。

（二）第二法　测定不易粉碎的固体药品（如脂肪、脂肪酸、石蜡、羊毛脂等）

取供试品较低温度熔融后，装入两端开口的毛细管，使高达约10mm。在冷处静置，使其凝固，将毛细管紧缚在温度计上，将毛细管连同温度计浸入传温液中，使供试品上端在传温液液面下约10mm处；缓慢加热，温度上升至熔点低限尚低约5℃时，调节升温速率使每分钟上升不超过0.5℃，实时记录供试品由初熔至终熔的温度，重复测定3次，取其平均值，即得。

（三）第三法　测定凡士林或其他类似物质

取供试品缓缓加热至90～92℃时，放入一平底耐热容器中，使供试品厚度达到12mm±1mm，放冷至较规定的熔点上限高8～10℃；用温度计黏附供试品后置于试管中，再将试管浸入水浴中，测定供试品的近似熔点，测定3次；如前后3次测得的熔点相差不超过1℃，即取3次的平均值作为供试品的熔点；如3次测得的熔点相差超过1℃，可再测定2次，并取5次的平均值作为供试品的熔点。

发布任务

按《中国药典》（2020年版）规定，操作规范、独立完成水杨酸熔点的测定任务。

其他待测药物：_____

确定方案

1. 查看《中国药典》（2020年版）二部，水杨酸性状项下熔点的描述为：本品的熔点（通则0612）为158～161℃。

2. 查看《中国药典》（2020年版）四部通则0612，确定水杨酸熔点用第一法B法测定。

其他测定方案：_____
_____

任务实施

1. 操作前准备

取水杨酸适量，研成细粉，105℃干燥备用；自动熔点仪开机，设定加热块加热至145℃左右。

2. 装样

分取水杨酸细粉适量，置熔点测定用毛细管中，轻击管壁或借助长短适宜的洁净玻璃管，垂直放在表面皿或其他适宜的硬质物体上，将毛细管自上口放入使自由落下，反复数次，使粉末紧密集结在毛细管的熔封端。装入供试品的高度约为3mm。

3. 测供试品

待自动熔点仪加热块加热至 145℃，将装有供试品的毛细管插入加热块中，继续加热，调节升温速率为 1.0～1.5℃/min，重复测定 3 次，取其平均值，即得。

4. 结果判断

如熔点测定结果在规定的范围内，则该项检查判定为"符合规定"。若对 B 法测定结果持有异议，应改用 A 法再次测定，最终测定结果以 A 法为准。

5. 清场

操作完成后，将玻璃器皿洗净，相关物品整理后归位。

评价与总结

一、操作注意事项

1. 熔点测定用毛细管，简称毛细管，由中性硬质玻璃管制成，长 9cm 以上，内径 0.9～1.1mm，壁厚 0.10～0.15mm，一端熔封。

2. 测定熔融同时分解的供试品时，操作方法如上述，但调节升温速率为 2.5～3.0℃/min。遇有色粉末、熔融同时分解、固相消失不明显且生成分解物导致体积膨胀或含结晶水（或结晶溶剂）的供试品时，可适当调整仪器参数，提高判断熔点变化的准确性。当透射和反射测光方式受干扰明显时，可允许目视观察熔点变化；通过摄像系统记录熔化过程并进行追溯评估，必要时，测定结果的准确性需经传温液加热法验证。

3. 自动熔点仪的温度示值要定期采用熔点标准品进行校正。必要时，供试品测定应随行采用标准品校正。

二、评价标准

评价标准见表 3-7。

表 3-7 水杨酸熔点的测定评价标准

考核内容		分值	评分细则
职业素养与操作规范 20分		5	工作服穿着规范，双手洁净，不染指甲，不留长指甲，不披发得 5 分
		5	清查给定的药品、试剂、仪器、任务报告单等得 5 分
		5	爱护仪器，不浪费药品、试剂，及时记录实验数据得 5 分
		5	检测完毕后按要求将仪器、药品、试剂等清理复位得 5 分
技能 80分	操作前准备	15	研细供试品得 5 分
			正确选用干燥方法和干燥温度得 10 分
	装样	20	将毛细管垂直放在表面皿或其他适宜的硬质物体上得 2 分
			将供试品自毛细管上口放入使自由落下得 3 分
			轻击管壁或借助长短适宜的洁净玻璃管得 5 分

续表

考核内容		分值	评分细则
技能 80分	装样	20	反复数次,使粉末紧密集结在毛细管的熔封端得5分
			装入供试品的高度约为3mm得5分
	测供试品	30	将自动熔点仪加热块加热至较规定的熔点低限约低10℃时得5分
			将装有供试品的毛细管插入加热块中得2分
			继续加热,调节升温速率为1.0~1.5℃/min得5分
			正确读出初熔温度得5分
			正确读出终熔温度得5分
			重复测定3次,取其平均值得8分
	结果判断	15	检测结果与《中国药典》标准比较,判断正确得10分
			完成任务报告单得5分

三、任务报告单

任务报告单见表3-8。

表3-8 水杨酸熔点的测定任务报告单

检验日期		检品名称	
平行次数	初熔温度 $t/℃$		终熔温度 $t/℃$
第1次			
第2次			
第3次			
熔点平均值			
标准规定			
结果判断	□符合规定		□不符合规定
检验人		复核人	

任务检测

单选题

1. 若药物不纯,则熔距( )。
   A. 增长　　　　　B. 缩短　　　　　C. 不变　　　　　D. 消失

2. 测定供试品的熔点时,若在一定温度下产生气泡、变色或浑浊的现象,则说明该供试品发生的现象是( )。
   A. 初熔　　　　　B. 终熔　　　　　C. 熔融同时分解　　　　　D. 发毛

3. 熔点在80℃以下者,用的传温液是( )。
   A. 硅油　　　　　　　　　　　　　B. 液状石蜡
   C. 水　　　　　　　　　　　　　　D. 硅油+液状石蜡

4. 《中国药典》（2020年版）规定测定易粉碎固体药品的熔点应采用（　　）。
   A. 第一法　　　　　B. 第二法　　　　　C. 第三法　　　　　D. 几种方法均可
5. 《中国药典》（2020年版）规定测定不易粉碎固体药品的熔点应采用（　　）。
   A. 第一法　　　　　B. 第二法　　　　　C. 第三法　　　　　D. 几种方法均可
6. 《中国药典》（2020年版）规定测定凡士林或其他类似物质的熔点应采用（　　）。
   A. 第一法　　　　　B. 第二法　　　　　C. 第三法　　　　　D. 几种方法均可
7. 《中国药典》（2020年版）规定熔点测定的方法有几种（　　）。
   A. 1　　　　　　　B. 2　　　　　　　C. 3　　　　　　　D. 4
8. 《中国药典》（2020年版）规定"熔点"系指（　　）。
   A. 供试品初熔时的温度
   B. 供试品终熔时的温度
   C. 供试品在毛细管内收缩时的温度
   D. 供试品熔化时，初熔至终熔的一段温度

任务四　葡萄糖比旋度的测定

【学习目标】

知识目标： 掌握旋光度、比旋度的概念；掌握比旋度的计算；熟悉用比旋度法测定药物的含量和比旋度。

技能目标： 会正确使用旋光仪；能独立、规范、熟练地用比旋度法测定药物的含量和比旋度；能利用记录的原始数据，正确运用公式计算药物的含量和比旋度；能将其结果与《中国药典》比较，得出客观的结论。

素质目标： 规范操作，爱护仪器，逐渐具备实验安全意识。

任务导入

1953年，Ciba药厂（瑞士诺华制药的前身）首先合成了沙利度胺，而后由格兰泰投放欧洲市场，不久后进入日本市场。沙利度胺主要用于抑制孕妇呕吐等妊娠反应，当时被宣称为"没有任何副作用的抗妊娠反应药物"，在不到一年的时间里风靡欧洲、日本、非洲、澳大利亚和拉丁美洲等地区。但是由于担心神经病变、手刺痛和疼痛，FDA没有批准其进入美国市场。1961年初，在两位临床医生（澳大利亚的William McBride和德国的Widukind Lenz）独立报告沙利度胺的使用与出生缺陷相关之后，沙利度胺退出市场。不幸的是，为时已晚，沙利度胺造成了极其严重的后果，8000~12000名患有严重发育畸形的婴儿出生，还有无数胎儿流产和轻微致残。仅在欧洲大陆

就有两千多名婴儿死亡。

尽管科学家一直在研究沙利度胺的致畸原理，但时隔近 60 年，才真正解开这个谜团。原来，沙利度胺有两种旋光异构体，其中 R 构型是安全无害的镇静剂，而 S 构型则有致畸性，在孕初期的三个月会对胎儿的四肢发育产生影响，造成出生的婴儿四肢短小形如海豹，这就是轰动一时的"海豹儿"案例。

其实，如果是手性分子，则该化合物一定有旋光性，如果是非手性分子，则没有旋光性。因此旋光度的测定能区分手性药物异构体，此外，旋光度还可以用于杂质检查和含量测定，是保证药物品质的重要措施。那么，怎样测定药物的旋光度呢？旋光度和比旋度又有什么联系和区别？

知识学习

一、概述

许多有机化合物具有光学活性，即平面偏振光通过其液体或溶液时，能引起旋光现象，使偏振光的平面向左或向右发生旋转，偏转的度数称为旋光度。这是由于物质分子中含有不对称元素（最常见的是不对称碳原子）。使偏振光向右旋转者（朝光源观测，顺时针方向）则称为右旋物质，常以"＋"号表示。使偏振光向左旋转者（朝光源观测，逆时针方向）则称为左旋物质，常以"－"号表示。

在一定波长与温度下，当偏振光透过每 1ml 中含有 1g 旋光物质的溶液且光路为 1dm 时，测定的旋光度称为该物质的比旋度，以 $[\alpha]_\lambda^t$ 表示。λ 为测定波长，t 为测定时的温度。比旋度（或旋光度）可以用于鉴别或检查光学活性药品的纯杂程度，此外在一定条件下与浓度呈线性关系，亦可用于测定光学活性药品的含量。

二、计算

1. 计算比旋度

药物鉴别中，根据供试品测得的旋光度，可以计算出比旋度，再用测得的结果与《中国药典》中测定物质比旋度比较并判断是否符合规定。比旋度的计算根据供试品的状态不同，计算公式不同。

液体样品的比旋度按以下公式计算：

$$[\alpha]_\lambda^t = \frac{\alpha}{l \times d}$$

固体样品的比旋度按以下公式计算：

$$[\alpha]_\lambda^t = \frac{100\alpha}{l \times c}$$

式中，λ 为使用光源的波长，如使用钠灯的 D 线（589.3nm），可用 D 代替；t 为测定温度，通常测定温度为 20℃；l 为测定管的长度，dm；α 为测得的旋光度；d 为液体的相对密度；c 为 100ml 溶液中含有被测物质的质量，g（按干燥品或无水物计算）。

2. 计算含量

对于已知比旋度的药物，可以测定其旋光度，然后计算含量。

例如：取葡萄糖注射液（10ml：1g）适量置于2dm长的测定管中，在25℃时测得旋光度为+9.56°，空白试验为0°，求葡萄糖注射液的含量。《中国药典》（2020年版）规定无水葡萄糖25℃时的比旋度为+52.6°~+53.2°，葡萄糖注射液中含葡萄糖（$C_6H_{12}O_6 \cdot H_2O$）应为标示量的95.0%~105.0%。

解：已知 $l=2dm$；$\alpha=+9.56°$，$[\alpha]_\lambda^t = \dfrac{52.6°+53.2°}{2} = 52.9°$

$$[\alpha]_\lambda^t = \dfrac{\alpha}{l \times c} \Rightarrow c\% = \dfrac{\alpha}{l \times [\alpha]_\lambda^t} \times 100\%$$

$$= \dfrac{9.56°}{2 \times 52.9°} \times 100\% = 9.04\%$$

按含1分子水的葡萄糖（$C_6H_{12}O_6 \cdot H_2O$）计算标示量百分含量：

$$标示量\% = \dfrac{c\% \times \dfrac{M_{(C_6H_{12}O_6 \cdot H_2O)}}{M_{(C_6H_{12}O_6)}}}{标示量} \times 100\%$$

$$= \dfrac{9.04\% \times \dfrac{198}{180}}{\dfrac{1g}{10ml}} \times 100\% = 99.4\%$$

该葡萄糖注射液的标示量百分含量为99.4%，测定结果符合《中国药典》（2020年版）规定。

发布任务

按《中国药典》（2020年版）规定，操作规范，独立完成葡萄糖比旋度的测定任务。

其他待测药物：_____

确定方案

1. 查看《中国药典》（2020年版）二部，葡萄糖正文性状项下比旋度的描述为：

取本品约10g，精密称定，置100ml容量瓶中，加水适量与氨试液0.2ml，溶解后，用水稀释至刻度，摇匀，放置10分钟，在25℃时，依法测定（通则0621），比旋度为+52.6°~+53.2°。

2. 按要求将旋光仪开机预热，配制好供试品溶液，再测定葡萄糖溶液的旋光度，按公式计算其比旋度。

测定方案：_____
_____
_____

任务实施

1. 操作前准备

旋光仪通电使钠灯预热启辉，光源应稳定 20min 后再进行测定，准备好洗净干燥的容量瓶、吸量管、移液管、量筒等。

2. 供试品的配制

取葡萄糖约 10g，精密称定，置 100ml 容量瓶中，加适量水和 0.2ml 氨试液，溶解后，用水稀释至刻度，摇匀，放置 10min，得供试液。

3. 空白校正

取出旋光仪的测定管，用空白溶剂冲洗数次，缓缓注入空白溶剂适量（注意勿产生气泡），加盖密封。将测定管置于旋光仪的镜筒内，校正仪器零点。

4. 供试液测定

取出旋光仪的测定管，用供试液冲洗数次，缓缓注入供试液适量（注意勿产生气泡），加盖密封。将测定管置于旋光仪的镜筒内，读取显示屏上表示的度数，用同法读取旋光度 3 次，取 3 次的平均数，即得供试液的旋光度。

5. 计算

按下列公式计算供试液的比旋度：

$$[\alpha]_{\lambda}^{t} = \frac{100\alpha}{l \times c}$$

6. 结果判断

如比旋度在《中国药典》规定的限度内，可判断样品的该项检查为"符合规定"。

7. 清场

操作完成后，将旋光管、玻璃器皿等洗净，相关物品整理后归位。

评价与总结

一、操作注意事项

1. 仪器预热或较长时间不读数时置于交流供电，读数时应转换至直流供电，以延长钠灯的寿命，一般连续使用不宜超过 2h。

2. 温度对物质的旋光度有一定的影响，配制溶液及测定时，均应调节温度至 20.0℃±0.5℃（或各品种项下规定的温度）。

3. 测定应使用规定的溶剂，供试液需澄清或滤清后再用，测定管洗净后，应用供试液荡洗数次，以确保浓度一致。

4. 测定管不可置于干燥箱中加热干燥，可用后晾干或用乙醇等有机溶剂处理后晾干，两端的玻璃窗应用滤纸与擦镜纸擦拭干净。

5. 配制供试液后需静置 10min 待平衡后测定，测定含量时，同法读数三次取平均值，重复测定两次，其极差应在 0.02° 以内，否则重做。

二、评价标准

评价标准见表 3-9。

表 3-9　葡萄糖比旋度的测定评价标准

考核内容		分值	评分细则
职业素养与操作规范 20 分		5	工作服穿着规范，双手洁净，不染指甲，不留长指甲，不披发得 5 分
		5	清查给定的药品、试剂、仪器、任务报告单等得 5 分
		5	爱护仪器，不浪费药品、试剂，及时记录实验数据得 5 分
		5	检测完毕后按要求将仪器、药品、试剂等清理复位得 5 分
技能 80 分	操作前准备	6	旋光仪参数设定得 3 分
			选择、清洗旋光管得 3 分
	供试品的配制	20	精密称定药品得 5 分
			滴加氨试液 0.2ml 得 4 分
			稀释、定容操作得 7 分
			混匀后药液放入 25℃ 水浴恒温得 4 分
	空白校正	12	药品测定前空白校正（空白溶剂润洗、注入旋光管并驱赶气泡、调零）得 6 分
			药品测定后空白校正（空白溶剂润洗、注入旋光管并驱赶气泡、调零）得 6 分
	供试液测定	12	供试品溶液润洗测定管多次得 2 分
			注入供试液并驱赶气泡得 5 分
			测定供试液并正确读数得 5 分
	计算	15	列出计算公式得 8 分
			将测定结果代入公式，计算结果得 7 分
	结果判断	15	检测结果与《中国药典》标准比较，判断正确得 10 分
			完成任务报告单得 5 分

三、任务报告单

任务报告单见表 3-10。

表 3-10　葡萄糖比旋度的测定任务报告单

检验日期		检品名称	
测定温度 t/℃		测定管长度 l/dm	
测定光源及波长 λ/nm			

续表

	100ml 溶液中含有被测物质的质量 c/g			
平行次数		1	2	3
旋光度/°				
比旋度/°				
比旋度平均值/°				
标准规定				
结果判断		□符合规定	□不符合规定	
检验人			复核人	

计算过程：$[\alpha]_\lambda^t = \dfrac{100\alpha}{l \times c}$

任务检测

单选题

1. 《中国药典》规定测定旋光度时，测定温度为（　　）。
   A. 0℃　　　　　B. 4℃　　　　　C. 20℃　　　　　D. 25℃

2. 物质的旋光度不受（　　）因素的影响。
   A. 温度　　　　B. 测定光源　　　C. 溶液浓度　　　D. 湿度

3. 《中国药典》规定测定旋光度时，常用（　　）。
   A. 钠光谱的 A 线（589.3nm）　　　B. 钠光谱的 C 线（589.3nm）
   C. 钠光谱的 B 线（589.3mm）　　　D. 钠光谱的 D 线（589.3nm）

4. 下列物理常数中，可用于测定供试品含量的是（　　）。
   A. 熔点　　　　B. 凝点　　　　C. 旋光度　　　　D. 相对密度

5. 下列物理常数中，每次测定前须用溶剂做空白校正的是（　　）。
   A. 馏程　　　　B. 折射率　　　C. 黏度　　　　　D. 旋光度

6. 已知比旋度为 52.75°，旋光管长 10cm，则浓度为 5%的葡萄糖溶液旋光度为（　　）。
   A. 2.64　　　　B. 26.4　　　　C. 13.2　　　　　D. 1.32

7. 旋光性是物质的重要性质，可用于（　　）。
   A. 鉴别　　　　B. 含量测定　　C. 杂质的限量检测　D. 以上均可

8. 比旋度是指（　　）。
   A. 在一定条件下，偏振光透过长 1dm 且含 1g/ml 旋光物质的溶液时的旋光度
   B. 在一定条件下，偏振光透过长 1cm 且含 1g/ml 旋光物质的溶液时的旋光度
   C. 在一定条件下，偏振光透过长 1dm 且含 1%旋光物质的溶液时的旋光度
   D. 在一定条件下，偏振光透过长 1mm 且含 1mg/ml 旋光物质的溶液时的旋光度

9. 取葡萄糖 10.00g，加水溶解并稀释至 100ml，于 20℃用 2dm 测定管，测得溶液的旋光度为+10.5°，其比旋度为（　　）。
   A. +52.5°　　　B. −26.2°　　　C. −52.7°　　　　D. −52.5°

10. 比旋度的符号应该是（　　）。
A. α　　　　　　　B. dm　　　　　　　C. [α]　　　　　　　D. Pa

任务五　甘油折射率的测定

【学习目标】

知识目标：掌握折射率的概念；熟悉折射率测定的基本方法。

技能目标：会正确使用阿贝折射仪；能独立、规范、熟练地用阿贝折射仪测定药物的折射率；能将其结果与《中国药典》比较，得出客观的结论。

素质目标：养成按标准操作、实事求是记录数据的良好习惯；逐渐养成自主创新意识和探索求实的科研精神。

任务导入

公元 2 世纪希腊人 C. 托勒密最早定量研究折射现象，他测定了光从空气向水中折射时入射角与折射角的对应关系，虽然实验结果并不精确，但他是第一个通过实验定量研究折射规律的人。1621 年，荷兰数学家 W. 斯涅尔通过实验精确确定了入射角与折射角的余割之比为一常数的规律，即 $\csc\theta_i / \csc\theta_t =$ 常数，故折射定律又称斯涅尔定律。

1637 年，法国人 R. 笛卡尔在《折光学》一书中首次公布了具有现代形式正弦之比的规律。与光的反射定律一样，最初由实验确定的折射定律可根据费马原理、惠更斯原理或光的电磁理论证明。

根据折射定律可以测定物理常数之一折射率，常用于某些药物、药物合成原料、中间体或试剂的定性鉴别和纯度检查，也可用于定量分析溶液的成分比例或浓度。

知识学习

当光线从一种透明介质进入另一种透明介质时，如两种介质的密度不同，则光线在这两种介质中的传播速度不同，其行进方向就会改变，使光线在两种介质平滑界面上发生折射。一般折射率是指光线在空气中进行的速度与其在供试品中进行速度的比值。根据折射定律，折射率是光线入射角的正弦与折射角的正弦的比值，即：

$$n = \frac{\sin i}{\sin r}$$

式中，n 为折射率；$\sin i$ 为光线的入射角的正弦；$\sin r$ 为光线的折射角的正弦。

《中国药典》（2020 年版）系采用钠光谱的 D 线（589.3nm）测定供试品相对于空

气的折射率（如用阿贝折射仪，可用白光光源），常以 n_D^t 表示折射率，其中，D 为钠光谱 D 线（589.3nm），t 为测定时的温度。除另有规定外，供试品温度应为 20℃。

物质的折射率因温度或入射光波长的不同而改变。透光物质的温度升高，折射率变小；入射光的波长越短，折射率越大。此外，当混有其他物质时，折射率亦随之改变。折射率主要用于一些油类物质或溶剂的鉴别及纯度的检查。

发布任务

按《中国药典》（2020 年版）规定，操作规范，独立完成甘油折射率的测定任务。
其他待测药物：_____

确定方案

1. 查看《中国药典》（2020 年版）二部，甘油正文性状项下折射率的描述为：本品的折射率（通则 0622）应为 1.470~1.475。

2. 查看《中国药典》（2020 年版）四部通则 0622 可知，甘油的折射率可用阿贝折射仪测定。
测定方案：_____
_____
_____

任务实施

1. 操作前准备

将阿贝折射仪置于有充足光线的平台上，但不可受日光直射，装上温度计，置 20℃ 的恒温室中至少 1h，或连接 20℃ 恒温水浴至少 30min，以保持稳定的温度。

使折射棱镜上透光处朝向光源，将镜筒拉向观察者，使成一适当倾斜度，对准反射镜，使视野内光线最明亮为止。

2. 折射仪的校正

用校正棱镜或水进行校正。将棱镜用丙酮洗净擦干，滴加一滴纯水于下面棱镜的毛玻璃面上，合上棱镜锁紧，转动手轮，使调节刻度标尺的读数在水的折射率附近，然后转动色散调节手轮，至视野的明暗分界线恰好移至十字交叉点上为止。水的折射率 20℃ 时为 1.3330，25℃ 时为 1.3325，40℃ 时为 1.3305。

3. 供试液测定

将校正好的折射仪，用滤纸条吸干水分，再用擦镜纸蘸取乙醚轻拭上下棱镜镜面，待乙醚挥干后，用洁净的滴管将甘油供试液一滴均匀置于下面棱镜的毛玻璃面上。合上棱镜锁紧，轻轻转动棱镜手轮，使找到明暗分界线。若出现彩虹，则调节阿米西棱镜手轮，消除色散，使明暗分界线清晰。再调节棱镜调节手轮，使分界线对准十字交叉点。

如此时又出现微色散，必须重新调节阿米西棱镜手轮，使视野的明暗分界线恰好移至十字交叉点上，记下刻度标尺的读数，重复读数 2 次，取 3 次读数的平均值，即为甘油的折射率。

4. 结果判断

如甘油折射率在《中国药典》规定的限度内，即 1.470～1.475，可判断甘油的该项检查为"符合规定"。

5. 清场

操作完成后，立即用乙醚擦洗上下棱镜，晾干后关闭，其他相关物品整理后归位。

评价与总结

一、操作注意事项

1. 仪器必须置于有充足光线且干燥的地方，不可在有酸碱气体或潮湿的实验室中使用。

2. 上下棱镜必须清洁，勿用粗糙的纸或酸性乙醚擦拭棱镜，勿用折射仪测试强酸性、强碱性或有腐蚀性的供试品。

3. 滴加供试品时注意棒或滴管尖端不要触及棱镜，防止棱镜出现刮痕。加入供试品的量要适中，使在棱镜上生成均匀的薄层，同时勿使气泡进入样品，以免影响结果。

4. 读数时视野中的黑白交叉线必须明显，且明确位于十字交叉线上，除调节色散调节手轮外，还应调整下部反射镜或上棱镜透光处的光亮强度。

5. 测定结束后，必须用能溶解供试品的试剂如水、乙醇或乙醚将上下棱镜擦拭干净，晾干，放入仪器箱中，并放入硅胶防潮。

二、评价标准

评价标准见表 3-11。

表 3-11 甘油折射率的测定评价标准

考核内容		分值	评分细则
职业素养与操作规范 20 分		5	工作服穿着规范，双手洁净，不染指甲，不留长指甲，不披发得 5 分
		5	清查给定的药品、试剂、仪器、任务报告单等得 5 分
		5	爱护仪器，不浪费药品、试剂，及时记录实验数据得 5 分
		5	检测完毕后按要求将仪器、药品、试剂等清理复位得 5 分
技能 80 分	操作前准备	10	将阿贝折射仪置于有充足光线的平台上得 5 分
			置 20℃的恒温室中至少 1h，或连接 20℃恒温水浴至少 30min，以保持稳定的温度得 5 分
	折射仪的校正	20	将棱镜用丙酮洗净擦干得 5 分
			用滴管正确滴加一滴纯水于下面棱镜的毛玻璃面上得 5 分

续表

考核内容		分值	评分细则
技能 80分	折射仪的校正	20	合上棱镜锁紧,转动手轮,使调节刻度标尺的读数在水的折射率附近得5分
			转动色散调节手轮,至视野的明暗分界线恰好移至十字交叉点上为止得5分
	供试液测定	35	将校正好的折射仪,用滤纸条吸干水分,再用擦镜纸蘸取乙醚轻拭上下棱镜镜面,待乙醚挥干得5分
			用洁净的滴管将供试液均匀地置于下面棱镜的毛玻璃面上得5分
			合上棱镜锁紧,轻轻转动棱镜手轮,使找到明暗分界线,若出现彩虹,则调节阿米西棱镜手轮,消除色散,使明暗分界线清晰得8分
			调节棱镜调节手轮,使分界线对准十字交叉点。如此时又出现微色散,必须重新调节阿米西棱镜手轮,使视野的明暗分界线恰好移至十字交叉点上得5分
			记下刻度标尺的读数,再重复读数2次得9分
			取3次读数的平均值,得到供试品的折射率得3分
	结果判断	15	检测结果与《中国药典》标准比较判断正确得10分
			完成任务报告单得5分

三、任务报告单

任务报告单见表3-12。

表3-12 甘油折射率的测定任务报告单

检验日期			检品名称	
测定温度 t/℃				
		读数1	读数2	读数3
折射率				
折射率平均值				
标准规定				
结果判断		□符合规定	□不符合规定	
检验人			复核人	

任务检测

单选题

1.《中国药典》规定折射率 n_D^t 中 D 为（　　）。

A. 钨灯D线　　　B. 钠光谱D线　　　C. 日光光源　　　D. D光谱线

2. 折射率 n_D^t 的表示中,除另有规定外,供试品的温度 t 应为（　　）。

A. 20℃　　　B. 25℃　　　C. 30℃　　　D. （20±5）℃

3. 测定折射率所用的仪器为（　　）。

A. 阿贝折射仪　　　B. 旋光仪　　　C. 酸度计　　　D. 熔点测定仪

4. 折射率通常指光线在（   ）中进行的速度与在供试品中进行速度的比值。
   A. 对照品　　　　　B. 空气　　　　　C. 水　　　　　D. 真空
5. 在20℃时，水的折射率为（   ）。
   A. 1　　　　　　　B. 1.3　　　　　　C. 1.3330　　　　D. 1.3325

知识小结

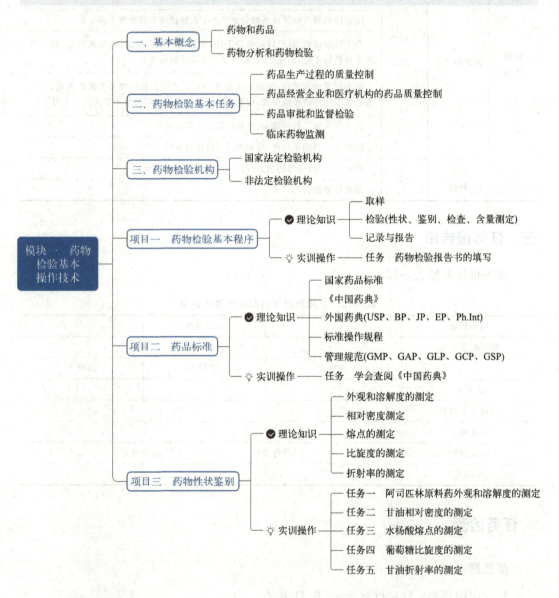

模块二

药物鉴别技术

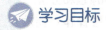

学习目标

知识目标： 熟悉常见药物的鉴别试验；掌握药物鉴别试验的原理和方法。

技能目标： 能熟练查阅常见药物鉴别试验的药品标准；能根据药品标准完成药物的鉴别检查；能对常见药物鉴别检查的结果进行合理判断。

素质目标： 逐步树立药品质量第一的观念及依法检药的工作态度。

药物的鉴别是指根据药物质量标准中鉴别项下的规定，通过化学、物理化学、生物学等方法，来判断药物的真伪。鉴于药物的鉴别是对结构、性质等已明确的药物进行真伪验证，因此药物检验都是对已知品进行的定性鉴别。一般来说，某一项鉴别试验，如官能团反应或焰色反应，只能表示药物的某一特征，不能作为药物真伪判断的唯一依据；因此，药物的真伪鉴别必须通过一组试验才能完成；通常每种药品在药物质量标准中采用2~4种鉴别方法。

在药物质量标准中，鉴别试验的项目包括性状及鉴别两个大项，本模块主要讨论鉴别项下的内容及方法，包括化学鉴别法、光谱鉴别法、色谱鉴别法三个项目。

项目四 化学鉴别法

化学鉴别法是利用化学试剂在适当条件下与药物发生氧化、缩合、脱水等化学反应，产生颜色、荧光、沉淀或气体等特征现象而对药物进行真伪鉴别的方法。如果供试品的试验结果与质量标准中的相关鉴别项目的规定相同，则可认为该项鉴别试验"符合规定"，或称为"阳性反应"。化学鉴别法是药物鉴别中最常用的方法，使用仪器简单，操作简便快速。药物质量标准中化学鉴别法又分为一般鉴别法和专属鉴别法。

任务一　盐酸普鲁卡因的一般鉴别试验

【学习目标】

知识目标： 掌握一般鉴别试验的概念；掌握有代表性的一般鉴别试验的原理和方法。

技能目标： 能独立、规范、熟练地使用仪器和试剂进行一般鉴别试验操作；能准确记录试验现象；能将试验现象与《中国药典》比较，得出客观的结论。

素质目标： 养成专注、仔细观察、积极思考的实验习惯，树立安全、环保的实验意识。

任务导入

在南美洲哥伦比亚中部地区，生长着一种树，叫古柯树。当地人通过咀嚼古柯树的叶子，吸取其中的碱性汁液来止痛，缓解疲劳。后来，古柯叶传到了欧洲。1860年，尼曼首先从古柯叶中提取了一种白色的生物碱，品尝之后发现它可以引起口舌麻木，几乎没有味觉了，这种生物碱被命名为可卡因。但可卡因具有成瘾性，对中枢神经系统及心血管系统的毒性也大，呼吸中枢一旦麻痹，可导致死亡。因此，寻找起效快、毒性小的可卡因替代品显得尤为重要。将可卡因完全水解或部分水解，得到的水解产物爱康宁和爱康宁甲酯均无麻醉作用。用其他羧酸代替苯甲酸与爱康宁成酯，麻醉作用降低或完全消失，由此推断苯甲酸在可卡因的局麻作用中起着重要的作用，而羧酸甲酯则与麻醉作用无关。根据这一发现，对可卡因的结构进行了各种改造。在1940年开发合成了具有优良麻醉作用的普鲁卡因，开启了局麻药的新历程，迄今该药物还在临床上使用。普鲁卡因具有芳香第一胺的结构，采用重氮化-偶合反应来确证其为苯胺类药物，即一般鉴别试验里的芳香第一胺类的鉴别。除此之外，药物的一般鉴别试验还有哪些呢？

普鲁卡因

知识学习

一般化学鉴别试验是依据某一类药物的化学结构或理化性质，通过化学反应来鉴别药物的真伪。对无机药物是根据其组成的阴离子和阳离子的特殊反应；对有机药物则采用典型的官能团反应。因此，一般鉴别试验只能证实是某一类药物，而不能证实是哪一种药物。

《中国药典》（2020年版）四部通则"0301 一般鉴别试验"共收载了35个一般鉴别

试验项目，分别为：水杨酸盐、丙二酰脲类、有机氟化物、亚硫酸盐或亚硫酸氢盐、亚锡盐、托烷生物碱类、汞盐、芳香第一胺类、苯甲酸盐、乳酸盐、枸橼酸盐、钙盐、钠盐、钡盐、酒石酸盐、铋盐、钾盐、铁盐、铵盐、银盐、铜盐、锂盐、硫酸盐、硝酸盐、锌盐、锑盐、铝盐、氯化物、溴化物、碘化物、硼酸盐、碳酸盐与碳酸氢盐、镁盐、醋酸盐、磷酸盐。下面主要介绍几种常见的一般鉴别试验项目。

一、水杨酸盐的鉴别

1. 药典方法

① 取供试品的中性或弱酸性稀溶液，加三氯化铁试液1滴，即显紫色。

② 取供试品溶液，加稀盐酸，即析出白色水杨酸沉淀；分离，沉淀在醋酸铵试液中溶解。

2. 鉴别原理

直接或间接含有水杨酸结构的药物均可采用本鉴别法。在中性或弱酸性条件下，水杨酸与三氯化铁试液反应生成有色配位化合物从而显色；水杨酸盐与强酸反应可产生不溶于水的弱酸水杨酸，呈现出白色沉淀。

$$6\text{(COOH)(OH)C}_6\text{H}_4 + 4\text{FeCl}_3 \longrightarrow [(\text{COO}^-)(\text{O}^-)\text{C}_6\text{H}_4)_2\text{Fe}]_3\text{Fe} + 12\text{HCl}$$

$$\text{(COO}^-)(\text{OH})\text{C}_6\text{H}_4 + \text{HCl} \longrightarrow \text{(COOH)(OH)C}_6\text{H}_4 \downarrow + \text{Cl}^-$$

3. 典型药物

水杨酸类药物：阿司匹林、对氨基水杨酸钠。

二、丙二酰脲类的鉴别

1. 药典方法

① 取供试品约0.1g，加碳酸钠试液1ml与水10ml，振摇2分钟，滤过，滤液中逐滴加入硝酸银试液，即生成白色沉淀，振摇，沉淀即溶解；继续滴加过量的硝酸银试液，沉淀不再溶解。

② 取供试品约50mg，加吡啶溶液（1→10）5ml，溶解后，加铜吡啶试液1ml，即显紫色或生成紫色沉淀。

2. 鉴别原理

丙二酰脲的结构是巴比妥类药物的母核，因此巴比妥类药物都具有此类鉴别反应。丙二酰脲类在碳酸钠试液中形成钠盐而溶解，再与硝酸银试液作用，先生成可溶性的一银盐，继而生成不溶性的二银盐白色沉淀；丙二酰脲类也能与铜吡啶试液作用而显紫色或产生紫色沉淀。

银盐反应：

$$R^1R^2C(CO-N=)_2C-ONa + AgNO_3 \xrightarrow{Na_2CO_3} R^1R^2C(CO-N(Ag)-)(CO-N=)C-ONa + NaHCO_3 + NaNO_3$$

一银盐

$$R^1R^2C(CO-N(Ag)-)(CO-N=)C-ONa + AgNO_3 \longrightarrow R^1R^2C(CO-N(Ag)-)_2C=O\downarrow + NaNO_3$$

二银盐

铜盐反应：

$$R^1R^2C(CO-NH)_2CO(S) \xrightleftharpoons{\text{水-吡啶}} R^1R^2C(CO-NH)(CO-N=)C-OH \xrightleftharpoons{\text{部分离子化}} [R^1R^2C(CO-NH)(CO-N=)C-O]^- + H^+$$

$$2 \, \text{N(py)} + CuSO_4 \longrightarrow [(\text{py})_2Cu]^{2+} + SO_4^{2-}$$

$$2[R^1R^2C(CO-NH)(CO-N=)C-O]^- + [(\text{py})_2Cu]^{2+} \longrightarrow \text{配合物络合结构}$$

3. 典型药物

巴比妥类药物：苯巴比妥、异戊巴比妥、司可巴比妥钠、硫喷妥钠。

三、芳香第一胺类的鉴别

1. 药典方法

取供试品约 50mg，加稀盐酸 1ml，必要时缓缓煮沸使溶解，加 0.1mol/L 亚硝酸钠溶液数滴，加入与 0.1mol/L 亚硝酸钠溶液等体积的 1mol/L 脲溶液，振摇 1 分钟，滴加碱性 β-萘酚试液数滴，视供试品不同，生成由粉红到猩红色沉淀。

2. 鉴别原理

直接或间接含有芳香第一胺类的药物，均可与亚硝酸钠发生重氮化反应，生成的重氮盐与碱性 β-萘酚试液形成偶氮染料。

$$R\text{-}C_6H_4\text{-}NH_2 + NO_2^- + 2H^+ \longrightarrow R\text{-}C_6H_4\text{-}N_2^+ + 2H_2O$$

重氮盐

$$R\text{-}C_6H_4\text{-}N_2^+ + \text{β-萘酚} \longrightarrow \text{偶氮染料}$$

偶氮染料

3. 典型药物

芳胺类药物：盐酸普鲁卡因、盐酸利多卡因、对乙酰氨基酚；水杨酸类药物：对氨基水杨酸钠；磺胺类药物：磺胺嘧啶、磺胺甲噁唑、磺胺醋酰钠。

四、苯甲酸盐的鉴别

1. 药典方法

① 取供试品的中性溶液，滴加三氯化铁试液，即生成赭色沉淀；再加稀盐酸，变为白色沉淀。

② 取供试品，置干燥试管中，加硫酸后，加热，不炭化，但析出苯甲酸，并在试管内壁凝结成白色升华物。

2. 鉴别原理

含有苯甲酸结构的药物均可以三价铁生成复盐显色；苯甲酸盐与强酸反应可生成具有升华特性的弱酸苯甲酸。

$$\text{PhCOONa} + 3FeCl_3 + 2OH^- \longrightarrow [(\text{PhCOO})_6Fe_3(OH)_2]^+ \cdot \text{PhCOO}^- \downarrow$$

$$2\text{PhCOO}^- + H_2SO_4 \longrightarrow 2\text{PhCOOH} + SO_4^{2-}$$

3. 典型药物

苯甲酸类药物：苯甲酸及其钠盐。

五、钙盐的鉴别

1. 药典方法

① 取铂丝，用盐酸湿润后，蘸取供试品，在无色火焰中燃烧，火焰即显砖红色。

② 取供试品溶液（1→20），加甲基红指示液 2 滴，用氨试液中和，再滴加盐酸至恰呈酸性，加草酸铵试液，即生成白色沉淀；分离，沉淀不溶于醋酸，但可溶于稀盐酸。

2. 鉴别原理

含有钙盐的药物，其焰色反应均为砖红色；同时其在溶液中电离出的钙离子易与阴离子如草酸根离子生成沉淀。

$$Ca^{2+} + C_2O_4^{2-} \longrightarrow CaC_2O_4 \downarrow$$

$$CaC_2O_4 + 2H^+ \longrightarrow H_2C_2O_4 + Ca^{2+}$$

3. 典型药物

补钙类药物：乳酸钙、葡萄糖酸钙。

六、硫酸盐的鉴别

1. 药典方法

① 取供试品溶液，滴加氯化钡溶液，即生成白色沉淀；分离，沉淀在盐酸或硝酸中均不溶解。

② 取供试品溶液，滴加醋酸铅试液，即生成白色沉淀；分离，沉淀在醋酸铵试液或氢氧化钠试液中溶解。

③ 取供试品溶液，加盐酸，不生成白色沉淀（与硫代硫酸盐区别）。

2. 鉴别原理

硫酸盐类的药物在溶液中可电离出硫酸根离子，可与钡离子反应生成不溶于酸的硫酸钡沉淀，与铅离子反应则生成硫酸铅沉淀，但该沉淀溶于醋酸铵或碱性溶液中。

钡盐反应：

$$Ba^{2+} + H_2SO_4 \longrightarrow 2H^+ + BaSO_4 \downarrow$$

铅盐反应：

$$Pb^{2+} + H_2SO_4 \longrightarrow 2H^+ + PbSO_4 \downarrow$$

$$PbSO_4 + 2CH_3COO^- \longrightarrow Pb(CH_3COO)_2 + SO_4^{2-}$$

$$PbSO_4 + 4OH^- \longrightarrow PbO_2^{2-} + SO_4^{2-} + 2H_2O$$

3. 典型药物

苯甲酸类药物：丙磺舒；生物碱类药物：硫酸阿托品、硫酸奎宁、硫酸奎尼丁、硫酸长春碱、硫酸长春新碱；氨基糖苷类抗生素：硫酸链霉素、硫酸庆大霉素。

七、氯化物的鉴别

1. 药典方法

① 取供试品溶液，加稀硝酸使成酸性后，滴加硝酸银试液，即生成白色凝乳状沉淀；分离，沉淀加氨试液即溶解，再加稀硝酸酸化后，沉淀复生成。如供试品为生物碱或其他有机碱的盐酸盐，须先加氨试液使成碱性，将析出的沉淀滤过除去，取滤液进行试验。

② 取供试品少量，置试管中，加等量的二氧化锰，混匀，加硫酸润湿，缓缓加热，即产生氯气，能使用水润湿的碘化钾淀粉试纸显蓝色。

2. 鉴别原理

氯化物的药物可在溶液中电离出氯离子，可利用氯离子与银离子生成氯化银（不溶于酸的白色沉淀）进行鉴别；同时也可把药物中的氯元素转化成氯气，能使淀粉碘化钾试纸变蓝。

银盐反应：

$$Ag^+ + Cl^- \longrightarrow AgCl \downarrow$$

$$AgCl + 2NH_3 \cdot H_2O \longrightarrow Ag(NH_3)_2^+ + Cl^- + 2H_2O$$

$$Ag(NH_3)_2^+ + Cl^- + 2H^+ \longrightarrow AgCl\downarrow + 2NH_4^+$$

氧化反应：

$$MnO_2 + 4H^+ + 2Cl^- \longrightarrow Mn^{2+} + Cl_2\uparrow + 2H_2O$$

$$Cl_2 + 2I^- \longrightarrow 2Cl^- + I_2$$

3. 典型药物

抗疟疾类药物：乙胺嘧啶；解热镇痛类药物：双氯芬酸钠；抗焦虑、惊厥类药物：地西泮；抗肿瘤类药物：环磷酰胺；抗生素类药物：琥珀氯霉素；维生素类药物：维生素 B_1；盐酸盐类药物。

发布任务

按《中国药典》（2020年版）二部规定，操作规范、独立完成盐酸普鲁卡因的一般鉴别试验任务。

其他待测药物：_____

确定方案

1.《中国药典》（2020年版）二部，盐酸普鲁卡因正文项下描述：①本品的水溶液显氯化物鉴别（1）的反应（通则0301）；②本品显芳香第一胺类的鉴别反应（通则0301）。

2. 查看《中国药典》（2020年版）四部（通则0301）可知：

（1）氯化物鉴别（1）的反应　取盐酸普鲁卡因水溶液，加稀硝酸使呈酸性后，滴加硝酸银试液，即生成白色凝乳状沉淀；分离，沉淀加氨试液即溶解，再加稀硝酸酸化后，沉淀复生成。

（2）芳香第一胺类的鉴别反应　取盐酸普鲁卡因约50mg，加稀盐酸1ml，必要时缓缓煮沸使溶解，加 0.1mol/L 亚硝酸钠溶液数滴，加入与 0.1mol/L 亚硝酸钠溶液等体积的 1mol/L 脲溶液，振摇1分钟，滴加碱性 β-萘酚试液数滴，视供试品不同，生成由粉红到猩红色沉淀。

检验方案：_____

_____

_____

任务实施

1. 操作前准备

分析天平、试管、试管架、称量纸、药匙、量筒、胶头滴管、洗瓶、药品、稀硝酸、硝酸银试液、氨试液、0.1mol/L 亚硝酸钠溶液、1mol/L 脲溶液、碱性 β-萘酚试液等。

2. 药品处理

① 取适量药品，加水和稀硝酸制成无色透明溶液，作为第一份药品溶液。

② 称取药品约 50mg，加稀盐酸 1ml，作为第二份药品溶液。

3. 检查

① 第一份药品溶液滴加硝酸银试液。

② 第二份药品溶液加 0.1mol/L 亚硝酸钠溶液数滴，加入与 0.1mol/L 亚硝酸钠溶液等体积的 1mol/L 脲溶液，振摇 1 分钟，滴加碱性 β-萘酚试液数滴。

4. 结果判断

仔细观察反应现象：①第一份溶液应先有白色沉淀生成，沉淀溶解在氨试液中，在酸性溶液中又再次生成沉淀；②第二份溶液中应有猩红色沉淀生成。

5. 清场

操作完成后，将试管中的反应试液倒入废液桶，并清洗干净，将所有仪器、试剂归位。

评价与总结

一、操作注意事项

1. 如被测药物为制剂，在配制成溶液时要采用合适的方法进行预处理，以排除其他组分如辅料的干扰，提高检查的专属性。

2. 对于间接含有水杨酸结构的药物，在配制成溶液时要采用合适的方法进行预处理，以制成规定溶液或排除其他组分的干扰，提高检查的专属性。

3. 对于间接含有芳香第一胺结构的药物，在配制成溶液时要先水解得到游离的芳香第一胺结构后再检测，以制成规定溶液或排除其他组分的干扰，提高检查的专属性。

4. 对于苯甲酸盐鉴别的第二个检查要注意试管内壁不能有水，所加试剂浓硫酸有很强的腐蚀性，要注意安全。

5. 进行焰色反应时，铂丝和盐酸中不能含有钙杂质，同时火焰一定要是无色的。

6. 对于氯化物鉴别的第二个检查要注意试管内壁不能有水，所加试剂浓硫酸有很强的腐蚀性，要注意安全，同时本鉴别会产生有毒气体氯气，操作必须在通风橱中进行。

二、评价标准

评价标准见表 4-1。

表 4-1　盐酸普鲁卡因一般鉴别试验的评价标准

考核内容		分值	评分细则
职业素养与操作规范 20 分		5	工作服穿着规范,双手洁净,不染指甲,不留长指甲,不披发得 5 分
		5	爱护仪器,不浪费药品、试剂,及时记录实验数据得 5 分
		5	操作完毕后将仪器、药品、试剂等清理复位得 5 分
		5	清场得 5 分
技能 80 分	操作前准备	15	清点仪器得 5 分
			配制试液得 10 分
	药品处理	20	按药品项下规定称取规定质量药品 2 份得 10 分
			2 份药品加规定溶剂,制成溶液得 10 分
	检查	20	第 1 份供试溶液滴加硝酸银试液,生成白色沉淀得 2 分
			分离沉淀得 3 分
			沉淀加氨试液溶解得 3 分
			加稀硝酸得 2 分
			第 2 份供试溶液加亚硝酸钠溶液得 3 分
			加与亚硝酸钠溶液等体积的脲溶液得 3 分
			振摇 1 分钟得 1 分
			滴加碱性 β-萘酚试液得 3 分
	鉴别结果	25	两次检测结果与《中国药典》标准比较,完成药品任务报告单,得 15 分
			在规定时间内完成任务得 10 分

三、任务报告单

任务报告单见表 4-2。

表 4-2　盐酸普鲁卡因一般鉴别试验的任务报告单

检验日期		检品名称	
实际操作试验现象	(1)		
	(2)		
标准规定试验现象	(1)		
	(2)		
结果判断		□符合规定　　　　□不符合规定	
检验人		复核人	

任务检测

一、单选题

1. 水杨酸与三氯化铁反应属于（　　）。
   A. 焰色反应　　　B. 沉淀反应　　　C. 显色反应　　　D. 荧光反应
2. 阿司匹林片水解反应鉴别时,加过量的稀盐酸后析出的白色沉淀是（　　）。

A. 阿司匹林　　　　B. 水杨酸　　　　C. 苯酚　　　　D. 乙酰水杨酸

3. （　　）类药物可与亚硝酸钠发生重氮化反应。

A. 水杨酸盐　　　　B. 丙二酸　　　　C. 苯甲酸盐　　　　D. 芳香第一胺

4. 凡是分子结构中具有芳香第一胺的药物均可用（　　）反应鉴别。

A. 酸碱滴定　　　　B. 硫酸　　　　C. 重氮化-偶合　　　　D. 甲醛-硫酸

5. 对乙酰氨基酚的化学鉴别反应，下列选项中正确的是（　　）。

A. 直接重氮化-偶合反应　　　　B. 直接重氮化反应
C. 重铬酸钾氧化反应　　　　D. 水解后重氮化-偶合反应

6. 盐酸普鲁卡因常用的鉴别反应为（　　）。

A. 重氮化-偶合反应　　B. 氧化反应　　C. 磺化反应　　D. 碘化反应

7. 具有芳香第一胺的胺类药物，重氮化反应的适宜条件是（　　）。

A. 中性　　　　B. 弱酸性　　　　C. 碱性　　　　D. 强酸性

8. 巴比妥类药物的母核是（　　）。

A. 乙内酰脲　　　　B. 丙二酰脲　　　　C. 氨基醚　　　　D. 酰基脲

9. 巴比妥类药物的鉴别方法有（　　）。

A. 与钡盐反应生成白色化合物　　　　B. 与镁盐反应生成白色化合物
C. 与银盐反应生成白色化合物　　　　D. 与铜盐反应生成白色化合物

10. 苯甲酸与三氯化铁反应生成的产物是（　　）。

A. 紫堇色配位化合物　　　　B. 赭色沉淀
C. 红色配位化合物　　　　D. 白色沉淀

11. 钾盐焰色反应的颜色为（　　）。

A. 砖红色　　　　B. 鲜黄色　　　　C. 紫色　　　　D. 绿色

12. 钠盐焰色反应的颜色为（　　）。

A. 砖红色　　　　B. 鲜黄色　　　　C. 紫色　　　　D. 绿色

13. 钙盐焰色反应的颜色为（　　）。

A. 砖红色　　　　B. 鲜黄色　　　　C. 紫色　　　　D. 绿色

14. 硫酸盐的一般鉴别试验滴加（　　）试液，即生成白色沉淀；分离，沉淀在盐酸或硝酸中均不溶解。

A. 氯化钠　　　　B. 硝酸银　　　　C. 硫酸钡　　　　D. 氯化钡

15. 氯化物鉴别试验中，与硝酸银反应生成（　　）沉淀。

A. 黑色　　　　B. 白色　　　　C. 淡蓝色　　　　D. 黄色

二、多选题

1. 化学鉴别法是指供试品与规定的试剂发生化学反应，对药物进行定性分析，可观察的外观现象是（　　）。

A. 颜色　　　　B. 产生气体　　　　C. 沉淀
D. 荧光　　　　E. 色谱峰

2. 三氯化铁与水杨酸类药物反应在（　　）条件下进行。

A. 中性　　　　B. 弱酸性　　　　C. 碱性

D. 两性　　　　　　　E. 以上均可

3. 在鉴别水杨酸类药物时，以下（　　）现象或反应可以作为其化学鉴别的依据。
   A. 遇氯化铁显紫色　　　　　　　B. 重氮化偶合反应呈橙红色
   C. 与碳酸钠试液反应生成气体　　D. 加入溴水后溶液颜色发生变化
   E. 水杨酸盐溶液中加入稀盐酸，析出白色沉淀

4. 下列不属于巴比妥类药物理化通性的反应为（　　）。
   A. 与高锰酸钾反应　　B. 与银盐反应　　C. 与甲醛-硫酸反应
   D. 与铜盐反应　　　　E. 与三氯化铁反应

5. 巴比妥类药物的鉴别反应有（　　）。
   A. 与镁盐生成绿色沉淀　　　　B. 与银盐生成白色沉淀
   C. 与银盐生成黑色沉淀　　　　D. 与铜盐生成白色沉淀
   E. 与铜盐生成有色物质

6. 用重氮化-偶合反应可以鉴别的药物有（　　）。
   A. 盐酸丁卡因　　　B. 盐酸普鲁卡因　　C. 对氨基水杨酸钠
   D. 水杨酸钠　　　　E. 对乙酰氨基酚

7. 苯甲酸钠受热可分解得到（　　）。
   A. 苯甲酸　　　　　B. 水杨酸　　　　　C. 苯甲酸钠
   D. 钠盐　　　　　　E. 白色固体

三、判断题（对的请打"√"，错的请打"×"）

1. 一般鉴别试验以某些类别药物的共同化学结构为依据，根据其相同的物理化学性质进行药物真伪的鉴别，以区别不同的药物。（　　）
2. 一般鉴别试验是利用药物的化学结构的差异来鉴别药物。（　　）
3. 盐酸普鲁卡因遇三氯化铁试液显紫堇色。（　　）
4. 在适当的条件下，水杨酸类药物都可与三氯化铁生成有色的配位化合物。（　　）
5. 苯甲酸在碱性条件下能与三氯化铁反应生成赭色沉淀，加稀盐酸后变白色沉淀。（　　）
6. 对乙酰氨基酚不具有芳伯氨基，不能用重氮化-偶合反应进行鉴别。（　　）

任务二　苯巴比妥、司可巴比妥钠、注射用硫喷妥钠的专属鉴别试验

【学习目标】

知识目标：掌握专属鉴别试验的概念；掌握典型专属鉴别试验的原理和方法。

技能目标：能独立、规范、熟练地使用仪器和试剂进行专属鉴别试验操作；能准确记录试验现象；能将试验现象与《中国药典》比较，得出客观的结论。

素质目标： 养成勤于思考的良好习惯，具有较强的综合分析能力和严谨、踏实的工作作风。

任务导入

镇静催眠药苯巴比妥、司可巴比妥钠、硫喷妥钠同属于巴比妥类药物，具有丙二酰脲母核的结构共性，可采用一般鉴别试验中的丙二酰脲类的鉴别来确证它们的药物类别，但要进一步确定是哪种药物，还是要回到药物的结构上。这三种药物结构上各有其特性，即取代基不同，用取代基的化学反应特性来进一步区分药物，这属于接下来要学习的药物专属鉴别试验的内容。

丙二酰脲母核

苯巴比妥　　司可巴比妥钠　　硫喷妥钠

知识学习

专属鉴别试验是证实某一种药物的依据，它是根据某一种药物化学结构的差异及其所引起的物理化学特征的不同，选用某些特有的灵敏的定性反应来鉴别药物的真伪。专属鉴别试验收载在《中国药典》（2020年版）正文中该药物的质量标准下。

一般鉴别试验是鉴别药物所属类别，专属鉴别试验则是在确定药物所属类别的基础上，进一步确证各个药物单体。药物的化学鉴别方法主要包含六大类：

一、显色反应鉴别法

显色反应是指向供试品溶液中加入适当试剂，在一定条件下发生化学反应，生成易于观测的有色产物。常见的反应类型如下：

1. 茚三酮显色反应

多为含脂肪氨基结构的药物，如氨基糖苷类药物庆大霉素可与茚三酮缩合成蓝紫色缩合物。

2. 异羟肟酸铁反应

多为含芳酸及其酯类和酰胺类结构的药物，如芳酸类药物氯苯丁酯在碱性溶液中与盐酸羟胺作用生成异羟肟酸盐，在弱酸条件下与三氯化铁试液作用生成紫色的异羟肟酸铁。

3. 三氯化铁显色反应

多为含酚羟基或水解后产生酚羟基的药物，如芳胺类药物对乙酰氨基酚与三氯化铁反应，水溶液显蓝紫色。

4. 重氮化偶合显色反应

多为芳伯氨基或能产生芳伯氨基结构的药物，如杂环类药物氯氮䓬和奥沙西泮在酸性下水解后与亚硝酸钠和碱性 β-萘酚试液反应生成橙红色沉淀。

5. 氧化还原显色反应

多为含有还原性基团的药物，如杂环类药物盐酸异丙嗪与硫酸反应后溶液显樱桃红色，放置后颜色会变深，与硝酸反应生成红色沉淀，加热后沉淀溶解。

二、沉淀反应鉴别法

沉淀反应是指在供试品溶液中加入适当试剂，在一定条件下发生化学反应，生成不同颜色的沉淀物，有的具有特殊的沉淀形状。常见的反应类型如下：

1. 与硫氰酸铬铵（雷氏盐）的沉淀反应

多为生物碱及其盐类药物和具有芳香环的有机碱及其盐类药物，如芳胺类药物盐酸维拉帕米的水溶液与硫氰酸铬铵能生成淡红色沉淀。

2. 与重金属离子的沉淀反应

在一定条件下，药物和重金属离子反应，生成沉淀物，如芳酰胺类药物利多卡因酰氨基上的氮可在水溶液中与铜离子或钴离子配位，生成有色的配位化合物沉淀，此沉淀可溶于三氯甲烷等有机溶剂后呈色。

三、气体生成反应鉴别法

气体生成反应是在供试品溶液中加入适当试剂，在一定条件下发生化学反应，生成气体。如杂环类药物尼可刹米与氢氧化钠试液供热，即可有二乙胺臭气逸出，其气体能使湿润的红色石蕊试纸变蓝色。

1. 产生氨气，利用其特殊的气味鉴别

多为胺（铵）类药物、酰脲类药物以及某些酰胺类药物经强碱处理后加热，产生氨气。如扑米酮与碳酸钠混合加热灼烧，即有氨气产生，能使湿润的红色石蕊试纸变为蓝色。

2. 产生硫化氢气体，利用其特殊的气味鉴别

多为化学结构中含硫的药物，经强碱处理后，加热，产生硫化氢气体。如阿苯达唑加热灼烧后产生的硫化氢气体能使醋酸铅试纸变黑。

3. 产生紫色碘蒸气鉴别

含碘有机药物，直火加热后，可产生紫色碘蒸气。如氯碘羟喹与硫酸加热即产生碘的紫色蒸气，遇湿润的碘化钾淀粉试纸，即显蓝紫色。

4. 产生乙酸乙酯的香味鉴别

含乙酸酯和乙酰胺类药物，经硫酸水解后可产生乙酸乙酯的香味。如乙酰唑胺与乙

醇和硫酸加热后即产生乙酸乙酯的香气。

四、荧光反应鉴别法

常见的荧光发射形式有以下几种类型：

① 药物本身在可见光下发射荧光。如生物碱类药物马来酸麦角新碱的水溶液显蓝色荧光。

② 药物溶液加硫酸呈酸性后，在可见光下发射荧光。如生物碱类药物硫酸奎宁和硫酸奎尼丁在稀硫酸溶液中显蓝色荧光。

③ 药物和间苯二酚反应以及经其他反应后，发射荧光。如杂环类药物乙琥胺加间苯二酚和硫酸在140℃加热5分钟后，加水溶解，加氢氧化钠使溶液呈碱性，取此液数滴，滴入5ml水中，即显黄绿色荧光。

五、褪色反应鉴别法

常见的褪色反应主要有两种类型：

1. 氧化还原褪色反应

具有还原性的药物，如维生素类药物维生素C，其水溶液加二氯靛酚钠试液后，二氯靛酚钠的红色即消失。

2. 加成褪色反应

多为含有双键的药物，如巴比妥类药物司可巴比妥钠，其水溶液中加入碘试液，碘液的黄棕色会褪去。

六、制备衍生物测定熔点法

药物与一些试剂反应生成具有一定熔点的新化合物，如芳胺类药物盐酸丁卡因在醋酸溶液中，与硫氰酸铵反应，析出硫氰酸盐的白色结晶，其熔点约为131℃；或是药物酸化或碱化生成具有固定熔点的游离酸或游离碱，如生物碱类药物磷酸可待因与氢氧化钠反应得到的白色沉淀可待因，熔点为154~158℃。

发布任务

按《中国药典》（2020年版）二部规定，操作规范、独立完成苯巴比妥、司可巴比妥钠、硫喷妥钠的鉴别任务。

其他待测药物：_____

确定方案

1.《中国药典》（2020年版）二部，苯巴比妥、司可巴比妥钠、注射用硫喷妥钠正文项下描述方法。

2. 苯巴比妥：①取本品约 10mg，加硫酸 2 滴与亚硝酸钠约 5mg，混合，即显橙黄色，随即转橙红色。②取本品约 50mg，置试管中，加甲醛试液 1ml，加热煮沸，冷却，沿管壁缓缓加硫酸 0.5ml，使成两液层，置水浴中加热，接界面显玫瑰红色。

司可巴比妥钠：取本品 0.1g，加水 10ml 溶解后，加碘试液 2ml，所显棕黄色在 5 分钟内消失。

注射用硫喷妥钠：①取本品约 0.1g，加吡啶溶液（1→10）10ml 使硫喷妥钠溶解，加铜吡啶试液 1ml，振摇，放置 1 分钟，即生成绿色沉淀。②取本品约 0.2g，加氢氧化钠试液 5ml 与醋酸铅试液 2ml，生成白色沉淀；加热后，沉淀变为黑色。

检验方案：_____
_____
_____

任务实施

1. 操作前准备

分析天平、称量纸、药匙、试管、试管架、滤纸、洗瓶、10ml 量筒、药物、碘试液等。

2. 药品处理

分别取被测药物各 0.1g，分别加水 10ml 溶解，制成溶液。

3. 检查

在已溶解的药品溶液中各加入碘试液 2ml。

4. 结果判断

仔细观察反应现象，加水未溶解或有沉淀的药品为苯巴比妥；加碘试液后，5 分钟内未褪色的为注射用硫喷妥钠；加碘试液后，5 分钟内褪色的为司可巴比妥钠。

5. 清场

操作完成后，将试管中的反应试液倒入废液桶，并清洗干净，将所有仪器、试剂归位。

评价与总结

一、注意事项

三种药物都有对应的专属化学反应，但区分试液不需要每个专属反应都做，可根据药品的性质特点，选择最简便的方案。

二、评价标准

评价标准见表 4-3。

表 4-3　苯巴比妥、司可巴比妥钠、注射用硫喷妥钠专属鉴别试验的评价标准

考核内容		分值	评分细则
职业素养与操作规范 20 分		5	工作服穿着规范,双手洁净,不染指甲,不留长指甲,不披发得 5 分
		5	爱护仪器,不浪费药品、试剂,及时记录实验数据得 5 分
职业素养与操作规范 20 分		5	操作完毕后将仪器、药品、试剂等清理复位得 5 分
		5	清场得 5 分
技能 80 分	操作前准备	15	清点仪器得 5 分
			配制试液得 10 分
	药品处理	20	称取药品约 0.1g 得 10 分
			加水 10ml 溶解得 10 分
	检查	20	加碘试液得 10 分
			静置 5min 得 10 分
	鉴别结果	25	检测结果判断正确,完成任务报告单,得 15 分
			在规定时间内完成任务得 10 分

三、任务报告单

任务报告单见表 4-4。

表 4-4　苯巴比妥、司可巴比妥钠、注射用硫喷妥钠专属鉴别试验的任务报告单

检验日期		检品名称	
实际操作试验现象	样品 1:		
	样品 2:		
	样品 3:		
标准规定试验现象	苯巴比妥:		
	司可巴比妥钠:		
	注射用硫喷妥钠:		
结果判断	□符合规定		□不符合规定
检验人		复核人	

任务检测

一、单选题

1. 关于专属鉴别试验的叙述不正确的是（　　）。

A. 是证实某一种药物的依据

B. 是在一般鉴别试验的基础上,利用各种药物的化学结构的差异来鉴别药物

C. 是区别同类药物或具有相同化学结构部分的各种药物单体,达到最终确证药物真伪的目的

D. 是以某些类别药物的共同化学结构为依据,根据其相同的物理化学性质进行药

物真伪的鉴别

2. 在吡啶溶液中巴比妥类药物与铜离子反应，生成配合物的颜色通常为（　　）。
A. 红色　　　　B. 紫色　　　　C. 绿色　　　　D. 蓝色

3. 硫喷妥钠在碱性溶液中与铜盐反应的生成物显（　　）。
A. 红色　　　　B. 紫色　　　　C. 绿色　　　　D. 蓝色

4. 在碱性溶液中苯巴比妥与硝酸汞作用产生（　　）。
A. 红色测定　　B. 白色升华物　C. 白色沉淀　　D. 蓝色沉淀

5. 下列药物中能使碘液褪色的是（　　）。
A. 苯巴比妥　　B. 戊巴比妥　　C. 司可巴比妥　D. 硫喷妥钠

6. 下列药物中可与硫酸-亚硝酸反应显橙红色的是（　　）。
A. 苯巴比妥　　B. 戊巴比妥　　C. 司可巴比妥　D. 硫喷妥钠

二、多选题

1. 在进行药物鉴别试验时，所依据的项目有（　　）。
A. 药物的组成　　B. 药物的分子量　　C. 化学结构
D. 药物的理化性质　E. 药物的原子量

2. 下列能用于对乙酰氨基酚鉴别的方法有（　　）。
A. 重氮化-偶合反应　B. 与三氯化铁反应　C. 硫色素反应
D. 双缩脲反应　　E. 银盐反应

三、判断题（对的请打"√"，错的请打"×"）

1. 专属鉴别试验是确证某一类药物的依据。（　　）

2. 专属鉴别试验是在一般鉴别试验的基础上，利用各种药物的化学结构的差异来鉴别药物。（　　）

3. 区别巴比妥类药物和硫代巴比妥酸药物的方法是利用在吡啶溶液中与铜盐反应产生不同颜色。（　　）

4. 司可巴比妥钠能使碘液褪色。（　　）

5. 硫喷妥钠在氢氧化钠溶液中与铅离子反应，生成蓝色沉淀。（　　）

6. 苯巴比妥与硫酸铜-吡啶反应生成绿色。（　　）

7. 含苯基的巴比妥药物能与甲醛-硫酸反应，生成玫瑰红色产物。（　　）

四、简答题

药物质量标准中药物的鉴别项目有哪几项？鉴别药物常用的方法有哪些？

项目五 光谱鉴别法

光谱鉴别法是药物检验常用的鉴别技术,是通过测定物质在特定波长处或一定波长范围内的吸光度或发光强度,对该物质进行定性分析的方法。该方法包括紫外-可见分光光度法、红外分光光度法、原子吸收分光光度法、荧光分光光度法等。本项目主要介绍紫外-可见分光光度法和红外分光光度法。

任务一 紫外-可见分光光度法鉴别甲硝唑

【学习目标】

知识目标:熟知用紫外-可见分光光度法进行鉴别试验的药物结构特征;掌握紫外-可见光谱鉴别药物的方法。

技能目标:能独立、规范、熟练地使用紫外-可见分光光度计对药物进行鉴别;能熟练地根据《中国药典》(2020年版)有关规定对紫外-可见分光光度法的测定结果作出正确判断。

素质目标:养成规范、细致、严谨、专注、爱护仪器的实验素养。

紫外-可见分光光度法鉴别药物

任务导入

1665—1666年,因伦敦大瘟疫而被迫"居家隔离"的牛顿同学,并没有停止探究和思考。牛顿充分利用家里现有器材进行了各种原创性实验,并成功通过棱镜实现了光的分散,得出光是由红、橙、黄、绿、蓝、靛、紫七种颜色组成,这是人类进行的第一次光的散射实验。1800年,英国科学家赫歇尔在红光以外的部分发现了红外线。对称之美不仅仅是一种视觉感受,也存在于科学家们对科学理论的追求中。红光之外存在看不见的红外线,那么在紫光之外是不是也存在看不见的紫外线呢?1801年,德国科学家里特在这样的疑问下发现了紫外线。多数有机药物分子中含有能吸收紫外可见光的基团,从而显示特征吸收光谱,这是紫外-可见光谱法鉴别的依据。

知识学习

一、概念

紫外-可见吸收是由分子吸收紫外-可见光区的电磁辐射，分子中价电子（或外层电子）的能级跃迁而产生（吸收能量＝两个跃迁能级之差）。利用紫外-可见吸收对药物进行鉴别的方法称为紫外-可见分光光度法，也叫紫外-可见光谱法。

含有芳环或共轭双键的药物在紫外光区（200～400nm）有特征吸收，含有生色团和助色团的药物在可见光区（400～760nm）有吸收。这些药物都可以用紫外-可见光谱法进行鉴别。

紫外-可见吸收光谱为药物对紫外-可见光区辐射的能量吸收图。朗伯-比尔定律为光的吸收定律，它是紫外-可见分光光度法定量分析的依据，其数学表达式为：

$$A = \lg \frac{1}{T} = Ecl$$

式中，A 为吸光度；T 为透过率；E 为吸收系数；c 为溶液浓度；l 为光路长度。如溶液的浓度（c）为1％（g/ml），光路长度（l）为1cm，相应的吸光度即为吸收系数，以 $E_{1cm}^{1\%}$ 表示。

紫外-可见吸收光谱的表示常用 A-λ 或 T-λ 曲线来表示。即以波长 λ(nm) 为横坐标，表示吸收峰的位置；以吸光度 A 或透过率 T(％) 为纵坐标，表示吸收峰的强度。目前紫外-可见吸收光谱最常采用 A-λ 曲线来绘制。

本方法有一定的灵敏度和专属性，应用范围广，使用频率高。同时，紫外-可见分光光度法的普及率高，操作比较简便，在药物检验工作中易于为人们所接受。其应用范围仅次于化学鉴别法。但因吸收光谱较为简单，吸收曲线形状变化不大，缺乏精细结构，故在《中国药典》二部中本法大都与其他方法结合进行鉴别。例如，与化学鉴别法或红外分光光度法联合进行鉴别。

二、紫外-可见分光光度计

紫外-可见分光光度计是利用物质分子对紫外-可见光的吸收来进行分析的一种仪器。常用于药物的鉴别和含量测定。

紫外-可见分光光度计型号和分类很多，但结构基本一样，主要由光源、单色器、吸收池、检测器和信号显示记录系统五大部分组成（如图5-1所示）。

1. 光源

光源可以在整个紫外光区或可见光区发射连续光谱，具有足够的辐射强度、较好的稳定性（以保证测量的准确性和重现性）、较长的使用寿命。在紫外光区常采用氢灯或氘灯为光源，能发射185～400nm的连续光谱。可见光区常采用钨灯作光源，能发射320～2500nm的连续光谱。

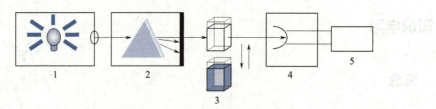

图 5-1 紫外-可见分光光度计的组成

1—光源；2—单色器；3—吸收池；4—检测器；5—信号显示记录系统

2. 单色器

单色器是将光源发射的复合光分解成单色光并从中选出任一波长单色光的光学系统。它主要由入射狭缝、准光装置、色散元件、聚焦装置、出射狭缝 5 部分组成。光源发出的光通过入射狭缝进入单色器，然后通过准光装置使入射光成为平行光束，平行的复合光经色散元件分解成单色光，聚焦装置则将分光后的单色光聚焦至出射狭缝。其中核心部件是色散元件，常用的色散元件是棱镜和光栅。

3. 吸收池

吸收池又叫比色皿，是用来盛装试液和参比溶液的容器。由无色透明、耐腐蚀、化学性质稳定、厚度均等的玻璃或石英制成。玻璃比色皿由于对紫外光有吸收，只能用于可见光区的测定，石英比色皿可用于紫外和可见光区。按比色皿厚度（光程）分为 0.5cm、1cm、2cm、3cm 等规格。使用时要避免吸收池的透光面被指纹或油渍等沾污，否则将影响测定的准确度。不可用碱液、铬酸洗液洗涤吸收池，避免玻璃受腐蚀或胶接面裂开。吸收池不能用炉子或火焰来干燥，以免产生裂纹或造成光程长度的改变。

4. 检测器

它是利用光电效应将透过吸收池的光信号转换成电信号进行测量。常用的检测器有光电管或光电倍增管。

5. 信号显示记录系统

信号显示记录系统是将检测器检测到的信号以适当方式显示和记录下来的装置，包括检流计、数字显示、微机，进行仪器自动控制和结果处理。

三、鉴别方法

1. 对比最大吸收波长或同时对比最小吸收波长的一致性

组分相同的药物用同一方法配制而成的溶液，在紫外-可见分光光度计下检测，光谱图中最大吸收峰或同时最小吸收峰所对应的波长是一致的。

如喹诺酮类抗菌药吡哌酸，照《中国药典》（2020 年版）规定的鉴别方法：取本品，加 0.01mol/L 的盐酸溶液溶解并稀释制成每 1ml 中约含 3μg 的溶液，照紫外-可见分光光度法（通则 0401）测定，在 275nm 的波长处有最大吸收。

2. 对比最大吸收波长和对应的吸光度或吸收系数的一致性

组分相同的药物用同一方法配制而成的溶液，在紫外-可见分光光度计下检测，最大吸收峰所对应的吸光度或吸收系数应一致。

如泻药比沙可啶，照《中国药典》（2020 年版）规定的鉴别方法：取本品，加 0.1mol/L 甲醇制氢氧化钾溶液制成每 1ml 中含 10μg 的溶液，照紫外-可见分光光度法（通则 0401）测定，在 248nm 的波长处有最大吸收，其吸光度应该为 0.62～0.68。

3. 对比吸收系数的一致性

组分相同的药物用同一方法配制而成的溶液，在紫外-可见分光光度计下检测，在规定波长处测定相应的吸光度，然后根据朗伯-比尔定律，计算出对应的吸收系数，此时吸收系数 E 应一致。

如抗组胺药马来酸氯苯那敏，照《中国药典》（2020 年版）规定的测定方法：取本品，精密称定，加盐酸溶液（稀盐酸 1ml 加水至 100ml）溶解并定量稀释制成每 1ml 中约含 20μg 的溶液，照紫外-可见分光光度法（通则 0401），在 264nm 的波长处测定吸光度，其吸收系数应该为 212～222。

4. 对比吸光度比值的一致性

组分相同的药物用同一方法配制而成的溶液，在紫外-可见分光光度计下检测，在规定几个波长处所测的吸光度的比值应一致。

如维生素类药维生素 B_{12}，照《中国药典》（2020 年版）规定的鉴别方法：取含量测定项下的溶液，照紫外-可见分光光度法（通则 0401）测定，在 278nm、361nm、550nm 的波长处有最大吸收。361nm 波长处的吸光度与 278nm 波长处的吸光度的比值应为 1.70～1.88。361nm 波长处的吸光度与 550nm 波长处的吸光度的比值应为 3.15～3.45。

5. 经化学处理后测定其反应产物吸收光谱特性

药物中有效成分本身在紫外-可见光区没有特征吸收，但与某些试剂发生化学反应后所得产物制成的溶液能在紫外-可见光区呈现特征吸收，那么这种药品用相同的方法检测，应呈现出相同的吸收特性。

如抗癫痫和抗心律失常药苯妥英钠，照《中国药典》（2020 年版）规定的鉴别方法：取本品约 10mg，加高锰酸钾 10mg、氢氧化钠 0.25g 与水 10ml，小火加热 5 分钟，放冷，取上清液 5ml，加正庚烷 20ml，振摇提取，静置分层后，取正庚烷提取液，照紫外-可见分光光度法（通则 0401）测定，在 248nm 的波长处有最大吸收。

发布任务

按《中国药典》（2020 年版）二部规定，操作规范、独立完成甲硝唑紫外-可见光谱法鉴别的任务。

其他待测药物：_____

确定方案

1. 《中国药典》（2020 年版）二部，甲硝唑正文项下描述：取吸收系数项下的溶液，照紫外-可见分光光度法（通则0401）测定，在277nm的波长处有最大吸收，在241nm的波长处有最小吸收。

2. 查看《中国药典》（2020年版）二部，甲硝唑正文吸收系数项下描述：取本品，精密称定，加盐酸溶液（9→1000）溶解并定量稀释制成每1ml中约含13μg的溶液，照紫外-可见分光光度法（通则0401），在277nm的波长处测定吸光度，吸收系数（$E_{1cm}^{1\%}$）为365～389。

检验方案：_____
_____
_____

任务实施

1. 操作前准备

紫外-可见分光光度计、分析天平、石英比色皿、称量纸、药匙、烧杯、玻璃棒、容量瓶、洗瓶、胶头滴管、盐酸溶液（9→1000）、其他药品和试剂等。

2. 药品溶液配制

取甲硝唑，精密称定，加盐酸溶液（9→1000）溶解并定量稀释制成每1ml中约含13μg的溶液。

3. 紫外-可见分光光度计的调试

接通电源，开机，自检，波长校正。

4. 药物紫外吸收的测定

以盐酸溶液（9→1000）为空白对照，测定甲硝唑在200～380nm紫外光区内的吸收曲线。

5. 结果判断

观察吸收曲线，应在277nm的波长处有最大吸收，在241nm的波长处有最小吸收。

6. 清场

操作完成后，将容量瓶和比色皿中的溶液倒入废液桶，并清洗干净，将所有仪器、试剂归位。

评价与总结

一、操作注意事项

1. 药品溶液要严格按照《中国药典》的规定方法和步骤配制。
2. 使用的石英吸收池必须洁净并配对。
3. 取吸收池时，手指拿毛玻璃面的两侧。装样品溶液后，外壁有液体，须先用滤纸吸干，再用擦镜纸由上而下擦拭干净。

4. 吸收池所装溶液的体积以 4/5 为度，测定挥发性溶液时应加盖。
5. 吸收池放入样品室时应注意每次放入方向相同，光面对准光路。
6. 使用完后，吸收池用溶剂及水冲洗干净，晾干防尘保存。

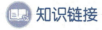 知识链接

吸收池如何清洗？

一般情况下，吸收池用溶剂及水冲洗干净，晾干防尘保存即可。如果吸收池污染不易洗净时，可用硫酸-发烟硝酸（3∶1）混合液稍加浸泡后，洗净备用。也可用铬酸钾洗液清洗，但不宜在洗液中长时间浸泡，否则洗液中的铬酸钾结晶会损坏吸收池的光学表面，并应充分用水冲洗，以防铬酸钾吸附于吸收池表面。

二、评价标准

评价标准见表 5-1。

表 5-1　紫外-可见分光光度法鉴别甲硝唑的任务评价标准

考核内容		分值	评分细则
职业素养与 操作规范 20 分		5	工作服穿着规范，双手洁净，不染指甲，不留长指甲，不披发得 5 分
		5	爱护仪器，不浪费药品、试剂，及时记录实验数据得 5 分
		5	操作完毕后将仪器、药品、试剂等清理复位得 5 分
		5	清场得 5 分
技能 80 分	操作前准备	10	清点仪器得 5 分
			配制盐酸溶液(9→1000)得 5 分
	药品溶液 配制	14	取样、称量得 5 分
			溶解得 3 分
			转移得 3 分
			定容得 3 分
	紫外-可见 分光光度计 的操作	26	开机、自检得 3 分
			波长校正得 4 分
			选择光源与比色皿得 4 分
			设定参数得 2 分
			使用比色皿得 4 分
			空白校正得 3 分
			测定供试品溶液得 3 分
			读取数据得 3 分
	绘制图谱	5	绘制吸收曲线得 5 分
	鉴别结果	25	检测结果与《中国药典》标准比较，完成任务报告单，得 15 分
			在规定时间内完成任务得 10 分

三、任务报告单

任务报告单见表 5-2。

表 5-2　紫外-可见分光光度法鉴别甲硝唑的任务报告单

检验日期		检品名称	
实际测定的紫外图谱特征			
标准规定的紫外图谱特征			
结果判断	□符合规定		□不符合规定
检验人		复核人	

在坐标图中绘制甲硝唑在 200～380nm 的紫外吸收曲线：

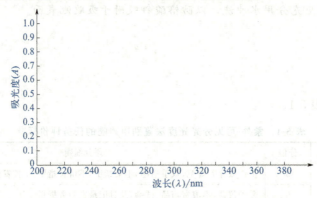

任务检测

一、单选题

1. 紫外-可见吸收光谱的产生是由于（　　）。

   A. 分子外层电子、振动、转动能级的跃迁

   B. 原子外层电子、振动、转动能级的跃迁

   C. 分子振动-转动能级的跃迁

   D. 分子外层电子的能级跃迁

2. 紫外区的波长范围是（　　）。

   A. 200～400nm　　B. 100～300nm　　C. 600～900nm　　D. 100～400nm

3. 可见光的波长范围是（　　）。

   A. 200～400nm　　B. 400～760nm　　C. 760～1000nm　　D. 小于 400nm

4. 将光源发射的复合光变成单色光的元件是（　　）。

   A. 氢灯　　　　　　　　　　　　　B. 棱镜或光栅

   C. 吸收池　　　　　　　　　　　　D. 光电管和光电倍增管

5. 采用紫外-可见分光光度法检测物质，药物甲的最大吸收波长为 525nm，药物乙的最大吸收波长为 301mm，药物甲与药物乙的混合溶液，应采用的吸收池为（　　）。

   A. 玻璃吸收池　　B. 石英吸收池　　C. 两者均可　　D. 两者均不可

6. 在光学分析法中，采用钨灯作光源的是（ ）。
   A. 原子光谱　　　B. 分子光谱　　　C. 可见分子光谱　　　D. 红外光谱
7. 在分光光度法中，如果试样有色，显色剂无色，应选用（ ）作为参比溶液。
   A. 溶剂空白　　　B. 试剂空白　　　C. 试样空白　　　D. 褪色空白
8. 石英吸收池成套性检查时，吸收池内装（ ）在 220nm 测定。
   A. 高锰酸钾　　　B. 自来水　　　C. 重铬酸钾　　　D. 蒸馏水
9. 玻璃吸收池成套性检查时，吸收池内装（ ）在 400nm 测定，装（ ）在 600nm 测定。
   A. 蒸馏水、重铬酸钾　　　　　　B. 重铬酸钾、蒸馏水
   C. 蒸馏水、蒸馏水　　　　　　　D. 重铬酸钾、重铬酸钾
10. 应用紫外-可见分光光度法来鉴别某种成分时，以测定该成分的最大吸收波长的方法（ ）。
    A. 最常用　　　B. 最少用　　　C. 一般不用　　　D. 不常用
11. 下列表达不正确的是（ ）。
    A. 吸收光谱曲线表明吸光物质的吸光度随波长的变化而变化
    B. 吸收光谱曲线以波长为纵坐标、吸光度为横坐标
    C. 吸收光谱曲线中，最大吸收处的波长为最大吸收波长
    D. 吸收光谱曲线表明吸光物质的光吸收特性

二、多选题

1. 紫外-可见分光光度计配备的光源有（ ）。
   A. 钠光灯　　　B. 氘灯　　　C. 钨灯
   D. 汞灯　　　　E. 荧光灯
2. 紫外-可见分光光度法的吸光度与（ ）有关。
   A. 入射光的波长　　B. 液层厚度　　C. 液层高度
   D. 溶液的浓度　　　E. 光源
3. 影响吸收系数的因素有（ ）。
   A. 吸光物质的液层厚度　　B. 吸光物质的性质　　C. 入射光波长
   D. 吸光物质浓度　　　　　E. 温度
4. 紫外分光光度计的组成部件有（ ）。
   A. 氘灯　　　B. 光栅　　　C. 光电管　　　D. 石英吸收池
   E. 真空热电偶
5. 在符合朗伯-比尔定律的范围内，有色物的浓度、最大吸收波长、吸光度三者的关系正确的是（ ）
   A. 增加，增加，增加　　B. 减小，不变，减小　　C. 减小，增加，增加
   D. 增加，不变，减小　　E. 增加，不变，增加
6. 紫外-可见分光光度计主要包括（ ）。
   A. 光源　　　B. 单色器　　　C. 棱镜
   D. 检测器　　E. 信号处理系统

7. 紫外分光光度法检测药品时的操作注意事项有（　　）。
   A. 石英比色皿使用前须洗净并配对
   B. 手拿比色皿毛玻璃面两侧
   C. 装样品溶液的体积应至少为比色皿体积的 1/2
   D. 比色皿如被污染可用铬酸洗液清洗
   E. 应在规定吸收峰±2nm 处再测几点吸光度，核对吸收峰的位置是否正确

三、判断题（对的请打"√"，错的请打"×"）

1. 紫外分光光度法测定时，除另有规定外，吸收峰波长应在该品种项下规定的波长±2nm 以内。（　　）
2. 在分光光度法中，测定所用的参比溶液总是采用不含被测物质和显色剂的空白溶液。（　　）
3. 单色器是一种能从复合光中分出一种所需波长的单色光的光学装置。（　　）

四、简答题

紫外-可见分光光度计主要由哪几个部分组成？各部分的主要功能是什么？

任务二　红外分光光度法鉴别阿司匹林

【学习目标】

知识目标： 掌握红外光谱的鉴别原理；掌握红外光谱鉴别药物的方法。

技能目标： 能独立、规范、熟练地使用红外分光光度计对药物进行鉴别；能熟练地根据《中国药典》（2020 年版）有关规定对红外分光光度法的测定结果作出正确判断。

红外分光光度法鉴别药物

素质目标： 具有严谨的分析判断能力，爱护仪器，具备实验安全意识。

任务导入

2006 年发生过一起严重的亮菌甲素药害事件。事件中共有 65 名患者使用了该问题批号亮菌甲素注射液，导致 13 名患者死亡，另有 2 名患者受到严重伤害。是什么导致了这样严重的后果呢？原来是该批号亮菌甲素注射液中的规定辅料丙二醇被价格便宜但有毒的二甘醇替换了。正常的药厂原辅料检验程序能够检测出假的丙二醇，但是在丙二醇最重要的一项红外光谱检测项目上该药厂的检验人员不会使用红外仪器，没有做这项检测却出具了"检验合格"的一份假报告单，导致假药的生产、销售、使用，最终造成无可挽回的严重后果。红外光谱检测是很多原辅料药品常用的检测方法，是药检人必备

的一种检验技能，该方法操作较为简单，下面我们就具体学习该方法。

知识学习

一、概述

红外分光光度法，又称红外光谱法，是基于分子对红外光的吸收而建立起来的吸收光谱方法。红外光谱是物质受红外光辐射后，使分子的振动和转动运动由低能级向高能级跃迁，从而导致对特定频率红外辐射的选择性吸收，由此形成特征性很强的红外吸收光谱（IR）。除部分旋光异构体及长链烷烃同系物外，几乎没有两个化合物具有相同的红外光谱，而同一物质的红外吸收图谱是完全一致的。

习惯上将红外区分为三个波区：近红外区（$0.76\sim2.5\mu m$）、中红外区（$2.5\sim50\mu m$）、远红外区（$50\sim1000\mu m$）。其中药物分析中常用的是中红外区。

红外吸收光谱常用T-σ或T-λ曲线来表示。即以波数$\sigma(cm^{-1})$或以波长$\lambda(\mu m)$为横坐标，表示吸收峰的位置；以透过率$T(\%)$为纵坐标，表示吸收峰的强度。波数$\sigma(cm^{-1})$与波长$\lambda(\mu m)$的换算关系为$\sigma=10^4/\lambda$。目前红外吸收光谱最常采用T-σ曲线来绘制，其吸收峰是向下的"谷"，吸收峰多而尖锐，图谱复杂。

二、特点

有机药物在红外光区有特征吸收，药物分子的组成、结构、官能团不同时，其红外光谱也不同。由于药物的红外光谱能反映药物分子的结构特点，具有专属性强、准确度高的特点，因此红外光谱鉴别法常与其他理化方法联合使用，作为药品的鉴别项目。特别在药品化学结构比较复杂、相互之间差异较小，用化学鉴别法或紫外分光光度法不足以相互区分时，采用红外光谱法常可有效地解决。

三、红外分光光度计

红外光谱法所使用的仪器称为红外分光光度计（或红外吸收光谱仪），分为色散型和傅里叶变换型两种。

色散型红外吸收光谱仪结构与可见分光光度计类似，由光源、单色器、吸收池、检测器和记录系统五部分组成。该类红外光谱仪扫描速率慢，不适用于动态研究和痕量分析，已不能满足现代科技发展的需要。

傅里叶变换红外光谱仪是利用干涉谱的傅里叶变换技术获得红外光谱的仪器。这种仪器没有色散元件，主要由光源（硅碳棒、高压汞灯）、迈克耳孙干涉仪、检测器、计算机和记录器等组成。该种仪器具有诸多优点，其扫描速率极快，只要1s左右就能完成扫描，获得红外光谱；其分辨率极高，可达$0.005\sim0.1cm^{-1}$；灵敏度也很高，检出限可达$10^{-12}\sim10^{-9}g$；测量精度好；光谱测量范围宽（$0.1\sim1000\mu m$）；杂散光小于0.01%。

四、鉴别方法

1. 标准图谱对照法

《中国药典》和《英国药典》主要是采用标准图谱对照法。按规定先绘制供试品红外图谱，再与《药品红外光谱集》中的对照图谱比对，对照关键谱带的有无和各谱带的相对强弱，如果供试品和对照品关键谱带的峰型、峰位、峰的相对强弱均一致，通常判定两化合物为同一物质。

2. 对照品比较法

《美国药典》主要采用对照品比较法。按规定在相同测定条件下分别绘制供试品和对照品的红外光谱图，进行对比。

3. 特征波数对照法

《日本药局方》主要采用特征波数对照法。在规定的条件下，测定一定波数处的特征吸收峰。

五、样品的制备方法

1. 气体试样

气体吸收池法：测定气体样品需使用气体吸收池，常用气体吸收池的光路长度为10cm。通常先把气体吸收池抽空，然后充以适当压力（约50mmHg❶）的供试品进行测定；也可用注射器向气体吸收池内注入适量样品，待样品完全汽化后进行测定。一般情况下，气体吸收池法在药物分析中很少应用。

2. 液体试样

（1）液膜法　沸点大于80℃、难挥发的试样，可直接滴在两片KBr盐片之间形成液膜进行测试。取两片KBr盐片，用丙酮脱脂棉清洗其表面并晾干。在一盐片上滴1滴试样，另一盐片压于其上，作为供试片，装入到可拆式液体样品测试架中进行测定。另以KBr约300mg制成空白片作为补偿背景。扫描完毕，取出盐片，用丙酮脱脂棉清洁干净后，放回干燥器内保存。黏度大的试样可直接涂在一片盐片上测定。也可以用KBr粉末（每片约150mg）压制成锭片来替代盐片。

（2）溶液法　沸点较低、挥发性较大的试样或黏度小且流动性较大的高沸点样品，可以注入封闭液体池中进行测试，液层厚度一般为0.01~1mm。一些吸收很强的纯液体样品，如果在减小液体池测试厚度后仍得不到好的图谱，可与四氯化碳、二硫化碳等溶剂配成溶液测试。液体池要及时清洗干净，不使其被污染。

3. 固体试样

（1）压片法　取样品1~1.5mg与干燥的KBr 200~300mg（样品与KBr的比约为

---

❶　1mmHg=133.32Pa。

1∶200）在玛瑙研钵中混合均匀，充分研磨后（使颗粒粒径达到约 $2\mu m$），将混合物均匀地放入固体压片模具的顶模和底模之间，然后把模具放入压力机中，在 $0.8\times10^6\sim1\times10^6 kPa$ 左右的压力下保持约 2 分钟即可得到透明或均匀半透明的锭片。

（2）石蜡糊法　将干燥处理后的试样研细，与液体石蜡或全氟代烃混合，调成糊状，参照液膜法夹在盐片中测试。

（3）薄膜法　固体样品制成薄膜进行测定可以避免基质或溶剂对样品光谱的干扰，薄膜的厚度为 $10\sim30\mu m$，且厚薄均匀。薄膜法主要用于高分子化合物的测定，对于一些低熔点的低分子化合物也可应用。可将它们直接加热熔融后涂制或压制成膜，也可将试样溶解在低沸点的易挥发溶剂中，涂到盐片上，待溶剂挥发后成膜来测定。

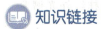知识链接

红外光谱频率与官能团特征吸收峰

分子被激发后，分子中各个原子或基团（化学键）都会产生特征的振动，从而在特定的位置会出现吸收。相同类型的化学键的振动都是非常接近的，总是在某一范围内出现。常见官能团的红外吸收频率见表 5-3。

表 5-3　常见官能团的红外吸收频率

键型	化合物类型	吸收峰位置/cm^{-1}	吸收强度
C—H	烷烃	2960～2850	强
=C—H	烯烃及芳烃	3100～3010	中等
≡C—H	炔烃	3300	强
—C—C—	烷烃	1200～700	弱
—C=C—	烯烃	1680～1620	不定
—C≡C—	炔烃	2200～2100	不定
—C=O	醛	1740～1720	强
	酮	1725～1705	强
	酸及酯	1770～1710	强
	酰胺	1690～1650	强
—OH	醇及酚	3650～3610	不定,尖锐
	氢键结合的醇及酚	3400～3200	强,宽
—NH$_2$	胺	3500～3300	中等,双峰
C—X	氯化物	750～700	中等
	溴化物	700～500	中等

整个红外谱图可以分为两个区：①1500～4000cm^{-1} 区域叫特征频率区，基本上是由基团的伸缩振动所产生的，又称官能团区，该区域出现的吸收峰较为稀疏、容易辨认；②400～1500cm^{-1} 区域叫指纹区，特点是谱带密集、难以辨认。

通常，2500～4000cm^{-1} 的高波数范围，有与氢原子相结合的官能团 O—H、N—H、C—H、S—H 键的伸缩振动吸收带，在 1900～2500cm^{-1} 波数范围内常常出现—C=

C—、—C=N、—C=C=C—、—C=C=O、—N=C=O 等累积双键的伸缩振动吸收带。在 1900cm^{-1} 以下的波数区有—C=C—、—C=O、—C=N—等的伸缩振动以及芳环的骨架振动。

400～1500cm^{-1} 指纹区，有 C—O、C—N、C—X 的伸缩振动以及 C—C 的骨架振动，还有各种弯曲振动产生的吸收峰，因此光谱非常复杂。该区域各峰的吸收位置受整体分子结构的影响较大，分子结构稍有不同，吸收也会有细微的差别，所以指纹区对于用已知物来鉴别未知物十分重要。

发布任务

按《中国药典》（2020 年版）二部规定，操作规范，独立完成阿司匹林红外光谱鉴别的试验任务。

其他待测药物：_____

确定方案

1. 《中国药典》（2020 年版）二部，阿司匹林正文项下描述：本品的红外光吸收图谱应与对照的图谱（光谱集 5 图）一致。

2. 取阿司匹林约 1mg 与干燥的 KBr 约 200mg 至玛瑙研钵中混合均匀，充分研磨后（使颗粒粒径达到约 2μm），按压片法制成透明锭片作为供试片。另以 KBr 约 200mg 制成空白片作为补偿背景。照红外分光光度法（通则 0402），测定 400～4000cm^{-1} 波数范围的透过率，所得本品的红外光吸收图谱应与《药品红外光谱集》所收载的标准光谱 5 图一致。

检验方案：_____
_____
_____

任务实施

1. 操作前准备

傅里叶变换红外光谱仪、计算机、远红外干燥器、压片机、压片模具、玛瑙研钵、药匙、镊子、样品架、光谱纯溴化钾、药品等。

2. 研磨

取药品约 1mg，置玛瑙研钵中，加入干燥的溴化钾细粉约 200mg，充分研磨混匀。

3. 压片

移置于直径为 13mm 的压模中，使铺布均匀，压模与真空泵相连，抽气约 2 分钟后，加压至 $0.8×10^6$～$1×10^6$kPa，保持 2～5 分钟，除去真空，取出制成的供试片，用目视检查应均匀，无明显颗粒。同法制空白溴化钾片。

4. 红外光谱仪的调试

打开红外光谱仪开关，并打开与仪器相连的计算机，调出红外光谱仪控制软件，红外光谱仪自检，扫背景。

5. 检测

首先把空白溴化钾片置于样品架上，在红外光谱仪中进行参比校正。然后换供试片于样品架上，在红外光谱仪中进行测定，得供试品红外图谱。

6. 结果判断

仔细对比所测图谱与药品标准红外图谱，所测图谱应与标准图谱一致。

7. 清场

操作完成后，将供试片、空白片、多余粉末弃去，并用酒精脱脂棉擦拭干净，将所有仪器、试剂归位。

评价与总结

一、操作注意事项

采用压片法时，要尽量避免水分对药品红外测定的影响。所使用的溴化钾应预先研细，过 200 目筛，并在 120℃ 干燥 4h 后分装，置于干燥器中保存备用；若发现结块，则须重新干燥。药物的研磨以及与溴化钾的混合都必须在远红外干燥器中进行。操作结束后，压片模具及吸收池的红外附件应及时擦拭干净，必要时清洗，保存在干燥器中，以免锈蚀。

不同类型的药物在采用红外光谱鉴别时，样品的制备要选择合适的方法。

（1）原料药鉴别　当采用固体制样技术不能满足鉴别需要时，可改用溶液法绘制光谱后与对照品在相同条件下绘制的光谱进行比对。

（2）制剂鉴别　品种鉴别项下应明确规定制剂的前处理方法，通常采用溶剂提取法。提取时应选择适宜的溶剂，以尽可能减少辅料的干扰，避免导致可能的晶型转变。提取的样品再经适当干燥后依法进行红外光谱鉴别。

（3）多组分原料药鉴别　不能采用全光谱比对，可借鉴【附注】"2③"的方法，选择主要成分的若干个特征谱带，用于组成相对稳定的多组分原料药的鉴别。

【附注】

1. 各品种项下规定"应与对照的图谱（光谱集××图）一致"，系指《药品红外光谱集》各卷所载的图谱。同一化合物的图谱若在不同卷上均有收载时，则以后卷所载的图谱为准。

2. 药物制剂经提取处理并依法绘制光谱，比对时应注意以下四种情况：

① 辅料无干扰，待测成分的晶型不变化，此时可直接与原料药的标准光谱进行比对。

② 辅料无干扰，但待测成分的晶型有变化，此种情况可用对照品经同法处理后的

光谱比对。

③ 待测成分的晶型无变化,而辅料存在不同程度的干扰,此时可参照原料药的标准光谱,在指纹区内选择 3~5 个不受辅料干扰的待测成分的特征谱带作为鉴别的依据。鉴别时,实测谱带的波数误差应小于规定值的 $±5cm^{-1}$(0.5%)。

④ 待测成分的晶型有变化,辅料也存在干扰,此种情况一般不宜采用红外光谱鉴别。

3. 各种型号的仪器性能不同,供试品制备时研磨程度的差异或吸水程度不同等,均会影响光谱的形状。因此,进行光谱比对时,应考虑各种因素可能造成的影响。

二、评价标准

评价标准见表 5-4。

表 5-4　红外分光光度法鉴别阿司匹林的任务评价标准

考核内容		分值	评分细则
职业素养与操作规范 20 分		5	工作服穿着规范,双手洁净,不染指甲,不留长指甲,不披发得 5 分
		5	爱护仪器,不浪费药品、试剂,及时记录实验数据得 5 分
		5	操作完毕后将仪器、药品、试剂等清理复位得 5 分
		5	清场得 5 分
技能 80 分	操作前准备	5	清点仪器得 5 分
	样品制备	20	称取药品和溴化钾得 5 分
			研磨得 5 分
			供试品压片得 5 分
			溴化钾压片得 5 分
	红外光谱仪的操作	30	开机、自检得 10 分
			参比校正得 10 分
			供试片检测得 10 分
	鉴别结果	25	检测结果与标准图谱比较,完成任务报告单,得 15 分
			在规定时间内完成任务得 10 分

三、任务报告单

任务报告单见表 5-5。

表 5-5　红外分光光度法鉴别阿司匹林的任务报告单

检验日期		检品名称	
实际测定的红外光谱图特征 (如与标准光谱图不一致, 填写与标准谱图不同的峰)			
标准规定的标准红外光谱图特征		见图 5-2	
结果判断	□符合规定	□不符合规定	
检验人		复核人	

中文名：阿司匹林
英文名：aspirin (acetylsalicylic acid)
分子式：$C_9H_8O_4$
试样制备：KBr压片法

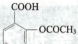

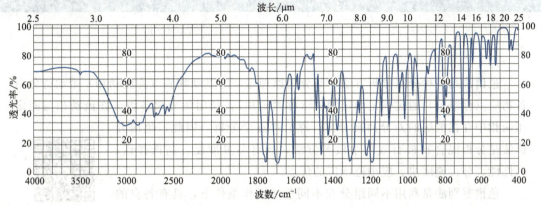

图 5-2　阿司匹林标准红外光谱图

任务检测

一、单选题

1. 红外光谱是（　　）。
   A. 分子光谱　　　B. 离子光谱　　　C. 电子光谱
   D. 分子电子光谱　　E. 发射光谱

2. 红外吸收光谱的产生是由于（　　）。
   A. 分子外层电子、振动、转动能级的跃迁
   B. 原子外层电子、振动、转动能级的跃迁
   C. 分子振动-转动能级的跃迁
   D. 分子外层电子的能级跃迁
   E. 电子激发态的最低振动能级下降到基态的任何振动能级

二、多选题

红外固体制样方法有（　　）。
A. 压片法　　　B. 石蜡糊法　　　C. 薄膜法
D. 液膜法　　　E. 溶液法

三、判断题（对的请打"√"，错的请打"×"）

1. 在红外光谱中，将波数 $4000 \sim 1250 cm^{-1}$ 的区间称为指纹区，波数在 $1250 \sim 400 cm^{-1}$ 的区间称为官能团区。（　　）
2. 红外分光光度法的缩写符号是 IR。（　　）
3. 当波数为 $4000 cm^{-1}$ 时，所对应的波长为 $25\mu m$。（　　）

项目六 色谱鉴别法

色谱法是一种分离分析方法。其分离原理是一定流动物质（称流动相）带动待分离各物质（称组分）通过一定固定物质（称固定相），利用待分离各组分在流动相与固定相两相中存在情况的差异而被分离，然后再逐个分析。因此，色谱分析法是分析混合物最有效的手段与方法，具有高灵敏度、高选择性、高性能、分析速度快、应用范围广的优点。

色谱鉴别法是利用不同组分在不同色谱操作条件下，具有各自的特征色谱行为（如比移值 R_f 或保留时间等）进行鉴别。同一种药物在同样条件下的色谱行为是相同的，依此可以鉴别药物及其制剂的真伪。常用方法有薄层色谱法、气相色谱法和高效液相色谱法。

色谱法的基本介绍

任务一 薄层色谱法鉴别感冒止咳颗粒中葛根素

【学习目标】

知识目标：熟知薄层色谱的鉴别原理；掌握薄层色谱鉴别药物的方法。

技能目标：能独立、规范、熟练地使用薄层色谱法对药物进行鉴别；能熟练地根据《中国药典》（2020年版）有关规定对药物薄层色谱的测定结果作出正确判断。

素质目标：养成细致、实事求是的科学实验态度，节约试剂、爱护仪器、树立安全防污的环保意识。

任务导入

"南橘北枳"所反映的现象普遍存在于不同产地的中药材中。如大家熟悉的贝母，常用的有川贝母和浙贝母，川贝母生于高山寒冷地带，分布四川、云南、青海、西藏、甘肃等地；浙贝母生于潮湿山坡草丛，分布浙江、江苏、安徽、湖南等地。药理证实川贝母和浙贝母均有镇咳、降压作用。川贝母尚有祛痰、解痉、升高血糖、抑菌等作用；浙贝母尚有镇静、扩张支气管平滑肌、增加冠脉流量等作用。这种功效上的差别使其在成分上会有所区别，薄层色谱法就是鉴定这类中药材最为普遍的方法。同时薄层色谱法也广泛应用在合成药物、有机原料、毒物分析、法医化学、农药分析等领域。

知识学习

一、概念

薄层色谱法（TLC），系将适宜的固定相涂布于玻璃板、塑料或铝基片上，成一均匀薄层，待点样、展开后，根据比移值（R_f）与适宜的对照物按同法所得的色谱图的比移值作对比，用以进行药品的鉴别、杂质检查或含量测定的方法。本方法的特点是固定相一次使用，不会被污染；样品预处理简单；应用范围广；节约溶剂，减少污染；利于不同性质化合物分离。

二、基本原理

薄层色谱法是一种吸附薄层色谱分离法，它利用各成分对同一吸附剂吸附能力不同，使在移动相（展开剂）流过固定相（吸附剂）的过程中，连续地产生吸附、解吸附、再吸附、再解吸附，从而达到各成分互相分离的目的。

三、仪器和材料

1. 薄层板

用以涂布薄层的载板有玻璃板、铝箔及塑料板。对薄层板的要求是：需要有一定的机械强度及化学惰性，且厚度均匀、表面平整，因此玻璃板是最常用的。薄层板可以有不同规格，但最大不得超过 20cm×20cm，玻璃板在使用前必须洗净、干燥备用。

2. 固定相（吸附剂）或载体

最常用的固定相有硅胶 G、硅胶 GF_{254}、硅胶 H、硅胶 HF_{254}，其次有硅藻土、氧化铝、微晶纤维素等。薄层涂布，一般可分无黏合剂和含黏合剂两种。前者系将固定相直接涂布于玻璃板上，后者系在固定相中加入一定量的黏合剂，一般常用 10%～15% 煅石膏（$CaSO_4 \cdot 2H_2O$ 在 140℃烘 4h）混匀后加水适量使用，或用羧甲基纤维素钠水溶液（0.5%～0.7%）适量调成糊状，均匀涂布于玻璃板上。

3. 点样器

常用微量注射器或定量毛细管。

4. 展开容器

应使用适合薄层板大小的专业玻璃制薄层色谱展开缸，并有严密的盖子，底部是单槽或双槽。

5. 显色剂和显色装置

可采用喷雾显色、浸渍显色或置适宜试剂的蒸气中熏蒸显色的方法。喷雾显色是用压缩气体使显色剂呈均匀细雾状喷出；浸渍显色可用专用玻璃器皿或适宜的玻璃缸代替；蒸汽熏蒸显色可用双槽玻璃缸或适宜的干燥器代替。

6. 检视装置

装有可见光、紫外光（254nm 和 365nm）光源及相应滤片的暗箱。

四、对照物的设置

药物的薄层色谱鉴别通常采用对照物比较法，对照物分为对照品、对照药材和对照提取物三种，其中对照品主要是有效成分和特征性成分的单体。对照物的设置方式有四种：①设置一种或数种对照品；②设置对照提取物；③设置一种或数种对照药材；④同时设置对照品和对照药材的双对照，这要求样品色谱图中的主斑点应与对照品和对照药材色谱图中的有关斑点相一致，从而大大提高薄层色谱鉴别法的专属性和整体性，可有效检出药品是否使用了假冒药材。

知识链接

高效薄层色谱技术

高效薄层色谱（high performance thin layer chromatography，HPTLC）采用粒度分布很窄的微粒硅胶（5~10μm）制备高效薄层板，用程序多级展开或圆形展开技术使薄层色谱的灵敏度和分离度大大提高。

其特点如下：

（1）提高分离度　分离度与吸附剂微粒半径的平方成反比。半径 100μm 的吸附剂制成的薄层，理论板数为 200 左右；小于 20μm 硅胶制板的板数可增至数千至上万；5~10μm 硅胶板的板数还要更高。

（2）缩短分析时间　展开速度与吸附剂颗粒半径成正比，故颗粒越小，展开速度越慢，但因分离度提高之后可以大大缩短展开距离，从而缩短分析时间。

（3）增加检出灵敏度　采用程序多级展开技术，可以克服吸附剂颗粒小造成的拖尾现象，并可使圆或椭圆斑点集中在一条线，使斑点的单位面积中样品浓度增加，从而提高检出灵敏度。要求：点样体积小于 0.1μl，原点直径小于 1.0mm，甚至小于 0.1mm。

高效薄层色谱展开时，还可运用以下特殊技术：

（1）多级展开　第一次展开后用同一展开剂再展一至多次，相当于增长了展距，使分离度改善。多次展开时斑点的浓集使圆形斑点变为椭圆形甚至线形。

① 单向多级展开：同一薄层板，用同一溶剂沿同一方向，进行同一距离的展开，它能增加相邻点间的距离。

② 增量多级展开：同一薄层板，用同一溶剂，沿同一方向，进行逐次增加展距的展开，它能提供一个比一般薄层色谱好得多的分离度。

③ 程序多级展开：同一薄层板，用同一溶剂，沿同一方向，逐次增加展距，并在溶剂上升至前沿后用惰性气体或辐射加热控制薄层板上的溶剂，使溶剂由前沿退回原点。

但在溶剂展开与干燥过程中，薄层板一直与溶剂接触，这样使斑点在溶剂再次上升和溶剂缩回时浓集，最后使斑点集中成一条线。

（2）分级展开　同一薄层板，沿同一方向，用两类显著不同的溶剂进行不同距离的展开，它对同一物质中吸附性质或分配性质存在着明显区别的组分分离是非常成功的。

（3）双向展开　同一薄层板，沿两个不同方向，用两种性质不同的溶剂进行展开，它对混合物的分离很有价值。

梯度洗脱：在展开过程中，两种或多种不同极性组成的展开剂不断地混合，连续改变浓度和极性，增加展开剂洗脱能力。

五、操作步骤

1. 薄层板的制备

分为自制薄层板和市售薄层板。

（1）自制薄层板　除另有规定外，将 1 份固定相和 3 份水（或含 0.2%～0.5% 羧甲基纤维素钠的水溶液）在研钵中向同一方向研磨混合，去除表面的气泡后，倒入涂布器中，在玻璃板上平稳地移动涂布器进行涂布，取下涂好薄层的玻璃板，置水平台上室温下晾干后，硅胶板在 110℃ 烘 30 分钟活化，氧化铝板在 150～160℃ 烘 4 小时活化，立即置干燥器中备用。

（2）市售薄层板　临用前一般在 110℃ 活化 30 分钟。聚酰胺薄膜不需要活化。

2. 点样

除另有规定外，在干燥洁净的环境，用专用毛细管或半自动、自动点样器械点样于薄层板上形成原点。原点一般为圆点状或窄细的条带状，药物鉴别以圆点状点样为主。经典薄层板原点一般直径为 3mm，点间距为 1～2cm，底边距为 1.5cm；高效薄层板原点一般直径为 1mm，点间距为 5mm，底边距为 1cm。毛细管接触点样时应少量多次点加，才能保证原点小而圆，还需注意勿损伤薄层表面。

3. 展开

点样后的薄层板放入加有展开剂的展开缸中，密闭，一般采用上行一次展开。薄层板浸入展开剂的深度以液面距原点 5mm 为宜，溶剂前沿达到规定的展距后，取出薄层板，晾干，待检测。

（1）展开剂的配制　选择合适的量器把各组成溶剂移入分液漏斗，强烈振摇使混合液充分混匀，放置，如果分层，取用体积大的一层作为展开剂。绝对不能把各组成溶液倒入展开缸，振摇展开缸来配制展开剂。混合不均匀和没有分液的展开剂，会造成层析的完全失败。各组成溶剂的比例准确度对不同的分析任务有不同的要求，尽量达到实验室仪器的最高精密度，比如取 1ml 的溶剂，应使用 1ml 的单标移液管。展开剂要求新鲜配制，不要多次反复使用。

（2）展开系统的预平衡　即缸内展开剂气液两相达到动态平衡，该过程亦称"饱和"。为此可在展开缸内加入适量展开剂，密闭，保持 15～30 分钟。预平衡后，迅速将薄层板放入展开缸中，立即密闭，展开。若薄层板需同时预平衡，可将点样后的薄层板放入双槽展开缸的一侧槽中，另一侧槽中加入展开剂，如上法预平衡后，再将展开剂移入放有薄层板的槽中，展开。

4. 显色与检视

（1）直接检视　自身有颜色的斑点可直接在可见光下检视。有荧光的斑点可在装有紫外光（254nm 和 365nm）光源的暗箱内检视其荧光斑点。自身无颜色也无荧光的斑点，又无很好的检视方法，可通过淬灭背景荧光显色，即用带有荧光剂的薄层板（如硅胶 GF254 板）展开后，在紫外光 254nm 下检视，薄层板上除检视斑点为暗色斑点外其余部分发出荧光。

（2）显色后检视　如斑点不能直接检视，可用喷雾法、蒸汽熏蒸法或浸渍法以适宜的显色剂或采用其他显色方法显色后，再于可见光或紫外光下检视。

喷雾法多使用玻璃喷瓶或其他专用的喷雾设备，压缩设备内的气体使显色剂呈均匀细雾状喷出，喷雾形成的雾滴与薄层板上的成分斑点接触后反应生成有色产物显色，需要时可以加热。

蒸汽熏蒸显色通常在密闭的双槽展开缸或适宜大小的干燥器中进行，密闭的容器中充满了能与被测成分反应显色的气体（如碘蒸气、氨气），当薄层板上的斑点接触到容器内的气体后反应生成有色产物显色。

浸渍法多在装有显色剂的展开缸中进行。使用时，将展开的薄层板平稳垂直地放入浸渍槽中 1 至数秒后取出，擦去薄层板背面残存的试剂，然后进行显色观察，需要时可以加热。

5. 测定比移值（R_f）

在一定的色谱条件下，特定化合物的 R_f 值是一个常数，因此有可能根据化合物的 R_f 值鉴定化合物。

$$R_f = \frac{\text{从基线至展开斑点中心的距离}}{\text{从基线至展开剂前沿的距离}}$$

除另有规定外，杂质检查时，各杂质斑点的 R_f 应在 0.2～0.8 之间。

六、鉴别方法

一般采用对照品（或标准品）比较法，即将供试品溶液与同浓度的对照品（或标准品）溶液，在同一块薄层板上点样、展开与检视，供试品溶液所显主斑点的颜色（或荧光）、位置（比移值 R_f）应与对照品溶液的主斑点一致，而且主斑点的大小与颜色的深浅也应大致相同。

发布任务

按《中国药典》（2020 年版）一部规定，操作规范，独立完成感冒止咳颗粒中葛根素的薄层色谱鉴别的试验任务。

其他待测药物：_____

确定方案

《中国药典》（2020年版）一部，感冒止咳颗粒正文项下描述：取本品10g或3g（无蔗糖），研细，加甲醇30ml，超声处理10分钟，滤过，滤液蒸干，残渣加甲醇3ml使溶解，作为供试品溶液。另取葛根素对照品，加甲醇制成每1ml含1mg的溶液，作为对照品溶液。照薄层色谱法（通则0502）试验，吸取上述两种溶液各2～4μl，分别点于同一硅胶GF_{254}薄层板上，以三氯甲烷-甲醇（3∶1）为展开剂，展开，取出，晾干，置紫外光灯（254nm）下检视。供试品色谱中，在与对照品色谱相应的位置上，显相同颜色的斑点。

检验方案：＿＿＿＿＿＿＿＿＿＿＿＿＿＿＿＿＿＿＿＿＿＿＿＿＿＿＿＿＿＿＿＿＿＿
＿＿
＿＿

任务实施

1. 操作前准备

紫外光灯检测器、分析天平、超声处理器、硅胶GF_{254}薄层板、展开缸、点样器、药匙、称量纸、研钵、烧杯、量筒、感冒止咳颗粒、葛根素对照品、甲醇、三氯甲烷-甲醇（3∶1）等。

2. 供试品溶液的配制

取感冒止咳颗粒10g，研细，加甲醇30ml，超声处理10分钟，滤过，滤液蒸干，残渣加甲醇3ml使溶解，作为供试品溶液。

3. 对照品溶液的配制

取葛根素对照品2mg，加甲醇制成每1ml含1mg的溶液，作为对照品溶液。

4. 点样

吸取上述两种溶液各2μl，分别点于同一硅胶GF_{254}薄层板上。

5. 展开缸预平衡

把展开剂三氯甲烷-甲醇（3∶1）倒入展开缸中，并盖上盖子，约15分钟。

6. 展开

把点好样的薄层板放入已达到预平衡的展开缸中进行展开。当溶剂前沿达到规定的展距，取出薄层板，晾干。

7. 显色

晾干的薄层板，置紫外光灯（254nm）检视。

8. 结果判断

仔细观察显色斑点，供试品色谱中，在与对照品色谱相应的位置上，显相同颜色的斑点。

9. 清场

操作完成后，将供试品溶液、对照品溶液、展开液倒入废液桶，并清洗干净，将所有仪器、试剂归位。

评价与总结

一、操作注意事项

1. 薄层板在使用前均应进行活化，活化后应立即置于有干燥剂的干燥器中保存，保存时间不宜过长，最好随用随制。

2. 薄层板上样品容积的负荷量极为有限，普通薄层板的点样量最好在 10μl 以下，高效薄层板在 5μl 以下。点样量过多可造成原点"超载"，展开剂产生绕行现象，使斑点拖尾。点样速度要快，遵循少量多次原则，在空气中点样以不超过 10min 为宜，以减少薄层板和大气的平衡时间。

3. 实验环境的相对湿度和温度对薄层分离效果有着较大的影响（实验室一般要求相对湿度在 65% 以下为宜），因此应保持实验环境的相对恒定。对温、湿度敏感的品种必须按品种项下的规定，严格控制实验环境的温、湿度。

4. 展开缸应预先饱和以避免边缘效应，展开距离不宜过长，通常为 8~15cm，溶剂前沿离薄层板上沿至少 0.5cm。

5. 斑点可用铅笔画圈标记出，且应尽快标记，以免褪色，尤其是用碘蒸气显色；荧光猝灭法检视斑点，斑点大小及位置可在荧光灯下用铅笔画圈标记出。

二、评价标准

评价标准见表 6-1。

表 6-1 薄层色谱法鉴别感冒止咳颗粒中葛根素的任务评价标准

考核内容		分值	评分细则
职业素养与操作规范 20 分		5	工作服穿着规范,双手洁净,不染指甲,不留长指甲,不披发得 5 分
		5	爱护仪器,不浪费药品、试剂,及时记录实验数据得 5 分
		5	操作完毕后将仪器、药品、试剂等清理复位得 5 分
		5	清场得 5 分
技能 80 分	操作前准备	15	清点仪器得 5 分
			配制展开剂得 5 分
			活化薄层板得 5 分
	溶液配制	20	供试品溶液的配制得 10 分
			对照品溶液的配制得 10 分
	薄层色谱操作	20	点样得 5 分
			预平衡得 5 分

续表

考核内容		分值	评分细则
技能 80分	薄层色谱操作	20	展开得5分
			显色得5分
	鉴别结果	25	检测结果与《中国药典》标准比较,完成任务报告单,得15分
			在规定时间内完成任务得10分

三、任务报告单

任务报告单见表6-2。

表6-2 薄层色谱法鉴别感冒止咳颗粒中葛根素的任务报告单

检验日期		检品名称	
实际测定的薄层色谱显色结果			
标准规定的薄层色谱显色结果			
结果判断	□符合规定		□不符合规定
检验人		复核人	

任务检测

一、单选题

1. 硅胶薄层板活化的条件为（　　）。
   A. 100～105℃，60分钟　　　　B. 110℃，30分钟
   C. 110～120℃，30分钟　　　　D. 150℃，30分钟
   E. 150℃，60分钟

2. 在薄层色谱法中，使用薄层玻璃板，最好使用（　　）。
   A. 优质平板玻璃　　B. 普通玻璃　　C. 有色玻璃　　D. 彩玻
   E. 毛玻璃

二、多选题

薄层色谱使用的材料有（　　）。

A. 薄层板　　　B. 涂布器　　　C. 展开缸　　　D. 柱温箱
E. 点样器材

三、判断题（对的请打"√"，错的请打"×"）

1. 硅藻土是薄层鉴别中最常用的吸附剂。（　　）
2. 在手工制备薄层板时，除另有规定外，一般将1份吸附剂与4份水在研钵中向同一方向研磨混合。（　　）
3. 薄层色谱法用于药物鉴别时，为了消除实验因素的影响，使结果稳定，常须采用对照品。（　　）

四、简答题
1. 薄层色谱法的一般操作步骤是什么？
2. 如何在实验室自制薄层色谱板？

任务二　气相色谱法鉴别维生素 E

【学习目标】

知识目标：掌握气相色谱的鉴别原理；掌握气相色谱鉴别药物的方法。

技能目标：能独立、规范、熟练地使用气相色谱法对药物进行鉴别；能熟练地根据《中国药典》（2020 年版）有关规定对所得药物的气相色谱图作出正确判断。

素质目标：具备实验安全意识。

任务导入

奥运会以其"更快、更高、更强"的自我挑战精神，吸引了全世界的关注。奥运选手们在大量长时间、高强度、艰苦的训练中脱颖而出，都希望在这样的盛会中挑战自己取得好成绩，然而有少量选手寄希望服用兴奋剂短时间提升自己的成绩，这就违背了公平、公正、平等、自由的体育竞技精神。如英国短跑运动员奇金杜·乌贾在 2021 年东京奥运会期间违反了反兴奋剂条例，其参与的东京奥运会男子 4×100 米接力决赛第二名成绩被取消，加拿大队递补获得银牌，中国队递补获得铜牌。这是中国男子 4×100 米接力队在奥运会上获得的首枚奖牌。兴奋剂包括促进神经中枢兴奋的药物和类固醇药物两类。类固醇药物虽然能增加肌肉和身体力量，但会引发人体胆固醇水平变化，并产生高血压和肝损伤风险。国际上常用气相色谱技术检测运动员体内的类固醇水平。气相色谱技术在药物的检测中有广泛的应用，下面来学习这种检测方法。

知识学习

一、概念

气相色谱法（gas chromatography，GC）是以气体（称为载气）为流动相的柱色谱法。其流程为注入进样口的供试品被瞬间加热气化，并被载气带入色谱柱，在柱内各成分被分离后，先后进入检测器进行检测。本法由于气体黏度小，组分扩散速率高，传质快，可供选择的固定液种类比较多，采用高灵敏度的通用型检测器，因此具有选择性好、柱效高、灵敏度高的特点，适用于易于气化、热稳定性好，且沸点在 350℃以下的物质。常用于测定药品中残留有机溶剂、中草药中挥发组分的含量或农药残留等。

二、基本原理

色谱分离体系包括流动相和固定相。当两相做相对运动时，反复多次地利用混合物中所有组分性质的差异使彼此得到分离。按色谱分离原理，气相色谱法可分为吸附色谱法和分配色谱法，吸附色谱法利用吸附剂对不同组分的吸附性能的差异进行分离，分配色谱法利用不同组分在两相中的分配系数的差异进行分离。

三、气相色谱仪

气相色谱仪主要由气路系统、进样系统、柱分离系统、检测系统、温度控制系统和数据处理系统六部分组成。图 6-1 是气相色谱仪的结构示意图。

气相色谱仪的基本操作

1. 气路系统

其作用是提供纯净且具有稳定流速与流量的载气与其他辅助气体，主要由钢瓶或高纯度气体发生器、减压阀、净化器、稳压阀、稳流阀等部件组成。气相色谱仪所用气体有氮气、氢气、氦气、空气等，除另有规定外，氮气为常用载气。

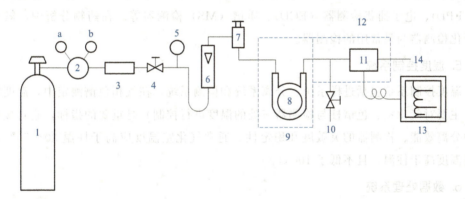

图 6-1 气相色谱仪的结构示意图

1—载气瓶；2—压力调节器（a 为瓶压，b 为输出压力）；3—净化器；4—稳压阀；5—柱前压力表；6—转子流量计；7—进样器；8—色谱柱；9—色谱柱恒温箱；10—馏分收集口；11—检测器；12—检测器恒温箱；13—记录器；14—尾气出口

2. 进样系统

其作用是将样品定量引入色谱系统，并使样品有效地气化，然后用载气将样品快速"扫入"色谱柱。主要包括进样器（如注射器、自动进样器以及顶空进样器）和气化室（使样品瞬间气化而不分解）。

进样方式一般可采用溶液直接进样、自动进样或顶空进样。溶液直接进样和自动进样均采用微量注射器、微量进样阀或有分流装置的气化室进样。顶空进样是将固态或液态的供试品制成供试液后，置于密闭小瓶中，在恒温控制的加热室中加热至供试品中挥发性组分在液态和气态达到平衡后,由进样器自动吸取一定体积的顶空气注入色谱柱中。

3. 柱分离系统

柱分离系统主要由柱箱和色谱柱组成,其中色谱柱是决定气相色谱分离效果的核心,主要作用是将多组分样品分离为单一组分的样品。

色谱柱一般有填充柱和毛细管柱两种。填充柱由不锈钢或玻璃材料制成,有U型和螺旋型两种形状,内径为2~4mm,长2~4m,内装吸附剂、高分子多孔小球或涂渍固定液的载体,粒径为0.125~0.15mm、0.15~0.18mm、0.18~0.25mm。常用固定液有甲基聚硅氧烷、聚乙二醇等。毛细管柱材质为玻璃或石英,呈螺旋形,内径为0.25mm、0.32mm、0.53mm,柱长5~60m,固定液膜厚0.1~5.0μm,常用的固定液有甲基聚硅氧烷、不同比例组成的苯基甲基聚硅氧烷、聚乙二醇等。具有分离效率高、速度快、需样品量少等优点,比较常用。

4. 检测系统

检测器是将经色谱柱分离后的各组分的浓度或质量信号转变成电信号,然后对被分离物质的组成和含量进行鉴定和测量,是色谱仪的"眼睛"。气相色谱的检测器有:氢火焰离子化检测器(FID)、热导检测器(TCD)、氮磷检测器(NPD)、火焰光度检测器(FPD)、电子捕获检测器(ECD)、质谱(MS)检测器等。在药物分析中,氢火焰离子化检测器为最常用的检测器。

5. 温度控制系统

温度控制系统包括进样系统、分离系统和检测系统。在气相色谱测定中,温度的控制(主要对气化室、色谱柱与检测器三处的温度进行控制)是重要的指标,它直接影响柱的分离效能、检测器的灵敏度和稳定性。通常气化室温度应高于柱温30~50℃,检测器温度高于柱温,且不低于100℃。

6. 数据处理系统

数据处理系统最基本的功能是将检测器输出的模拟信号随时间的变化曲线,即色谱图绘制出来。目前使用较多的是色谱数据处理机与色谱工作站。

四、系统适用性试验

按各品种项下要求对色谱系统进行适用性试验,即用规定的对照品对色谱系统进行试验和调整,色谱柱的理论板数、分离度、灵敏度、拖尾因子和重复性应达到规定要求。如达不到要求,可对色谱条件做适当调整。

1. 色谱柱的理论塔板数(n)

在规定的色谱条件下,注入对照品溶液或各品种项下规定的内标物溶液,由保留时间和峰宽(或半高峰宽)计算理论板数,应不低于各品种项下规定的最小理论板数。计算公式如下:

$$n = 5.54 \times \left(\frac{t_R}{W_{h/2}}\right)^2 \text{ 或 } n = 16 \times \left(\frac{t_R}{W}\right)^2$$

式中，$W_{h/2}$ 为半高峰宽（峰高一半处的峰宽）；W 为峰宽；t_R 为保留时间。

当色谱柱长度一定时，理论板数 n 越大，被测组分在柱内被分配的次数越多，柱效能则越高，所得色谱峰越窄。

2. 分离度（R）

用于评价待测物质与被分离物质之间的分离程度，是衡量色谱系统分离效能的关键指标。可以通过测定待测物质与已知杂质的分离度，也可以通过测定待测物质与某一指标性成分（内标物质或其他难分离物质）的分离度，或将供试品或对照品用适当的方法降解，通过测定待测物质与某一降解产物的分离度，对色谱系统分离效能进行评价与调整。分离度的计算公式为：

$$R = \frac{2 \times (t_{R_2} - t_{R_1})}{W_1 + W_2} \text{ 或 } R = \frac{2 \times (t_{R_2} - t_{R_1})}{1.70 \times (W_{1,h/2} + W_{2,h/2})}$$

式中，t_{R_2} 为相邻两峰中后一峰的保留时间；t_{R_1} 为相邻两峰中前一峰的保留时间；W_1、W_2 和 $W_{1,h/2}$、$W_{2,h/2}$ 分别为此相邻两峰的峰宽和半高峰宽，见图 6-2。

无论是定性鉴别还是定量测定，均要求待测物质色谱峰与内标物质色谱峰或特定的杂质对照色谱峰及其他色谱峰之间有较好的分离度。除另有规定外，分离度应大于 1.5。

当对测定结果有异议时，色谱柱的理论板数（n）和分离度（R）均以峰宽（W）的计算结果为准。

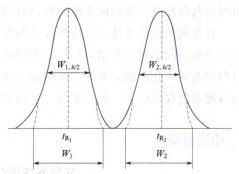

图 6-2 两相邻化合物色谱峰分离示意图

3. 灵敏度

用于评价色谱系统检测微量物质的能力，通常以信噪比（S/N）来表示。建立方法时，可通过测定一系列不同浓度的供试品或对照品溶液来测定信噪比。定量测定时，信噪比应不小于 10；定性测定时，信噪比应不小于 3。系统适用性试验中可以设置灵敏度测试来评价色谱系统的检测能力。

4. 拖尾因子（T）

为保证测量精度，特别当采用峰高法测量时，应检查待测峰的拖尾因子（T）是否符合各品种项下的规定，或不同浓度进样的校正因子误差是否符合要求。拖尾因子计算公式为

$$T = \frac{W_{0.05h}}{2d_1}$$

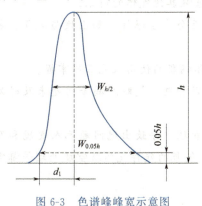

图 6-3 色谱峰峰宽示意图

式中，$W_{0.05h}$ 为 5% 峰高处的峰宽；d_1 为峰

顶在 5% 峰高处横坐标平行线的投影点至峰前沿与此平行线交点的距离，见图 6-3。

除另有规定外，T 应在 0.95～1.05。峰面积法测定时，T 值偏离过大，也会影响小峰的检测和定量的准确度。

5. 重复性

采用外标法时，取各品种项下的对照溶液，连续进样 5 次，除另有规定外，其峰面积测量值的相对标准偏差应不大于 2.0%。采用内标法时，配制相当于 80%、100% 和 120% 的对照品溶液，加入规定量的内标溶液，配制 3 种不同浓度的溶液，分别至少进样 2 次，计算平均校正因子，其相对标准偏差应不大于 2.0%。

五、鉴别方法

通常情况下以在相同的色谱条件下待测成分的保留时间与对照品的保留时间是否一致作为待测成分的定性依据。例如，《中国药典》（2020 年版）二部中薄荷麝香草酚搽剂正文鉴别项下描述为："在含量测定项下记录的色谱图中，供试品溶液各主峰的保留时间应与对照品溶液相应主峰的保留时间一致。"

在相同的色谱条件下，待测成分的保留时间与对照品的保留时间应无显著性差异。两个保留时间不同的色谱峰归属于不同化合物，但两个保留时间一致的色谱峰有时未必可归属为同一化合物，若改变流动相组成或更换色谱柱的种类，待测成分的保留时间仍与对照品的保留时间一致，可进一步证实待测成分与对照品为同一化合物。

知识链接

实验室高压气体钢瓶使用管理

实验室使用的气体种类较多，主要有氢气、氮气、氩气、氦气、氧气、二氧化碳、压缩空气、氖气及乙炔等，它们通常储存于气体钢瓶内。这些气体有些属于可燃气体、助燃气体或有毒气体等，在使用过程中存在大量的不安全因素，需对气体钢瓶进行安全使用与管理。

1. **实验室气体钢瓶管理存在的隐患**

主要表现在以下几个方面：

① 气体钢瓶没有醒目标志，可能出现专用气瓶盛装其他气体的现象。

② 有些气体混合一起会发生反应，反应剧烈甚至会产生爆炸。如乙炔与氧气、氢气与氧气、氯气与乙炔等。

③ 对气瓶的安全操作使用规范重视不够，对气体钢瓶的使用未能正确掌握。

④ 实验室防爆设施不健全。如通风不良、气瓶带静电、气瓶泄漏等问题未及时处理而存在安全隐患。

⑤ 管理人员责任分工不明确，缺少专人监督和管理，导致出现问题无人发现和及时处理，存在安全隐患。如气瓶附件、气瓶密封性、气瓶的残存气体及空瓶处理等都需要有专人经常检查处理。

2. **高压气瓶搬运、存放的注意事项**

①气瓶由供应商送至实验室前，应先对气瓶进行检查，发现气瓶检验标识过期、瓶体有缺陷、安全附件不全或已损坏，不能保证安全使用的，切不可进入实验室。

②进入实验室时，尽可能由气体供应商的工作人员将气瓶搬运到指定使用位置或存放地点，气瓶应存放在气瓶室或规定位置，使用后的空瓶和储备气瓶应分开存放并标有标识，均应旋紧安全帽，使用固定链条固定，防止其意外倾倒、转动，减少碰撞。

③搬运充装有气体的气瓶时，最好用特制的担架或小推车，也可以用手平抬或垂直转动。但绝不允许手握开关阀移动。

④充装有互相接触后可引起燃烧、爆炸气体的气瓶（如乙炔瓶和氧气瓶），不能同时搬运或同存一处，也不能与其他易燃易爆物品混合存放。

3. 气体钢瓶的使用原则

①高压气瓶必须分类分处保管，直立放置时要固定稳妥；气瓶要远离热源，避免暴晒和强烈震动。

②高压气瓶上选用的减压器要分类专用，安装时螺扣要旋紧，防止泄漏；开、关减压器和开关阀时，动作必须缓慢；使用时应先旋动开关阀，后开减压器；用完，先关闭开关阀，放尽余气后，再关减压器。切不可只关减压器，不关开关阀。

③使用高压气瓶时，操作人员应站在与气瓶接口处垂直的位置上。操作时严禁敲打撞击。并经常检查有无漏气，注意压力表读数。

④氧气瓶或乙炔瓶等，应配备专用工具，并严禁与油类接触。操作人员不能穿戴沾有各种油脂或易感应产生静电的服装、手套操作，以免引起燃烧或爆炸。

⑤可燃性气体和助燃气体气瓶，与明火的距离应大于十米（确难达到时，可采取隔离等措施）。

发布任务

按《中国药典》（2020年版）二部规定，操作规范、独立完成维生素E气相色谱鉴别的试验任务。

其他待测药物：_____

气相色谱法对药物定性分析的实训操作

确定方案

1. 《中国药典》（2020年版）二部，维生素E正文项下描述：在含量测定项下记录的色谱图中，供试品溶液主峰的保留时间应与对照品溶液主峰的保留时间一致。

2. 查看维生素E含量测定可知，采用的是气相色谱法（通则0521）。

（1）内标溶液　取正三十二烷适量，加正己烷溶解并稀释成每1ml中含1.0mg的溶液。

（2）供试品溶液　取本品约20mg，精密称定，置棕色具塞瓶中，精密加内标溶液10ml，密塞，振摇使溶解。

（3）对照品溶液　取维生素E对照品约20mg，精密称定，置棕色具塞瓶中，精密加内标溶液10ml，密塞，振摇使溶解。

(4) 色谱条件 硅酮（OV-17）为固定液，涂布浓度为2%的填充柱，或用100%二甲基聚硅氧烷为固定液的毛细管柱；柱温为265℃；进样体积1～3μl。

(5) 系统适用性溶液与系统适用性要求 系统适用性溶液：取维生素E与正三十二烷各适量，加正己烷溶解并稀释制成每1ml中约含维生素E 2mg与正三十二烷1mg的混合溶液。系统适用性要求：系统适用性溶液色谱图中，理论板数按维生素E峰计算不低于500（填充柱）或5000（毛细管柱），维生素E峰与正三十二烷峰之间的分离度应符合规定。

(6) 测定法 精密量取供试品溶液和对照品溶液，分别注入气相色谱仪，记录色谱图，供试品溶液主峰的保留时间应与对照品溶液主峰的保留时间一致。

检验方案：_____

_____

_____

任务实施

1. 操作前准备

气相色谱仪、分析天平、微量注射器、称量纸、药匙、洗瓶、具塞瓶、烧杯、玻璃棒、维生素E供试品、维生素E对照品、正三十二烷、正己烷等。

2. 内标溶液配制

取正三十二烷适量，加正己烷溶解并稀释成每1ml中含1.0mg的溶液，作为内标溶液。

3. 对照品溶液配制

取维生素E对照品约20mg，精密称定，置棕色具塞瓶中，精密加内标溶液10ml，密塞，振摇使溶解，作为对照品溶液。

4. 供试品溶液配制

取维生素E供试品约20mg，精密称定，置棕色具塞瓶中，精密加内标溶液10ml，密塞，振摇使溶解，作为供试品溶液。

5. 气相色谱仪的调试

首先打开载气，然后打开气相色谱仪电源和连接的计算机。启动计算机中的气相色谱仪控制软件，分别设定柱温箱、气化室、检测器温度，待温度升至设定值，打开氢火焰气源，并点火。

6. 色谱检测

分别取对照品溶液和供试品溶液1～3μl注入气相色谱仪中，得两份溶液色谱图。

7. 理论板数、分离度计算

根据对照品溶液的色谱图，得出对照品和内标的保留时间、峰宽或半高峰宽等参数，计算维生素E的理论板数、维生素E与内标物正三十二烷的分离度。

$$n = 5.54 \times \left(\frac{t_R}{W_{h/2}}\right)^2 \text{ 或 } n = 16 \times \left(\frac{t_R}{W}\right)^2$$

$$R = \frac{2 \times (t_{R_2} - t_{R_1})}{W_1 + W_2} \text{ 或 } R = \frac{2 \times (t_{R_2} - t_{R_1})}{1.70 \times (W_{1,h/2} + W_{2,h/2})}$$

根据计算结果进行判断，维生素 E 理论板数应不低于 500（填充柱）或 5000（毛细管柱），维生素 E 与内标物正三十二烷的分离度应不小于 1.5。

8. 结果判断

根据对照品溶液和供试品溶液的色谱图，比较主峰的保留时间。供试品溶液主峰的保留时间应与对照品溶液主峰的保留时间一致。

9. 清场

操作完成后，关闭氢气源和空气源，启动气相色谱关机程序，待柱温箱、气化室、检测器温度降至 50℃以下，关闭气相色谱仪、载气和计算机，将所配试液倒入废液桶，并清洗干净，将所有仪器、试剂归位。

评价与总结

一、操作注意事项

1. 气相色谱仪操作时，载气是最早打开的，也是最后关闭的。
2. 进样时，注意进样针要快进快出，尽量避免样品气化后被进样针带出气化室。
3. 仪器工作间及气源室所有管线必须确保不漏气，而且通风良好，以免气体泄漏时发生爆炸。

二、评价标准

评价标准见表 6-3。

表 6-3 气相色谱法鉴别维生素 E 的任务评价标准

考核内容		分值	评分细则
职业素养与操作规范 20 分		5	工作服穿着规范,双手洁净,不染指甲,不留长指甲,不披发得 5 分
		5	爱护仪器,不浪费药品、试剂,及时记录实验数据得 5 分
		5	操作完毕后将仪器、药品、试剂等清理复位得 5 分
		5	清场得 5 分
技能 80 分	操作前准备	5	清点仪器、试剂得 5 分
	溶液配制	15	内标溶液配制得 5 分
			对照品溶液配制得 5 分
			供试品溶液配制得 5 分
	色谱操作	20	气相色谱仪的启动得 4 分
			气相色谱仪的参数设置得 6 分

续表

考核内容		分值	评分细则
技能 80分	色谱 操作	20	氢火焰检测器的点火得4分
			气相色谱进样操作得6分
	参数 计算	15	查看色谱图得5分
			理论板数计算得5分
			分离度计算得5分
	鉴别 结果	25	供试品溶液色谱图与对照品溶液色谱图比对,完成药品检验报告,得15分
			在规定时间内完成任务得10分

三、任务报告单

任务报告单见表6-4。

表6-4 气相色谱法鉴别维生素E的任务报告单

检验日期			
检品名称			
仪器型号		色谱柱型号	
检测条件			
对照品中维生素E的保留时间 t_R/min		对照品中维生素E的峰宽 W/min	
对照品中内标物的保留时间 t_R/min		对照品中内标物的峰宽 W/min	
供试品中维生素E的保留时间 t_R/min		供试品中内标物的峰宽 W/min	
维生素E的理论板数		对照品中维生素E与内标物的分离度 R	
标准规定			
结果判断	□符合规定		□不符合规定
检验人		复核人	

计算过程:

任务检测

一、单选题

1. 衡量色谱柱对分离组分选择性的参数是(　　)。

　A. 分离度　　　　B. 保留时间　　　　C. 相对保留时间

D. 峰面积　　　　　　　E. 峰高

2. 在气液色谱中，色谱柱使用的上限温度取决于（　　）。
   A. 试样中沸点最高组分的沸点　　　B. 试样中沸点最低组分的沸点
   C. 固定液的沸点　　　　　　　　　D. 固定液的最高使用温度
   E. 以上都可

3. 气化室的作用是将样品瞬间气化为（　　）。
   A. 固体　　　　B. 液体　　　　C. 气体　　　　D. 水汽

4. 气相色谱定性的依据是（　　）。
   A. 物质的密度　　　　　　　　　　B. 物质的沸点
   C. 物质在气相色谱中的保留时间　　D. 物质的熔点

5. 下列有关分离度的描述中，正确的是（　　）。
   A. 从分离度的计算式来看，分离度与载气流速无关
   B. 分离度取决于相对保留值，与峰宽无关
   C. 色谱峰峰宽与保留值差决定了分离度的大小
   D. 高柱效一定具有高分离度

6. 色谱峰在色谱图中的位置用（　　）来说明。
   A. 保留值　　　B. 峰高值　　　C. 峰宽值　　　D. 灵敏度

7. 气相色谱检测器的温度必须保证样品不出现（　　）现象。
   A. 冷凝　　　　B. 升华　　　　C. 分解　　　　D. 气化

8. 对所有物质均有响应的气相色谱检测器是（　　）。
   A. 氢火焰离子化检测器　　　　　　B. 热导检测器
   C. 电导检测器　　　　　　　　　　D. 紫外检测器

9. 下列有关高压气瓶的操作正确的选项是（　　）。
   A. 气阀打不开用铁器敲击　　　　　B. 使用已过检定有效期的气瓶
   C. 冬天气阀冻结时，用火烘烤　　　D. 定期检查气瓶、压力表、安全阀

10. 在法庭上涉及审定一个非法的药品。起诉表明，该非法药品经气相色谱分析测得的保留时间，在相同条件下，刚好与已知非法药品的保留时间一致。辩护证明，有几个无毒的化合物与该非法药品具有相同的保留值。用下列（　　）鉴定方法为好。
    A. 加入已知物以增加峰高　　　　　B. 相对保留值进行定性
    C. 保留值的双柱法进行定性　　　　D. 文献保留指数进行定性

二、多选题

气相色谱法鉴别，适宜的制剂样品为含有（　　）成分的制剂。
A. 挥发油
B. 挥发性成分
C. 不挥发性成分可分解或制成挥发性衍生物
D. 不挥发性成分不可分解
E. 不挥发性成分不能分解或不能制成衍生物

三、判断题（对的请打"√"，错的请打"×"）

1. 气相色谱法的英文缩写是 TLC。（   ）
2. 气相色谱最常用的检测器是氢火焰离子化检测器。（   ）
3. 气相色谱法对分离物中各组分的鉴别依据是保留值。（   ）

四、简答题

气相色谱仪由几个系统组成，每个系统所含部件及其功能或作用是什么？

任务三　高效液相色谱法鉴别甲硝唑片

【学习目标】

知识目标：掌握高效液相色谱的鉴别原理；掌握高效液相色谱鉴别药物的方法。

技能目标：能独立、规范、熟练地使用高效液相色谱法对药物进行鉴别；能熟练地根据《中国药典》（2020 年版）有关规定对所得药物的液相色谱图作出正确判断。

素质目标：具有较强的独立动手能力，规范操作、爱护仪器，具备实验安全意识。

任务导入

在前面紫外-可见光谱鉴别试验任务里，我们做了甲硝唑原料药光谱鉴别试验，但在对比甲硝唑原料药和甲硝唑片的质量标准后，会发现在鉴别项下原料药的仪器鉴别试验采用的是光谱法，而在片剂的仪器鉴别试验是高效液相色谱法。其实在《中国药典》二部化学药的质量标准中，这样的情况很多，即原料药质量标准的鉴别项下多用到光谱仪器鉴别法，但到该成药时往往采用的是色谱仪器鉴别法，并且多是高效液相色谱法。这是由药物和仪器鉴别法的各自特点决定的：原料药成分单一，成药有药用辅料的加入，成分较原料药复杂；光谱法没有分离功能，对被测样品的纯度要求较高，色谱法自带分离功能，对样品纯度要求相对较低。所以光谱法更适用于原料药的鉴别，色谱法适用于复杂成分的鉴别。薄层色谱法适用于中药等更为复杂物质的鉴别，气相色谱适用于易挥发组分的鉴别，高效液相色谱没有组分沸点的限制，在化学成药的鉴别中应用更广。

知识学习

一、概念

高效液相色谱法（high performance liquid chromatography，HPLC）又称高压液

相色谱、高速液相色谱、高分离度液相色谱、近代柱色谱等，以液体为流动相，采用高压输液系统，将具有不同极性的单一溶剂或不同比例的混合溶剂、缓冲液等流动相泵入装有固定相的色谱柱，在柱内各成分被分离后，进入检测器进行检测，从而实现对试样的分析。本法具有分析速度快、分离效率高、灵敏度高和操作自动化等优点。相对于气相色谱受检测对象挥发性和热稳定性的限制，高效液相色谱对样品的适用性更广，普遍用于化学药、中成药、中药材的分析。理论上只要能制成溶液的样品，都可以用本法测定。

二、基本原理

高效液相色谱分离体系也由流动相和固定相组成。不同组分在色谱中的分离根据各组分在两相间的分配系数、吸附能力、离子交换作用或分子尺寸大小的差异进行，因此高效液相色谱法可分为液-液分配色谱法、液-固吸附色谱法、离子交换色谱法、分子排阻色谱法。

高效液相色谱仪的基本操作

三、高效液相色谱仪

高效液相色谱仪主要由高压输液系统、进样系统、分离系统、检测系统和数据处理系统五部分组成。图6-4是高效液相色谱仪的结构示意图。

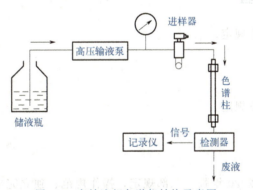

图6-4　高效液相色谱仪结构示意图

1. 高压输液系统

包括储液瓶和高压输液泵。储液瓶存放流动相。高压输液泵将储液瓶中的流动相连续不断地以高压形式送入液路系统，使样品在色谱柱中完成分离并进入检测系统，高压输液泵中还装有排气装置和混匀装置。

2. 进样系统

即进样器，将分析样品输入色谱柱的装置。其分为手动进样装置和自动进样装置，比较常用的是自动进样装置。但不管是手动进样还是自动进样，都是通过六通阀进样。

3. 分离系统

包括色谱柱和柱温箱。色谱柱对样品进行分离，是整个色谱系统的心脏，它的质量优劣直接影响到分离的效果，常用的色谱柱有正相、反相、离子交换和凝胶色谱柱，其中以十八烷基键合硅胶（ODS）反相色谱柱应用最为广泛。柱温箱是使色谱柱恒温的装置，色谱柱的工作温度对保留时间、相对保留时间、溶剂的溶解能力、色谱柱性能、流动相的黏度等都有影响。

4. 检测系统

即检测器，将柱流出物中样品组成和含量的变化转化为可供检测的信号。目前最常用的检测器为紫外检测器，其他常见的检测器还有荧光检测器、示差检测器、蒸发光散射检测器和电化学检测器等。紫外检测器适用于检测吸收紫外光的物质。荧光检测器只适用于具有荧光的有机化合物（如多环芳烃、氨基酸、胺类、维生素和某些蛋白质等）的测定，其灵敏度高，选择性强，在痕量分析和超痕量分析中得到广泛应用。示差检测器适用于与流动相折射率不同的样品组分，是除紫外检测器外使用最多的浓度型通用型检测器。蒸发光散射检测器可以检测没有紫外吸收的有机物质，如人参皂苷、黄芪甲苷等。电化学检测器适用于测定具有电化学氧化还原性质及电导的化合物，如含硝基、氨基等的有机化合物及无机阴、阳离子等。

5. 数据处理系统

对色谱数据进行处理，并参与 HPLC 仪器的自动控制。包括计算机和工作软件。

四、系统适用性试验

同气相色谱法项下规定。

五、鉴别方法

同气相色谱法项下规定。

发布任务 >>>

按《中国药典》（2020年版）二部规定，操作规范、独立完成甲硝唑片高效液相色谱鉴别的试验任务。

其他待测药物：＿＿＿＿＿＿＿＿＿＿＿＿＿＿＿＿＿＿＿＿＿＿＿＿＿＿＿＿

确定方案 >>>

1. 《中国药典》（2020年版）二部，甲硝唑片正文项下描述：在含量测定项下记录的色谱图中，供试品溶液主峰的保留时间应与对照品溶液主峰的保留时间一致。

2. 查看甲硝唑片含量测定可知，采用的是高效液相色谱法（通则0512）。

（1）供试品溶液　取本品20片，精密称定，研细，精密称取细粉适量（约相当于甲硝唑0.25g），置50ml量瓶中，加50%甲醇适量，振摇使甲硝唑溶解，用50%甲醇稀释至刻度，摇匀，滤过，精密量取续滤液5ml，置100ml量瓶中，用流动相稀释至刻度，摇匀。

(2) 对照品溶液　取甲硝唑对照品适量，精密称定，加流动相溶解并定量稀释制成每 1ml 中含 0.25mg 的溶液。

(3) 色谱条件　用十八烷基硅烷键合硅胶为填充剂；以甲醇-水（20∶80）为流动相；检测波长为 320nm；进样体积 10μl。

(4) 系统适应性要求　理论板数按甲硝唑计算不低于 2000。

(5) 测定法　精密量取供试品溶液和对照品溶液，分别注入液相色谱仪，记录色谱图，供试品溶液主峰的保留时间应与对照品溶液主峰的保留时间一致。

检验方案：_____
_____
_____

任务实施

1. 操作前准备

高效液相色谱仪、分析天平、微量注射器、称量纸、药匙、研钵、洗瓶、胶头滴管、滤纸、容量瓶、移液管、洗耳球、漏斗、铁架台、铁圈、烧杯、玻璃棒、甲硝唑片、甲硝唑对照品、甲醇-水（20∶80）、甲醇等。

2. 供试品溶液配制

取甲硝唑片 20 片，精密称定，研细，精密称取细粉适量（约相当于甲硝唑 0.25g），置 50ml 量瓶中，加 50% 甲醇适量，振摇使甲硝唑溶解，用 50% 甲醇稀释至刻度，摇匀，滤过，精密量取续滤液 5ml，置 100ml 量瓶中，用流动相稀释至刻度，摇匀，作为供试品溶液。

高效液相色谱法中样品的配制

3. 对照品溶液配制

取甲硝唑对照品，加流动相溶解并稀释制成每 1ml 中约含 0.25mg 的溶液，作为对照品溶液。

4. 高效液相色谱仪的调试

确认高效液相色谱仪的色谱柱为 ODS 柱，把甲醇-水（20∶80）流动相接入色谱仪，打开高效液相色谱仪电源和连接的计算机，启动计算机中的液相色谱仪控制软件，排出高压输液泵中的气体，设定流动相流速为 1ml/min、检测波长为 320nm。

高效液相色谱法中流动相的配制

5. 色谱条件与系统适用性试验

取甲硝唑对照品溶液 10μl 注入高效液相色谱仪，记录色谱图。根据对照品溶液的色谱图，得出对照品的保留时间、峰宽或半高峰宽等参数，计算甲硝唑的理论板数。

$$n = 5.54 \times \left(\frac{t_R}{W_{h/2}}\right)^2 \quad \text{或} \quad n = 16 \times \left(\frac{t_R}{W}\right)^2$$

根据计算结果进行判断，甲硝唑理论板数应不低于 2000。

6. 药品检测

精密量供试品溶液 10μl 注入高效液相色谱仪中，得供试品溶液色谱图。

7. 结果判断

根据对照品溶液和供试品溶液的色谱图，比较主峰的保留时间。供试品溶液主峰的保留时间应与对照品溶液主峰的保留时间一致。

8. 清场

操作完成后，关闭高效液相色谱仪和计算机，将所配试液倒入废液桶，并清洗干净，将所有仪器、试剂归位。

高效液相色谱法对药物定性分析的实训操作

评价与总结

一、操作注意事项

1. 所用溶剂应为色谱纯级，流动相、测定液应用微孔滤膜过滤。
2. 流动相过滤后要用超声波脱气 10~20min，脱气后应该恢复到室温后使用。
3. 液相色谱仪有一段时间没用，或者换了新的流动相，需要先冲洗泵和进样阀。
4. 实验结束后，需要清洗管道及色谱柱。一般可先用 95％水和 5％甲醇冲洗 30min，再用 50％水和 50％甲醇冲洗过渡，最后用甲醇冲洗 10~30min。
5. 流动相中含有缓冲溶液时，分析完样品后应立即用去离子水冲洗管路及柱子 1h，然后用甲醇（或甲醇水溶液）冲洗 40min 以上，以充分洗去离子。对于柱塞杆外部，分析完样品后也必须用去离子水冲洗 20min 以上。

二、评价标准

评价标准见表 6-5。

表 6-5　高效液相色谱法鉴别甲硝唑片的任务评价标准

评价内容		分值	评分细则
职业素养与操作规范 20分		5	工作服穿着规范，双手洁净，不染指甲，不留长指甲，不披发得 5 分
		5	爱护仪器，不浪费药品、试剂，及时记录实验数据得 5 分
		5	操作完毕后将仪器、药品、试剂等清理复位得 5 分
		5	清场得 5 分
技能 80分	操作前准备	15	清点仪器、试剂得 5 分
			配制流动相得 5 分
			流动相的除杂、除气得 5 分
	溶液配制	10	供试品溶液配制得 5 分
			对照品溶液配制得 5 分

续表

评价内容		分值	评分细则
技能 80 分	色谱操作	25	高效液相色谱仪的启动得 10 分
			高效液相色谱仪的参数设置得 10 分
			高效液相色谱进样操作得 5 分
	参数计算	5	理论板数计算得 5 分
	鉴别结果	25	供试品溶液色谱图与对照品溶液色谱图比对,完成任务报告单,得 15 分
			在规定时间内完成任务得 10 分

三、任务报告单

任务报告单见表 6-6。

表 6-6 高效液相色谱法鉴别甲硝唑片的试验任务报告单

检验日期			
检品名称			
甲硝唑的保留时间 t_R/min		甲硝唑的峰宽 W/min	
甲硝唑的理论板数 n		供试品中主峰的保留时间 t_R/min	
标准规定			
结果判断		□符合规定	□不符合规定
检验人		复核人	

计算过程:

任务检测

一、单选题

1. 在液相色谱法中,按分离原理分类,液-固色谱法属于( )。
 A. 分配色谱法　　　B. 排阻色谱法　　　C. 离子交换色谱法
 D. 吸附色谱法　　　E. 以上都是

2. 高效液相色谱最常用的检测器是( )。
 A. 紫外检测器　　　B. 荧光检测器　　　C. 示差检测器
 D. 蒸发光散射检测器　　E. 电化学检测器等

3. 在高效液相色谱中，色谱柱的长度一般在（　　）范围内。
   A. 10～30cm　　　　B. 20～50m　　　　C. 1～2m　　　　D. 2～5m
4. 不是高效液相色谱仪中的检测器的是（　　）。
   A. 紫外吸收检测器　　　　　　　　B. 红外检测器
   C. 差示折光检测器　　　　　　　　D. 电导检测器
5. 高效液相色谱仪与气相色谱仪比较增加了（　　）。
   A. 恒温箱　　　　　　　　　　　　B. 进样装置
   C. 程序升温　　　　　　　　　　　D. 梯度淋洗装置
6. 在高效液相色谱仪中保证流动相以稳定的速度流过色谱柱的部件是（　　）。
   A. 贮液器　　　　　　　　　　　　B. 输液泵
   C. 检测器　　　　　　　　　　　　D. 温控装置
7. 高效液相色谱仪与普通紫外-可见分光光度计完全不同的部件是（　　）。
   A. 流通池　　　　　　　　　　　　B. 光源
   C. 分光系统　　　　　　　　　　　D. 检测系统

二、多选题

1. 高效液相色谱法适用于下列（　　）的分析。
   A. 高沸点的物质　　　　　　　　　B. 不能气化的物质
   C. 对热不稳定的物质　　　　　　　D. 具有生理活性的物质
   E. 无机药物
2. 高效液相色谱系统适用性试验包括（　　）。
   A. 理论板数　　　B. 拖尾因子　　　C. 分离度
   D. 重复性　　　　E. 准确性

三、判断题（对的请打"√"，错的请打"×"）

1. 《中国药典》主要选用非极性的十八烷基硅烷键合硅胶为固定反相色谱分析。（　　）
2. 高效液相色谱仪重复性试验是连续进样5次，它的峰面积测量值的相对标准偏差应不大于2%。（　　）
3. 高效液相色谱由高压输液系统、进样系统、分离系统、检测系统和温度控制系统五部分组成。（　　）
4. 高效液相色谱分析中，固定相极性大于流动相极性称为正相色谱法。（　　）
5. 高效液相色谱分析不能分析沸点高、热稳定性差、分子量大于400的有机物。（　　）
6. 在液相色谱法中，70%～80%的分析任务是由反相键合相色谱法来完成的。（　　）

四、简答题

1. 高效液相色谱仪由几个系统组成，每个系统所含部件及其功能或作用是什么？
2. 在药物质量分析中，HPLC法应用范围较GC法广泛的主要原因是什么？

知识小结

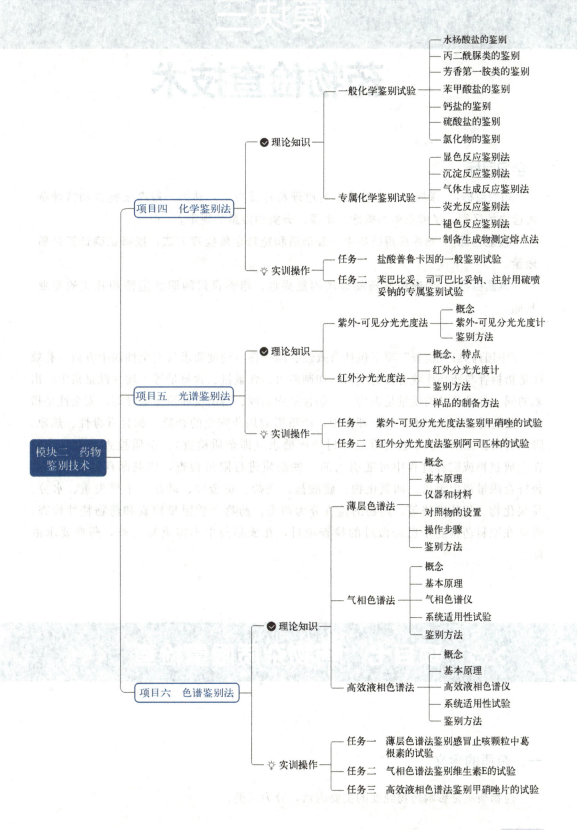

模块三

药物检查技术

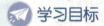**学习目标**

知识目标： 掌握一般杂质检查的原理和计算方法；熟悉一般杂质检查和特殊杂质检查的区别；了解杂质的概念、来源、分类和限量的规定。

技能目标： 熟练应用药物中一般杂质和特殊杂质检查方法，能够正确计算杂质限量。

素质目标： 明晰控制药品杂质的重要性，培养良好的职业道德和扎实的专业基础。

《中国药典》"检查"项下包括有效性、均一性、纯度要求与安全性四个方面。有效性是指检查与药物疗效有关的项目，如制酸力、含氟量、含氮量等。均一性是指生产出来的同一批号药品的质量是否均一，如含量均匀度、溶出度和重量差异等。安全性是指检查某些对生物体产生特殊生理作用，严重影响用药安全的杂质，如异常毒性、热原、降压物质、无菌等。本教材重点探讨纯度要求（即杂质检查）。杂质检查是指对药物在生成过程或贮存过程中可能引入的一些杂质进行限量检查，以判断药物的纯度是否符合限量规定要求。如氯化物、硫酸盐、铁盐、重金属、砷盐、干燥失重、水分、易炭化物、炽灼残渣等。药物的检查分为两类：药物杂质限量检查和药物特性检查。通常在原料药检查中已经做过的检查项目，在成品药中不需重复检查，药典要求的除外。

项目七 药物杂质限量检查

一、杂质的含义

药物杂质是影响药物纯度的主要因素，分为三类：

① 有毒副作用的物质；
② 本身无毒副作用，但影响药物的稳定性和疗效的物质；
③ 本身无毒副作用，也不影响药物的稳定性和疗效，但影响药物科学管理的物质。

二、杂质的来源

药物中的杂质主要来源于药物生产和贮藏两个途径：
① 生产过程中原料不纯，原料、反应中间体及副产物没有转化完全，试剂、溶剂、催化剂等未除尽，生产所用装置不洁净或是被反应溶剂腐蚀等；
② 贮藏过程中药物的水解、氧化、分解、异构化、晶型转变、聚合、发霉等。这些因素如果没有控制好，都会产生杂质。

三、杂质的分类

1. 根据杂质的来源可把药物中的杂质分为一般杂质和特殊杂质

① 一般杂质是指在自然界中分布较广泛，在多种药物的生产和贮藏过程中容易引入的杂质，如氯化物、硫酸盐、铁盐、重金属等。收载在《中国药典》（2020年版）四部通则 0800 "限量检查法"中。

② 特殊杂质是指在特定药物的生产和贮藏过程中引入的杂质，如阿司匹林中的游离水杨酸，肾上腺素中的肾上腺酮。其检查方法各异，收载在《中国药典》（2020年版）正文中该药物的质量标准下。

2. 根据杂质的作用特点可将其分为信号杂质、有害杂质和影响稳定性的杂质

① 信号杂质是指杂质本身一般无害，但其含量的多少可反映出药物的纯度水平，若含量过多，表明药物的生产工艺不合理或生产控制存在问题，如氯化物、硫酸盐均属于信号杂质。

② 有害杂质是指药物中重金属、砷盐等杂质，如果过量存在，常导致人体中毒，在质量标准中应严格加以控制，以保证用药的安全。

③ 影响稳定性的杂质是指药物中存在可能会加快其变质反应速度的某些金属离子，如 Cu^{2+} 的存在可使维生素 A 更易被氧化。

四、杂质的检查方法

药物杂质的检查方法有对照法、灵敏度法及比较法等。

（1）对照法 又叫作限量检查法，系取一定量待检杂质的标准溶液与一定量供试品溶液在相同条件下处理，比较反应结果。本方法通常不需要准确测定杂质的含量，而是判断药物所含杂质是否符合限量规定，《中国药典》主要采用本法检查药物的杂质。如后文中氯化物检查、铁盐检查等。

（2）灵敏度法 系指在供试品溶液中加入试剂，在一定反应条件下，不得有正反应出现，从而判断供试品中所含杂质是否符合限量规定。如纯化水中的氯化物检查：在

50ml 纯化水中加入硝酸 5 滴及硝酸银试液 1ml,不发生浑浊为合格。由于 50ml 水中含有 0.1mgCl⁻时,所显浑浊已较明显,所以氯化物的限量就是以在测定条件下不产生氯化银的浑浊为限。

(3) 比较法　系指取供试品一定量依法检查,测得待检杂质的吸光度等与规定的限量比较,不得更大。如肾上腺素中酮体的检查:取本品,加盐酸溶液(9→1000)制成 1ml 中含 2.0mg 的溶液,照紫外-可见分光光度法(通则 0401),在 310nm 的波长处测定,吸光度不得过 0.05。如维生素 B_2 中感光黄素的检查:取本品 25mg,加无水乙醇三氯甲烷 10ml,振摇 5min,滤过,滤液照紫外-可见分光光度法,在 440nm 波长处测定,吸光度不得过 0.016。

本项目均采用对照法介绍药物的杂质检查。整个检查过程符合 GMP 和药品生产企业基本生产要求,工作服穿戴整齐,爱护生产设备,保证工作环境整洁。

任务一　杂质限量的计算

【学习目标】

　　知识目标:　理解杂质限量、供试品溶液、标准品溶液的概念;掌握杂质限量的计算方法。

　　技能目标:　能熟练地用杂质限量的公式进行相关计算。

　　素质目标:　养成底线意识和法律意识。

药物的纯度和杂质限量

任务导入

生产的技术水平、工艺流程、实际使用需要等问题导致患者使用的药品中含有各种不同类型的杂质,而某些过量杂质会使患者的身体产生一系列的不良反应,如氨苄青霉素所含的蛋白质会引起药疹,阿司匹林所含的水杨酸等杂质会引起如胃肠道反应、凝血障碍等不良反应,故对杂质应严格控制其含量,以确保用药安全。

知识学习

一、概念

杂质限量即为药物中所含杂质的最大允许量,通常用百分之几或百万分之几表示。杂质限量控制的方法包括限量检查法和定量测定法。药物中杂质的检查,一般不要求测定其准确含量,而只检查杂质的量是否超过限量。这种检查方法叫作限量检查法,即标准对照法。

本法检查药物的杂质，必须遵循平行操作原则。供试液和对照液应在完全相同的条件下反应，如加入的试剂、反应的温度、放置的时间等均应相同。本法的特点是：不需要知道杂质的准确含量，但需要有对照品。

例如，对乙酰氨基酚中硫酸盐的检查，丙磺舒中重金属的检查，氯化钠中砷盐的检查等。

二、计算公式

杂质限量的计算公式为：

$$杂质限量(\%) = \frac{允许杂质存在的最大量}{供试品量}$$

由于供试品中允许杂质存在的最大量相当于标准溶液的体积与标准溶液的浓度的乘积。因此，杂质限量的计算公式也可以表示为：

$$杂质限量(\%) = \frac{标准溶液的浓度 \times 标准溶液体积}{供试品量}$$

$$L(\%) = \frac{C_{标} \times V_{标}}{W_{样}}$$

式中，L 为杂质限量；$C_{标}$ 为标准溶液的浓度，g/ml；$V_{标}$ 为标准溶液的体积，ml；$W_{样}$ 为供试品量，g。

1. 药物中杂质限量（L）的计算

例1：取葡萄糖 2.0g，按《中国药典》规定与硫酸钾标准溶液（每 1ml 相当于 100μg 的 SO_4^{2-}) 2.0ml 制成的对照液比较，不得更浓。试计算硫酸盐的限量。

解：根据公式得：

$$L = \frac{C_{标} \times V_{标}}{W_{样}} = \frac{2.0 \times 100 \times 10^{-6}}{2.0} = 0.01\%$$

答：硫酸盐的限量为 0.01%。

2. 标准溶液体积的计算

例2：取葡萄糖 4.0g，加水 30ml 溶解后，加醋酸盐缓冲溶液（pH3.5) 2.0ml，根据《中国药典》（2020年版）依法检查重金属，含重金属不得超过百万分之五，计算应取标准铅溶液（每 1ml 相当于 Pb10μg）的体积。

解：因为

$$L = \frac{C_{标} \times V_{标}}{W_{样}}$$

所以，铅标准液的体积为：

$$V_{标} = \frac{L \times W_{样}}{C_{标}} = \frac{5 \times 10^{-6} \times 4.0}{10 \times 10^{-6}} = 2.0(ml)$$

答：应取标准铅溶液 2.0ml。

3. 供试品量的计算

例3：《中国药典》（2020年版）规定氯化钠中检查砷盐时，应取标准砷溶液2.0ml（每1ml相当于1μg的As）制备标准砷斑。现依法检查氯化钠中的砷盐。《中国药典》（2020年版）通则0822第一法规定含砷量不得超过0.00004%，应取氯化钠多少克？

解：因为

$$L = \frac{C_{标} \times V_{标}}{W_{样}}$$

所以，应取供试品的质量为

$$W_{样} = \frac{C_{标} \times V_{标}}{L} = \frac{1 \times 10^{-6} \times 2.0}{0.4 \times 10^{-6}} = 5(g)$$

答：应取氯化钠5g。

任务发布 >>>

利用杂质限量的公式，独立完成以下计算。

1. 取葡萄糖2.0g，按《中国药典》规定与氯化钠标准溶液（每1ml相当于0.01mg Cl）3.0ml制成的对照液比较，不得更浓，计算氯化物的限量。

2. 检查维生素C中的重金属时，若取样量为1.0g，要求含重金属不得超过百万分之十，问应吸取标准铅溶液（每1ml相当于0.01mgPb）多少毫升。

3. 溴化钠中砷盐杂质的检查，规定含砷量不得超过百万分之四，取标准砷溶液（每1ml相当于0.001mg As）2ml，依法检查，计算供试品的取用质量。

任务实施 >>>

1. 列出计算公式

根据所求的未知量，列出对应的计算公式。

2. 列出已知量

根据计算公式，列出所需的已知量，并确认已知量的单位统一。

3. 已知量代入公式

将已知量正确代入公式。

4. 计算结果

计算结果，并附上正确的单位。

评价与总结 >>>

一、操作注意事项

计算时，要根据所求未知量，转换公式；在代入已知量前，注意单位的统一；计算结果要注意有效数字的正确取舍。

二、评价标准

评价标准见表 7-1。

表 7-1　杂质限量计算评价标准

评价内容	分值	评分细则
职业素养与操作规范 20 分	5	严格遵守科学规范和操作规程,不主观臆断和随意更改数据得 5 分
	10	保持足够的耐心和毅力,确保任务顺利完成得 5 分
	5	计算过程完整、清晰,书写规范得 5 分
技能 80 分	20	列出计算公式得 20 分
	20	列出已知量,确认单位统一得 20 分
	20	已知量代入公式得 20 分
	20	计算结果准确,且单位正确得 20 分

三、任务报告单

任务报告单见表 7-2。

表 7-2　杂质限量计算任务报告单

试题 1:取葡萄糖 2.0g,按《中国药典》规定与氯化钠标准溶液(每 1ml 相当于 0.01mg Cl)3.0ml 制成的对照液比较,不得更浓,计算氯化物的限量。

计算公式	
已知量	
代入公式	
计算结果	

试题 2:检查维生素 C 中的重金属时,若取样量为 1.0g,要求含重金属不得超过百万分之十,问应吸取标准铅溶液(每 1ml 相当于 0.01mg Pb)多少毫升。

计算公式	
已知量	
代入公式	
计算结果	

试题 3:溴化钠中砷盐杂质的检查,规定含砷量不得超过百万分之四,取标准砷溶液(每 1ml 相当于 0.001mg As)2ml,依法检查,计算供试品的取用质量。

计算公式	
已知量	
代入公式	
计算结果	

任务检测

一、单选题

1. 药物纯度符合规定系指（　　）。
   A. 杂质含量不超过限度规定　　　　B. 纯度符合优级纯试剂的规定
   C. 绝对不存在杂质　　　　　　　　D. 对患者无不良反应

2. 中国药典（2020年版）规定，在砷盐检查时，取标准砷溶液2.0ml（1ml相当于1μg As）制备标准砷斑。现依法检查氯化钠中含砷量，规定其限度为0.00004%，则应取供试品的质量是（　　）。
   A. 0.5g　　　B. 0.50g　　　C. 5g　　　D. 5.0g　　　E. 2.0g

3. 苯巴比妥钠中重金属的检查方法如下：
   取本品2.0g，加水32ml，溶解后缓缓加1mol/L盐酸溶液8ml，充分振摇，静置数分钟，滤过，取滤液20ml，加酚酞指示液1滴与氨试液适量至溶液恰显粉红色，加醋酸盐缓冲液（pH3.5）2ml与水适量使成25ml，依法检查，含重金属不得超过百万分之十。应取标准铅溶液（每1ml相当于10μg Pb）的体积为（　　）。
   A. 2ml　　　B. 2.0ml　　　C. 4ml　　　D. 4.0ml　　　E. 1.0ml

二、多选题

1. 杂质中的"杂质"是指（　　）。
   A. 药物中的合成中间体　　　　　B. 药物中的异构体
   C. 药物中吸附的水分　　　　　　D. 注射剂中的注射用水
   E. 片剂中的淀粉

2. 药物中含有超过限量的杂质，就可能使（　　）。
   A. 物理常数变动　　　　　　　　B. 外观性状产生差异
   C. 含量偏低　　　　　　　　　　D. 毒副作用增加
   E. 鉴别反应不明显

三、计算题

1. 取对乙酰基酚2.0g，加水100ml，加热溶解后冷却，滤过。取滤液25ml，依法检查氯化物，所发生的浑浊与标准氯化物溶液5.0ml（每1ml相当于10μgCl）制成的对照液比较，不得更深，问氯化物的限量是多少。

2. 取磷酸可待因0.10g，加盐酸溶液（9→1000）使溶解成5ml，加亚硝酸钠试液2ml，放置15分钟，加氨试液3ml，所显颜色与吗啡溶液［取无水吗啡2.0mg，加盐酸溶液（9→1000）23ml使溶解成100ml］5.0ml用同一方法制成的对照液比较，不得更深，问限量是多少。

四、简答题

请归纳药物杂质检查三种方法（对照法、灵敏度法和比较法）的主要异同点。

任务二　葡萄糖中氯化物的检查

【学习目标】

　　知识目标：　掌握一般杂质阴离子的限量计算和检查原理。

　　技能目标：　能熟练地使用仪器和试剂对一般杂质阴离子进行检查；能根据《中国药典》（2020年版）有关规定对一般杂质阴离子检查现象作出正确判断；能规范清场。

　　素质目标：　养成对照标准、细致观察的工作习惯。

任务导入

　　药物生产过程中常用氯化物和硫酸盐等作为原料或催化剂，如果后续生产工艺不能将其残留完全去除，则导致最终产品中氯化物或硫酸盐超标。大自然中同样广泛存在这些物质，致使药物在生产、运输和储存过程中被污染。氯离子或硫酸根离子本身无毒，但如果氯化物、硫酸盐超标，则说明药物生产工艺需要改进，或药物已被污染。所以药物检验过程中需要进行一般杂质阴离子的检查。

知识学习

　　药物中的一般杂质利用阴离子进行检查的有氯化物杂质、硫酸盐杂质、硫化物杂质、硒杂质和氟杂质等。这些杂质可直接或通过处理后在溶液中电离出对应的阴离子，根据这些阴离子的反应特征，加入合适的试剂与之反应，生成有色物、不溶物或是在紫外-可见光区有吸收特征的产物进行检查。

一、氯化物检查法

　　氯化物检查法是利用氯化物在硝酸溶液中与硝酸银反应，生成白色氯化银沉淀，导致溶液浑浊。氯化物浓度越高，浊度越大。在一定范围内，在相同条件下通过比较供试品溶液产生的浊度与一定量标准氯化钠溶液产生的浊度，来判断供试品中的氯化物是否超过了规定的量。

 思考题：氯化物的检查中，加入稀硝酸的作用是什么，可否用其他无机酸代替？

二、硫酸盐检查法

　　硫酸盐检查法是利用硫酸盐在盐酸溶液中与氯化钡反应，生成白色硫酸钡沉淀，导致溶液浑浊。硫酸盐浓度越高,浊度越大。在一定范围内,在相同条件下通过比较供试品溶液产生的浊度与一定量标准硫酸钾溶液产生的浊度,来判断供试品中的硫酸盐是否超过了规定的量。

三、硫化物检查法

硫化物检查法是利用硫化物与盐酸作用产生硫化氢气体,遇醋酸铅试纸产生棕色的硫化铅"硫斑",与一定量标准硫化钠溶液在相同条件下生成的硫斑比较,来判断硫化物是否超过了规定的量。

四、硒检查法

元素状态的硒无毒,但硒化物有剧毒。硒检查法的原理是,硒的有机物经氧瓶燃烧法进行有机破坏,硒成为高价氧化物(SeO_3),被硝酸溶液吸收,再用盐酸羟胺将其还原为Se^{4+},在pH(2.0±2)的条件下,加二氨基萘试液反应100分钟,生成4,5-苯并苯硒二唑(4,5-benzopiazselenol),用环己烷提取后在378nm波长处测定吸光度,应不得大于对照液的吸光度。

五、氟检查法

氟检查法是利用氧瓶燃烧将有机氟经分解产生氟化氢,用水吸收,在pH4.3时,茜素氟蓝与硝酸亚铈以1∶1结合成红色配位化合物,当有F^-存在时,三者以1∶1∶1结合成蓝紫色配位化合物,在暗处放置1小时,置2cm吸收池中,于610nm波长处测定吸光度,并用空白试验进行校正。根据氟对照液在相同显色条件下所得吸光度,计算有机氟化物中氟的含量,来判断氟化物是否超过了规定的量。

下面以葡萄糖中氯化物的检查为例介绍药物中一般杂质阴离子的检查操作。

任务发布 >>>

按《中国药典》(2020年版)四部规定,规范操作,独立完成葡萄糖中氯化物的检查任务。

其他待测药物:_____

确定方案 >>>

1. 按《中国药典》(2020年版)二部,葡萄糖正文项下描述:氯化物依法检查(通则0801),与标准氯化钠溶液制成的对照液比较,不得更浓(0.01%)。

2. 查看《中国药典》(2020年版)四部通则0801,依据氯化物检查法规定,进行测定。

检验方案:_____
_____
_____

任务实施

1. 操作前准备

分析天平、比色管、容量瓶、吸管、洗耳球、量筒、烧杯、研钵、玻璃棒、称量纸、药匙、洗瓶、胶头滴管、葡萄糖、对照品贮备液、其他试剂等。

2. 标准氯化钠溶液的制备

精密量取氯化钠贮备液 10ml，置 100ml 量瓶中，加水稀释至刻度，摇匀，即得（每 1ml 相当于 10μg Cl）。

3. 供试品溶液的配制

称取葡萄糖 0.6g，加水溶解使成约 25ml，再加稀硝酸 10ml，置于 50ml 的纳氏比色管中，加水稀释至约 40ml，再加入硝酸银试液 1.0ml，用水稀释至 50ml，摇匀，在暗处放置 5 分钟。

4. 对照品溶液的配制

取标准氯化钠溶液 6.0ml 置于另一支 50ml 的纳氏比色管中，加稀硝酸 10ml，加水稀释至约 40ml，再加入硝酸银试液 1.0ml，用水稀释至 50ml，摇匀，在暗处放置 5 分钟。

5. 结果判断

在相同背景下从比色管口的正上方观察，供试品溶液的浑浊不得比对照品溶液更深。

6. 清场

操作完成后，将比色管中试液倒入废液桶，并清洗干净，将所有仪器、试剂归位。

 思考题：纳氏比色管用完之后如何清洗？

评价与总结

一、操作注意事项

1. 遵循平行操作原则

仪器的配对性，如纳氏比色管应配对，刻度线高低相差不超过 2mm，砷盐检查时导气管长度及孔的大小要一致。

对照品与供试品同步操作。

2. 供试品的称量范围

供试品取用量≤1g，则称量范围为所取量的±2%；供试品取用量＞1g，则称量范围为所取量的±1%。

3. 正确的比色、比浊方法

使用纳氏比色管比色时,两管同置相同背景下,自上向下透视。反应结果为白色浑浊,则比浊时应选用黑色背景;反应结果为其他颜色,应选用白色背景。

4. 检查结果不符合规定或在限度边缘时应供试管和对照管各复查两份。

二、评价标准

评价标准见表7-3。

表7-3 葡萄糖中氯化物的检查任务评价标准

评价内容		分值	评分细则
职业素养与操作规范 20分		5	工作服穿着规范,双手洁净,不染指甲,不留长指甲,不披发得5分
		5	爱护仪器,不浪费药品、试剂,及时记录实验数据得5分
		5	操作完毕后将仪器、药品、试剂等清理复位得5分
		5	清场得5分
技能80分	操作前准备	15	清点仪器得5分
			准备所需试液得10分
	溶液配制	30	正确配制标准氯化钠溶液得10分
			正确配制供试品溶液得10分
			正确配制对照品溶液得10分
	浑浊反应	10	供试品溶液和对照品溶液分别加入硝酸银得5分
			摇匀,放置得5分
	检查结果	25	对比浊度,检查结果符合要求,结论正确得15分
			在规定时间内完成任务得10分

三、任务报告单

任务报告单见表7-4。

表7-4 葡萄糖中氯化物的检查任务报告单

检验日期		检品名称	
取样量			
实际操作试验现象			
标准规定			
结果判断	□符合规定		□不符合规定
检验人		复核人	

任务检测

一、单选题

1. 在氯化物检查中,供试品溶液如不澄清,可经滤纸滤过后检查。用于洗净滤纸中的氯化物的溶剂是（　　）。

  A. 含硝酸的水　　　　B. 含硫酸的水　　　　C. 含盐酸的水
  D. 含醋酸的水　　　　E. 含氢氧化钠的水

2. 在氯化物检查中，反应溶液需在"暗处"放置 5min 后再比较浊度，目的是（　　）。

  A. 避免氯化银沉淀生成　　　　　　　B. 使生成的氯化银沉淀溶解
  C. 避免碳酸银沉淀生成　　　　　　　D. 避免单质银析出
  E. 避免氯化银沉淀析出

3. 在氯化物的检查中，消除供试品溶液中颜色干扰的方法是（　　）。

  A. 在对照溶液中加入显色剂，调节颜色后，依法检查
  B. 在供试品溶液加入氧化剂，使有色物褪色后，依法检查
  C. 在供试品溶液加入还原剂，使有色物褪色后，依法检查
  D. 取等量供试品溶液，加硝酸银试液，滤除生成的氯化银后，作为对照溶液，依法检查
  E. 取等量供试品溶液，加入规定量的标准氯化钠液后，作为对照溶液，依法检查

二、多选题

1. 药物中的"信号杂质"是指（　　）。

  A. 可反映药物的杂质水平的杂质　　　B. 毒性较大的有机杂质（如氰化物）
  C. 无害的无机杂质（如氯化物）　　　D. 生产过程引入的合成起始原料
  E. 贮藏过程产生的杂质

2. 在氯化物检查中，加入稀硝酸的作用是（　　）。

  A. 加速氯化银沉淀的生成　　　　　　B. 加速碳酸银沉淀的形成
  C. 避免磷酸银沉淀的形成　　　　　　D. 避免氧化银沉淀的形成
  E. 产生较好的乳浊

任务三　葡萄糖中铁盐的检查

【学习目标】

  知识目标：　掌握一般杂质阳离子的限量计算和检查原理。

  技能目标：　能熟练地使用仪器和试剂对一般杂质阳离子进行检查；能根据《中国药典》（2020 年版）有关规定对一般杂质阳离子检查现象作出正确判断；能规范清场。

  素质目标：　养成规范操作、节约环保的良好习惯。

任务导入

正常人体每天制造红细胞所需的铁为 20~25mg，一部分来自衰老的红细胞破坏后释放的铁。另外人体每天需要从食物中摄取 1~1.5mg 的铁来维持体内铁的平衡（孕妇和哺乳期妇女需铁 2~4mg）。肉类食品的肌红蛋白所含的铁可直接被吸收，吸收率 20%。植物中的铁吸收率仅为 1%~7%，因植物铁多为三价铁，需还原为二价的亚铁才易被吸收。维生素 C 及其他还原剂能使三价铁还原成亚铁。

食物中的铁离子对人体健康不可或缺。但药物中微量铁盐的存在可以加速药物的氧化反应和降解反应而促进药物变质，因此，需要控制药物中铁盐的含量。

知识学习

药物中的一般杂质利用阳离子进行检查的有铁盐杂质、铵盐杂质、重金属杂质和砷盐杂质。这些杂质可直接或通过处理后在溶液中电离出对应的阳离子，根据这些阳离子的反应特征，加入合适的试剂与之反应，生成有色物、不溶物或是在紫外-可见光区有吸收特征的产物进行检查。

一、铁盐检查法

铁盐检查法是利用铁盐在盐酸酸性溶液中与硫氰酸铵生成红色可溶性硫氰酸铁配位离子，与一定量标准铁溶液用同法处理后所显的颜色进行比较，来判断供试品中的铁盐是否超过了规定的量。

二、铵盐检查法

铵盐检查法是将供试品中的铵盐碱化后蒸馏与碱性碘化汞钾试液反应而呈色，与标准氯化铵溶液同法显色进行比较，来判断供试品中的铵盐是否超过了规定的量。

三、重金属检查法

重金属检查法是利用重金属离子与显色剂反应生成不溶性的重金属硫化物微粒，比较供试品溶液和标准铅溶液生成的重金属硫化物微粒均匀混悬在溶液中所呈现的颜色深浅，判断供试品中重金属的限量是否符合规定。

四、砷盐检查法

《中国药典》采用古蔡法和二乙基二硫代氨基甲酸银法（简称 Ag-DDC 法）检查药物中微量的砷盐。

（一）古蔡法

古蔡法检查砷盐是利用金属锌与酸作用产生新生态的氢，新生态的氢与药物中微量砷盐反应，生成具挥发性的砷化氢气体，遇溴化汞试纸产生黄色至棕色的砷斑，与一定量标准砷溶液在同样条件下生成的砷斑比较，来判定药物中砷盐的含量。

（二）Ag-DDC 法

Ag-DDC 法是利用砷化氢气体与二乙基二硫代氨基甲酸银的氯仿溶液在有机碱性试剂二乙胺存在下，反应生成红色的胶体状态的金属银，再通过比色，判断供试品中砷盐是否符合规定。

具体参考标准和操作方法详见《中国药典》（2020 年版）四部通则 0800 "限量检查法"项下内容。下面以葡萄糖中铁盐的检查为例介绍药物中一般杂质阳离子的检查操作。

任务发布

按《中国药典》（2020 年版）四部规定，规范操作，独立完成葡萄糖中铁盐的检查任务。

其他待测药物：＿＿＿＿＿＿＿＿＿＿＿＿＿＿＿＿＿＿＿＿＿＿＿＿＿＿＿＿

确定方案

《中国药典》（2020 年版）二部，葡萄糖正文项下描述：取本品 2.0g，加水 20ml 溶解后，加硝酸 3 滴，缓慢煮沸 5 分钟，放冷，用水稀释制成 45ml，加硫氰酸铵溶液（30→100）3.0ml，摇匀，如显色，与标准铁溶液 2.0ml 用同一方法制成的对照液比较，不得更深（0.001％）。

检验方案：＿＿＿＿＿＿＿＿＿＿＿＿＿＿＿＿＿＿＿＿＿＿＿＿＿＿＿＿＿＿

＿＿＿＿＿＿＿＿＿＿＿＿＿＿＿＿＿＿＿＿＿＿＿＿＿＿＿＿＿＿＿＿＿＿＿＿

任务实施

1. 操作前准备

分析天平、比色管、容量瓶、电炉、石棉网、吸管、洗耳球、量筒、烧杯、移液管、玻璃棒、称量纸、药匙、洗瓶、胶头滴管、葡萄糖、对照品贮备液、其他试剂等。

2. 标准铁溶液的制备

精密量取标准铁贮备液 10ml，置 100ml 容量瓶中，加水稀释至刻度，摇匀，即得（每 1ml 相当于 10μg Fe）。

3. 供试品溶液的配制

取葡萄糖 2.0g，加水 20ml 溶解后，加硝酸 3 滴，缓慢煮沸 5 分钟，放冷，置于 50ml 的纳氏比色管中，加水稀释至约 45ml，再加入 30％硫氰酸铵溶液 3ml，用水稀释至 50ml，摇匀。

4. 对照品溶液的配制

取标准铁溶液 2ml，加水 20ml 溶解后，再加硝酸 3 滴，缓慢煮沸 5 分钟，放冷，置于另一支 50ml 的纳氏比色管中，加水稀释至约 45ml。再加入 30％的硫氰酸铵溶液 3ml，用水稀释至 50ml，摇匀。

> **思考题**：葡萄糖中铁盐检查时，对照品和供试品加水溶解后，加硝酸 3 滴，缓慢煮沸 5 分钟有何作用？

5. 结果判断

在白色背景下从比色管口的正上方观察，供试品溶液的浑浊不得比对照品溶液更深。

知识链接

比对过程中如何排除颜色干扰？

如供试液管与对照液管色调不一致或所呈硫氰酸铁的颜色较浅不便比较时，可分别移入分液漏斗中，各加正丁醇或异戊醇提取后比色。因硫氰酸铁在正丁醇等有机溶剂中溶解度大，能增加颜色深度，并能排除某些干扰物质的影响。

6. 清场

操作完成后，将比色管中试液倒入废液桶，并清洗干净，将所有仪器、试剂归位。

评价与总结

一、操作注意事项

见本项目任务二操作注意事项。

二、评价标准

评价标准见表 7-5。

表 7-5　葡萄糖中铁盐的检查任务评价标准

评价内容	分值	评分细则
职业素养与操作规范 20分	5	工作服穿着规范，双手洁净，不染指甲，不留长指甲，不披发得5分
	5	爱护仪器，不浪费药品、试剂，及时记录实验数据得5分
	5	操作完毕后将仪器、药品、试剂等清理复位得5分
	5	清场得5分

续表

评价内容		分值	评分细则
技能 80分	操作前准备	15	清点仪器得5分
			准备所需试液得10分
	溶液配制	30	正确配制标准铁溶液得10分
			正确配制供试品溶液得10分
			正确配制对照溶液得10分
	浑浊反应	10	供试品溶液和对照品溶液分别加入30%硫氰酸铵溶液得5分
			摇匀得5分
	检查结果	25	对比浊度，检查结果符合要求，结论正确得15分
			在规定时间内完成任务得10分

三、任务报告单

任务报告单见表7-6。

表7-6 葡萄糖中铁盐的检查任务报告单

检验日期		检品名称	
取样量			
实际操作试验现象			
标准规定			
结果判断		□符合规定	□不符合规定
检验人		复核人	

任务检测

一、单选题

1.《中国药典》铁盐检查法中，所使用的显色剂是（　　）。

A. 硫氰酸铵溶液　　B. 水杨酸钠溶液　　C. 氰化钾溶液　　D. 过硫酸铵溶液

2.《中国药典》铁盐检查法中，需将供试品中的Fe^{2+}氧化成Fe^{3+}，常用氧化剂是（　　）。

A. 硫酸　　　　B. 硝酸　　　　C. 过硫酸铵

D. 过氧化氢　　E. 溴

二、简答题

1. 铁盐检查为什么要在盐酸酸性条件下进行？
2. 铁盐检查中，为什么要加过硫酸铵和过量硫氰酸铵？

任务四　葡萄糖干燥失重的测定

【学习目标】

知识目标：掌握干燥失重检查的原理和方法。

技能目标：能熟练地对药物进行干燥失重的检查；能根据《中国药典》（2020年版）有关规定对干燥失重检查结果作出正确判断。

素质目标：养成严谨、细致的工作态度。

任务导入 >>>

药品中含有较大量的水分（或其他挥发性物质）时，不仅使药品的含量降低，影响使用剂量，而且易引起水解或致霉败变质，从而使药品失效。那么如何测量药物中水分（或其他挥发性物质）含量呢？

知识学习 >>>

一、概述

干燥失重是指药品在规定条件下，经干燥后所减失重量的百分率。减失的重量主要包括水分、结晶水及其他挥发性物质。取供试品，混合均匀（如为较大的结晶，应先迅速捣碎使成2mm以下的小粒），取约1g或各品种项下规定的重量，置与供试品相同条件下干燥至恒重的扁形称量瓶中，精密称定，除另有规定外，在105℃干燥至恒重。由减失的重量和取样量计算供试品的干燥失重。

计算公式：

$$干燥失重(\%) = \frac{W_1 - W_2}{W_1}$$

式中，W_1为干燥前的供试品重量；W_2为干燥后的供试品重量；$W_1 - W_2$为干燥后减失的重量。

思考题：怎样才能达到恒重，《中国药典》中关于恒重的要求是什么？

二、干燥方法

（一）常压干燥法

本法适用于受热较稳定的药物，如对乙酰氨基酚、维生素 B_1、尼莫地平等。

将供试品置于相同条件下干燥至恒重的扁形称量瓶中，精密称重后，于干燥箱中 105℃下干燥至恒重，按上式计算供试品的干燥失重。

干燥时间除另有规定外，根据含水量的多少，一般在达到指定温度±2℃干燥 2~4 小时，取出后置干燥器中放冷，然后称定重量。第二次或以后各次称重均应在规定条件下继续干燥 1 小时后进行。

（二）干燥剂干燥法

本法适用于受热易分解或挥发的药物，如氯化铵、苯佐卡因、硝酸异山梨酯、马来酸麦角新碱等。

将供试品置于放有干燥剂的干燥器中，利用干燥剂吸收供试品中的水分，干燥至恒重。

常用的干燥剂有硅胶、硫酸和五氧化二磷等，吸水力依次为五氧化二磷＞硅胶＞硫酸，其中以硅胶最为常用。应及时更换干燥剂，使其保持在有效状态。

（三）减压干燥法

本法适用于熔点低、受热不稳定或难去除水分的药物，如消旋山莨菪碱、酒石酸美托洛尔、地高辛、环丙沙星、布洛芬、肾上腺素等。

使用减压干燥器（通常为室温）或恒温减压干燥箱（温度应按各品种项下的规定设置。生物制品除另有规定外，温度 60℃）干燥至恒重，除另有规定外，压力应控制在 2.67kPa（20mmHg）以下。

供试品干燥时，应平铺在扁形称量瓶中，厚度不可超过 5mm，如为疏松物质，厚度不可超过 10mm。放入烘箱或干燥器进行干燥时，应将瓶盖取下，置称量瓶旁，或将瓶盖半开进行干燥；取出时，须将称量瓶盖好。

供试品如未达规定的干燥温度即熔化时，除另有规定外，应先将供试品在低于熔化温度 5~10℃ 的温度下干燥至大部分水分除去后，再按规定条件干燥。生物制品应先将供试品于较低的温度下干燥至大部分水分除去后，再按规定条件干燥。

基于药品的性质、稳定性、含水情况以及其中水分分离的难易程度，《中国药典》（2020 年版）四部通则 0831 "干燥失重测定法"包含了电热恒温干燥器、减压干燥器（常温）和恒温减压干燥器三种干燥器。按药品质量标准项下要求选取合适的干燥器。

> **知识链接**
>
> **在药物干燥过程中通常把水分为结合水和吸附水**
>
> 结合水是存在于药品渗透膜内部或毛细管中的水分。它与物料结合力强，是较难除

去的水分。

吸附水是指存在于药品表面的吸附水分以及较大孔隙中的水分。它与固体物料结合力弱，是容易除去的水分。其蒸气压等于同温度下纯水的饱和蒸气压。

任务发布 >>>

按《中国药典》（2020年版）四部规定，规范操作，独立完成葡萄糖干燥失重的测定任务。

其他待测药物：_____

确定方案 >>>

1. 《中国药典》（2020年版）二部，葡萄糖正文项下描述：葡萄糖在105℃干燥至恒重，减失重量为7.5%～9.5%（通则0831）。

2. 查阅《中国药典》（2020年版）四部通则0831可知，葡萄糖干燥失重的测定采用电热恒温干燥器进行干燥。

测定方案：_____
_____
_____

任务实施 >>>

1. 操作前准备

烘箱、分析天平、干燥器、扁形称量瓶、隔热手套、研钵、称量纸、药匙、葡萄糖原料药、其他试剂等。

2. 取药

取葡萄糖原料药，混合均匀（如为较大的结晶，应先迅速捣碎使成2mm以下的小粒），取约1g，精密称重（W_1）。

3. 装样

称好的药物置与药物相同条件下干燥至恒重的扁形称量瓶中（药物应平铺在扁形称量瓶中，厚度不可超过5mm，如为疏松物质，厚度不可超过10mm），精密称定（W_2）。

4. 干燥

把供试品放入烘箱中105℃进行干燥时，应将瓶盖取下，置称量瓶旁。

5. 干燥后称量

干燥结束后，取出时，须将称量瓶盖好，并置干燥器中放冷（一般需30～60min），然后精密称定。

6. 恒重

称定后的供试品用同样方法继续干燥 1h 后，重复操作，称定重量，直至恒重（W_3）。

7. 计算

$$干燥失重(\%) = \frac{W_1 - W_3}{W_1}$$

8. 结果判断

干燥失重应为 7.5%～9.5%，则符合规定。

9. 清场

操作完成后，将扁形称量瓶中样品倒掉，并清洗干净，将所有仪器、试剂归位。

> 评价与总结 >>>

一、操作注意事项

1. 根据《中国药典》凡例的规定，由于原料药的含量测定应取未经干燥的供试品进行实验，测定后再按干燥品计算，因而干燥失重的数据将直接影响含量测定的结果；当供试品具有引湿性时，宜将含量测定与干燥失重的取样放在同一时间进行。

2. 采用烘箱和恒温减压干燥箱干燥时，待温度升至规定值并达到平衡后（加热温度有冲高现象），再放入供试品，按规定条件进行干燥，同时记录干燥开始的时间。

3. 初次使用新的减压干燥器时，应先将外部用厚布包好，再进行减压，以防破碎伤人。

4. 装有供试品的称量瓶应尽量置于温度计附近，以免因箱内温度不均匀产生温度误差。

5. 测定干燥失重时，常遇到几个供试品同时进行，因此称量瓶（包括瓶盖）宜先用适宜的方法编码标记，以免混淆；称量瓶放入烘箱内的位置以及取出放冷、称重的顺序，应先后一致，较易获得恒重。

6. 称定扁形称量瓶和供试品以及干燥后的恒重，均应准确至 0.1mg。

二、评价标准

评价标准见表 7-7。

表 7-7 葡萄糖干燥失重的测定任务评价标准

评价内容	分值	评分细则
职业素养与操作规范 20 分	5	工作服穿着规范，双手洁净，不染指甲，不留长指甲，不披发得 5 分
	5	爱护仪器，不浪费药品、试剂，及时记录实验数据得 5 分
	5	操作完毕后将仪器、药品、试剂等清理复位得 5 分
	5	清场得 5 分

续表

评价内容		分值	评分细则
技能 80 分	操作前准备	5	清点仪器得 5 分
	干燥 操作	40	药物研磨得 5 分
			药物称量得 5 分
			药物装样得 5 分
			干燥前称量得 5 分
			药物的干燥得 5 分
			干燥后放冷得 5 分
			放冷后称量得 5 分
			干燥至恒重的判断得 5 分
	计算	10	干燥失重计算得 10 分
	检查 结果	25	干燥失重结果与《中国药典》标准比较，完成任务报告单，得 15 分
			在规定时间内完成任务得 10 分

三、任务报告单

任务报告单见表 7-8。

表 7-8　葡萄糖干燥失重的测定任务报告单

检验日期		检品名称		
平行次数	药物的取用质量 W_1/g	干燥前药物和称量瓶的总质量 W_2/g	干燥至恒重后药物和称量瓶的总质量 W_3/g	干燥失重
第 1 次				
第 2 次				
干燥失重平均值				
标准规定				
结果判断		□符合规定	□不符合规定	
检验人		复核人		

任务检测

一、单选题

1. 必须做干燥失重检查的是（　　）。
   A. 片剂　　　B. 颗粒剂　　　C. 胶囊剂　　　D. 栓剂　　　E. 膜剂

2. 对干燥失重法的描述不正确的是（　　）。
   A. 硅胶为常用的干燥剂
   B. 对受热不稳定的药物可采用减压干燥法
   C. 五氧化二磷可重复使用
   D. 硅胶可重复使用

3. 干燥失重检测药物中的（　　）。
   A. 酸不溶性灰分　　　　　　　　B. 水分及不挥发性油脂类
   C. 水分及挥发性成分　　　　　　D. 总灰分
4. 干燥失重检查的杂质不包括（　　）。
   A. 残留溶剂　　B. 结晶水　　C. 挥发性物质　　D. 砷化氢
5. 干燥至恒重的称量瓶重为 28.9232g，干燥前总重（称量瓶＋药品）为 29.9493g，干燥至恒重的总重（干燥至恒重的称量瓶＋药品）为 29.9391g。根据上述实验数据计算本品的干燥失重为（　　）。
   A. 0.27%　　　B. 0.28%　　　C. 0.29%　　　D. 1.00%
   E. 0.99%
6. 干燥失重测定属于（　　）。
   A. 萃取法　　B. 挥发法　　C. 沉淀法　　D. 滴定法

二、多选题

干燥失重测定法有（　　）。
   A. 常压恒温干燥法　　　　　　B. 干燥剂干燥法
   C. 减压干燥法　　　　　　　　D. 摩尔法
   E. 白田道夫法

三、判断题（对的请打"√"，错的请打"×"）

1. 颗粒剂的干燥失重不得超过8%。（　　）
2. 干燥失重在1.0%以下的品种可只做一份，1.0%以上的品种应同时做平行试验两份。（　　）

四、简答题

1. 样品在105℃干燥至恒重后，工作人员如何从干燥箱取出称量瓶以防止烫伤？
2. 检查卡马西平原料的干燥失重时，需要干燥至恒重吗？
3. 干燥失重检查，一般需做几份平行样品？
4. 干燥失重测定有哪些方法？常用的干燥剂各有什么特点？

任务五　青霉素 V 钾水分的测定

【学习目标】

知识目标：掌握水分测定检查的原理和方法。

技能目标：能熟练地对药物进行水分测定的检查；能根据《中国药典》（2020年版）有关规定对水分测定检查结果作出正确判断；能规范清场。

素质目标： 具备节约资源的环保意识和实验安全意识。

任务导入

2023 年 6 月 20 日，国家药监局发布关于 15 批次药品不符合规定的通告（2023 年第 26 号）：经广州市药品检验所等 8 家药品检验机构检验，15 家企业生产的妇康片等 15 批次药品不符合规定，其中炒酸枣仁 5 批均为水分项目不符合规定。

水分测定是药品质量标准中的常规检查项目。药品中的水分包括结晶水和吸附水，控制药品的水分可预防药品吸潮、霉变、水解、氧化等，有助于保持药品的稳定性和药效作用，进而有助于减少企业生产损耗及节约能源。因此，有必要对药品中的水分进行检查并控制其限度。

知识学习

《中国药典》（2020 年版）四部"通则 0832 水分测定法"项下收载了五种检查方法：费休氏法、烘干法、减压干燥法、甲苯法和气相色谱法。

一、费休氏法

费休氏法是水分测定的各类理化方法中对水最为专一、最为准确的方法。该经典方法，经过不断的改进，提高了准确度，扩大了测量范围。费休氏法适用于任何可溶解于费休氏试液但不与费休氏试液起化学反应的药物的水分测定，故对遇热易破坏的样品能用该法测定。

费休氏法包括容量滴定法和库仑滴定法。

（一）容量滴定法

本法是根据碘和二氧化硫在吡啶和甲醇溶液中与水定量反应的原理来测定水分。所用仪器应干燥，并能避免空气中水分的侵入；测定应在干燥处进行。

精密称取供试品适量（消耗费休氏试液 1～5ml），除另有规定外，溶剂为无水甲醇，用水分测定仪直接测定。或精密称取供试品适量，置干燥的具塞锥形瓶中，加溶剂适量，在不断振摇（或搅拌）下用费休氏试液滴定至溶液由浅黄色变为红棕色，或用永停滴定法（通则 0701）指示终点；另做空白试验，按下式计算：

$$供试品中水分含量(\%) = \frac{(A-B)F}{W}$$

式中，A 为供试品所消耗费休氏试液的体积，ml；B 为空白所消耗费休氏试液的体积，ml；F 为每 1ml 费休氏试液相当于水的重量，mg；W 为供试品的重量，mg。

（二）库仑滴定法

于滴定杯加入适量费休氏试液，先将试液和系统中的水分预滴定除去，然后精密量取供试品适量（含水量为 0.5~5mg 或仪器建议的使用量），迅速转移至滴定杯中，或经适宜的无机溶剂溶解后，迅速注入至滴定杯中，以永停滴定法（通则 0701）指示终点，从仪器显示屏上直接读取供试品中水分的含量，其中每 1mg 水相当于 10.72C 电量。

二、烘干法

烘干法是测定物质加热前后的质量改变量。即通过热力学手段对样品加热，样品中的水分经加热而挥发，通过精确测量加热前后样品的质量值，从而得出样品中水分含量的相对值，因此，烘干法适用于不含或少含挥发性成分的药品。

取供试品 2~5g，如果供试品的直径或长度超过 3mm，在称取前应快速制成直径或长度不超过 3mm 的颗粒或碎片平铺于干燥至恒重的扁形称量瓶中，厚度不超过 5mm，疏松供试品不超过 10mm，精密称定，开启瓶盖在 100~105℃ 干燥 5 小时，将瓶盖盖好，移置干燥器中，放冷 30 分钟，精密称定，再在上述温度干燥 1 小时，放冷，称重，至连续两次称重的差异不超过 5mg 为止。根据减失的重量，计算供试品中含水量（％）。

三、减压干燥法

减压干燥法利用低压下水的沸点降低的原理，适用于含有挥发性成分的贵重药品，也适用于其他高温下易分解、变质的药品（如蜂胶等）。样品消耗量少，用过的样品可以回收再利用，样品一般先破碎并需通过二号筛。

选取直径 30cm 左右减压干燥器，在其中放入装有五氧化二磷干燥剂的直径 12cm 左右的培养皿，干燥剂铺成 0.5~1cm 的厚度即可。

取供试品 2~4g，混合均匀，分别取 0.5~1g，置已在供试品同样条件下干燥并称重的称量瓶中，精密称定，打开瓶盖，放入上述减压干燥器中，抽气减压 2.67kPa（20mmHg）以下，并持续抽气半小时，室温放置 24 小时。在减压干燥器出口连接无水氯化钙干燥管，打开活塞，待内外压一致，关闭活塞，打开干燥器，盖上瓶盖，取出称量瓶迅速精密称定重量，计算供试品中的含水量（％）。

四、甲苯法

甲苯法主要是利用水与甲苯的沸点不同、密度不同且相互不溶等物理性质，将供试品与甲苯混合蒸馏，水、挥发性成分可随甲苯一同馏出。水与甲苯不相混溶，收集于水分测定管下层，而挥发性成分溶于甲苯，并与其一同收集于水分测定管上层，水与挥发性成分完全分离。根据水在一定温度时的相对密度和水分测定管中水的体积读数，可计算或直接读供试品的含水量（g）。甲苯法适用于蜜丸类（大蜜丸、小蜜丸）制剂和含挥发性成分且成分复杂的药品，主要用于中药水分测定。

取供试品适量（相当于含水量 1~4ml），精密称定，置 A 瓶中，加甲苯约 200ml，必要时加入干燥、洁净的无釉小瓷片数片或玻璃珠数粒，连接仪器，自冷凝管顶端加入甲苯至充满 B 管的狭细部分（见图 7-1）。将 A 瓶置电热套中或用其他适宜方法缓缓加热，待甲苯开始沸腾时，调节温度，使每秒馏出 2 滴。待水分完全馏出，即测定管刻度部分的水量不再增加时，将冷凝管内部先用甲苯冲洗，再用饱蘸甲苯的长刷或其他适宜方法，将管壁上附着的甲苯推下，继续蒸馏 5 分钟，放冷至室温，拆卸装置，如有水黏附在 B 管的管壁上，可用蘸甲苯的铜丝推下，放置使水分与甲苯完全分离（可加亚甲蓝粉末少量，将水染成蓝色，以便分离观察）。检读水量，并计算供试品的含水量（%）。

五、气相色谱法

气相色谱法简便、快速、灵敏、准确，且不受样品其他组分的干扰，不受环境湿度的影响，被广泛用于各类制剂水分的测定。

色谱条件与系统适用性试验：用直径为 0.18～0.25mm 的二乙烯苯-乙基乙烯苯型高分子多孔小球作为载体，或采用极性与之相适应的毛细管柱，柱温为 140～150℃，热导检测器检测。注入无水乙醇，照气相色谱法（通则 0521）测定，应符合下列要求：

① 理论板数按水峰计算应大于 1000，理论板数按乙醇峰计算应大于 150；

② 水和乙醇两峰的分离度应大于 2；

③ 用无水乙醇进样 5 次，水峰面积的相对标准偏差不得大于 3.0%。

对照溶液的制备：取纯化水约 0.2g，精密称定，置 25ml 量瓶中，加无水乙醇至刻度，摇匀，即得。

供试品溶液的制备：取供试品适量（含水量约 0.2g），剪碎或研细，精密称定，置具塞锥形瓶中，精密加入无水乙醇 50ml，密塞，混匀，超声处理 20 分钟，放置 12 小时，再超声处理 20 分钟，密塞放置，待澄清后倾取上清液，即得。

测定法：取无水乙醇、对照溶液及供试品溶液各 1～5μl，注入气相色谱仪，测定，即得。

对照溶液与供试品溶液的配制须用新开启的同一瓶无水乙醇。

用外标法计算供试品中的含水量。计算时应扣除无水乙醇中的含水量，方法如下：

对照溶液中实际加入的水的峰面积＝对照溶液中总水峰面积－K×对照溶液中乙醇峰面积

供试品中水的峰面积＝供试品溶液中总水峰面积－K×供试品溶液中乙醇峰面积

$$K = \frac{无水乙醇中水峰面积}{无水乙醇中乙醇峰面积}$$

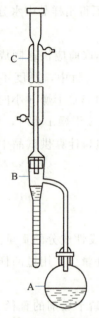

图 7-1 甲苯法仪器装置
A—500ml 的短颈圆底烧瓶；
B—水分测定管；C—直形冷凝管
（外管长 40cm）

任务发布

按《中国药典》(2020年版) 四部规定，规范操作，独立完成青霉素 V 钾水分的测定任务。

其他待测药物：_____

确定方案

1. 《中国药典》(2020年版) 二部，青霉素 V 钾正文项下描述：本品的含水量不得过 1.5%。

2. 查看《中国药典》(2020年版) 四部通则 0832 可知，青霉素 V 钾水分的测定采用第一法（容量滴定法）测定。

测定方案：_____
_____
_____

任务实施

1. 操作前准备

分析天平、滴定管、滴定台、量筒、称量纸、药匙、洗瓶、胶头滴管、滤纸、烧杯、具塞锥形瓶、玻璃棒、青霉素 V 钾原料药、碘、无水吡啶、无水甲醇、纯化水、其他试剂等。

2. 费休氏试液的制备

称取碘（置硫酸干燥器内 48 小时以上）110g，置干燥的具塞锥形瓶中，加无水吡啶 160ml，注意冷却，振摇至碘全部溶解，加无水甲醇 300ml，称定重量，将锥形瓶至冰浴中冷却，在避免空气中水分侵入的条件下，通入干燥的二氧化硫至重量增加 72g，再加无水甲醇使成 1000ml，密塞，摇匀，在暗处放置 24 小时。

3. 费休氏试液的标定

精密称取纯化水 10～30mg，置干燥的具塞锥形瓶中，除另有规定外，加无水甲醇适量，在避免空气中水分侵入的条件下，用费休氏试液滴定至溶液由浅黄色变为红棕色；另做空白试验。

4. 标定的计算

$$F=\frac{W}{A-B}$$

式中，F 为每 1ml 费休氏试液相当于水的重量，mg；W 为称取纯化水的重量，mg；A 为滴定所消耗费休氏试液的体积，ml；B 为空白所消耗费休氏试液的体积，ml。

5. 药物的滴定

精密称取供试品适量,置干燥的具塞锥形瓶中,加溶剂适量,在不断振摇(或搅拌)下用费休氏试液滴定至溶液由浅黄色变为红棕色;另做空白试验。

6. 水分的计算

$$供试品中水分含量(\%) = \frac{(A-B)F}{W}$$

式中,A 为供试品所消耗费休氏试液的体积,ml;B 为空白所消耗费休氏试液的体积,ml。F 为每 1ml 费休氏试液相当于水的重量,mg;W 为供试品重量,mg。

7. 结果判断

水分含量不得超过 1.5%,则符合规定。

8. 清场

操作完成后,将滴定管和具塞锥形瓶中的反应试液倒入废液桶,并清洗干净,将所有仪器、试剂归位。

评价与总结

一、操作注意事项

1. 费休氏试液应贮存于自动滴定管内,进入滴定管的空气应缓慢通过干燥剂。
2. 费休氏试液的浓度低于 2.5mg/ml 时,即不应使用。
3. 费休氏试液的浓度应在每次使用前,重新标定。
4. 滴定操作宜在通风橱内,并保持橱内干燥。
5. 费休氏试液对光线敏感,滴定管的贮瓶应用黑纸遮光。

二、评价标准

评价标准见表 7-9。

表 7-9 青霉素 V 钾水分的测定任务评价标准

评价内容		分值	评分细则
职业素养与操作规范 20 分		5	工作服穿着规范,双手洁净,不染指甲,不留长指甲,不披发得 5 分
		5	爱护仪器,不浪费药品、试剂,及时记录实验数据得 5 分
		5	操作完毕后将仪器、药品、试剂等清理复位得 5 分
		5	清场得 5 分
技能 80 分	操作前准备	5	清点仪器得 5 分
	费休氏试液的制备和标定	30	费休氏试液的制备得 10 分
			费休氏试液的标定得 5 分
			标定终点的判断得 5 分
			标定的空白滴定得 5 分

续表

评价内容		分值	评分细则
技能 80分	费休氏试液的制备和标定	30	标定的计算得5分
	药品测定	20	药品的滴定得5分
			药品滴定终点判断得5分
			空白滴定得5分
			水分计算得5分
	检查结果	25	检测结果与《中国药典》标准比较,完成任务报告单,得15分
			在规定时间内完成任务得10分

三、任务报告单

任务报告单见表7-10。

表7-10 青霉素V钾水分的测定任务报告单

检验日期		检品名称		
平行次数	标定时称取的纯化水重量 W/mg	标定时滴定所消耗费休氏试液的体积 A/ml	标定时空白所消耗费休氏试液的体积 B/ml	每1ml费休氏试液相当于水的重量 F/mg
第1次				
第2次				
第3次				
平均每1ml费休氏试液相当于水的重量 $\overline{F}$/mg				
供试品重量 W/mg		供试品所消耗费休氏试液的体积 A/ml		供试品对应的空白所消耗费休氏试液的容积 B/ml
供试品中水分含量/%				
标准规定				
结果判断		□符合规定		□不符合规定
检验人			复核人	

任务检测

一、单选题

1. 供试品干燥时,应平铺在扁形称量瓶中,厚度不超过（　　）。
   A. 2mm　　　B. 3mm　　　C. 5mm　　　D. 15mm

2. 对于费休氏法而言,针对吡啶与甲醇是否参加滴定反应的说法正确的是（　　）。
   A. 吡啶参加反应,甲醇不参加反应　　　B. 吡啶不参加反应,甲醇参加反应

C. 吡啶参加反应，甲醇参加反应　　　　D. 吡啶不参加反应，甲醇不参加反应

3. 下列方法中，测定的水分含量最为准确的是（　　）。

A. 费休氏法　　　B. 直接干燥法　　　C. 红外吸收光谱法　　　D. 红外线干燥法

二、简答题

请比较干燥失重测定与水分测定的异同。

任务六　阿司匹林易炭化物的检查

【学习目标】

　　知识目标：掌握易炭化物检查的原理和方法。

　　技能目标：能熟练地对药物进行易炭化物的检查；能根据《中国药典》（2020年版）有关规定对易炭化物检查结果作出正确判断；能规范清场。

　　素质目标：增强实验安全和工作安全意识。

任务导入

　　易炭化物系指药品中遇硫酸易炭化或易氧化而呈色的微量有机杂质。这类杂质多数未知，一般是由制造过程中所残留或在贮藏期间分解所产生的，用硫酸呈色的方法可以简便地检查它们的总量。

知识学习

　　易炭化物检查的具体方法收载在《中国药典》（2020年版）四部"通则0842易炭化物检查法"项下。

　　取内径一致的比色管两支：甲管中加各品种项下规定的对照溶液5ml；乙管中加硫酸［含H_2SO_4 94.5%～95.5%（g/g）］5ml后，分次缓缓加入规定量的供试品，振摇使溶解。除另有规定外，静置15分钟后，将甲、乙两管同置白色背景前，平视观察，乙管中所显颜色不得较甲管更深。

　　下面以阿司匹林易炭化物的检查为例介绍药物易炭化物检查的试验操作。

知识链接

浓硫酸使用注意事项

　　浓硫酸是一种无色无味黏稠液体，具有强腐蚀性和强氧化性，在储存和使用过程中一定要严格按照规范操作，注意安全。

1. 健康危害

浓硫酸对皮肤、黏膜等组织有强烈的刺激和腐蚀作用。其蒸气或雾可引起结膜炎、结膜水肿、角膜混浊，甚至失明。刺激呼吸道，重者发生呼吸困难和肺水肿；高浓度引起喉痉挛或声门水肿而窒息而亡。口服后引起消化道烧伤以致溃疡；严重者可能出现胃穿孔、腹膜炎、肾损害、休克等，口服浓硫酸致死量约为5毫升。皮肤灼伤轻者出现红斑，重者形成溃疡，愈后瘢痕收缩功能受影响。溅入眼内可造成灼伤，甚至角膜穿孔、全眼炎以致失明。

2. 防护措施

呼吸系统防护：可能接触硫酸蒸气或烟雾时，必须佩戴防毒面具或供气式头盔。紧急事态抢救或逃生时，建议佩戴自给式呼吸器或用湿布捂住口鼻。眼睛防护：戴化学安全防护眼镜。防护服：穿工作服（防腐材料制作）和胶鞋。手防护：戴橡胶手套。

其他：工作场所应通风，有水源和消防器材，应设安全淋浴和眼睛冲洗器具。工作后，淋浴更衣。单独存放被污染的衣服，洗后再用。保持良好的卫生习惯。

3. 浓硫酸稀释

浓硫酸溶于水后放出大量的热，因此浓硫酸稀释时常将浓硫酸沿器壁慢慢注入水中（烧杯用玻璃棒引流），并不断搅拌，使稀释产生的热量及时散出。不能将水加入酸中，否则会产生飞溅，导致灼伤。稀释好的硫酸应冷却至室温后存放入试剂瓶中。

任务发布

按《中国药典》（2020年版）四部规定，操作规范，独立完成阿司匹林易炭化物的检查任务。

其他待测药物：_____

确定方案

1. 《中国药典》（2020年版）二部，阿司匹林正文项下描述：取本品0.50g，依法检查（通则0842），与对照液（取比色用氯化钴液0.25ml、比色用重铬酸钾液0.25ml、比色用硫酸铜液0.40ml，加水使成5ml）比较，不得更深。

2. 查看《中国药典》（2020年版）四部通则0842，依法进行易炭化物检查。

检验方案：_____
_____
_____

任务实施

1. 操作前准备

分析天平、比色管、比色管架、称量纸、药匙、洗瓶、滤纸、刻度吸管、洗耳球、研钵、阿司匹林原料药、硫酸[含H_2SO_4 94.5%～95.5%（g/g）]、氯化钴液、重铬酸钾液、硫酸铜液、其他试液等。

2. 比色管配对

选取内径一致的比色管两支，编号为甲管、乙管。

3. 对照品溶液的制备

分别精密量取比色用氯化钴液 0.25ml、比色用重铬酸钾液 0.25ml、比色用硫酸铜液 0.40ml 于甲管中，加水使成 5ml，摇匀。

4. 药品的称量

精密称取阿司匹林 0.50g。

5. 供试品溶液的制备

取乙管，加硫酸［含 H_2SO_4 94.5%～95.5%（g/g）］5ml 后，分次缓缓加入已称量的阿司匹林药品，振摇使其溶解。

6. 比色

对照品溶液和供试品溶液静置 15min 后，将甲乙两管同置白色背景前，平视观察。

7. 结果判断

乙管中所显颜色应不得较甲管更深，则符合规定。

8. 清场

操作完成后，将比色管中的反应试液倒掉，并清洗干净，将所有仪器、试剂归位。

评价与总结

一、操作注意事项

1. 比色管应干燥、洁净，如乙管中加硫酸后，在加入供试品之前已显色，应重新洗涤比色管，干燥后再使用。

2. 乙管必须先加硫酸而后再加供试品，以防供试品黏结在管底，不易溶解完全。

3. 必须分次向乙管缓缓加入供试品，边加边振摇，使溶解完全，避免一次加入量过多而导致供试品结成团，被硫酸炭化液包裹后溶解很困难。

4. 如《中国药典》规定需加热才能溶解时，可取供试品与硫酸混合均匀，加热溶解后，放冷至室温，再移至比色管中；加热条件应严格按《中国药典》规定。

5. 易炭化物与硫酸呈现的颜色，与硫酸浓度、温度和放置时间有关，操作中应严格控制实验条件。

二、评价标准

评价标准见表 7-11。

表 7-11　阿司匹林易炭化物的检查任务评价标准

评价内容		分值	评分细则
职业素养与操作规范 20 分		5	工作服穿着规范,双手洁净,不染指甲,不留长指甲,不披发得 5 分
		5	爱护仪器,不浪费药品、试剂,及时记录实验数据得 5 分
		5	操作完毕后将仪器、药品、试剂等清理复位得 5 分
		5	清场得 5 分
技能 80 分	操作前准备	5	清点仪器得 5 分
		10	配制试液得 10 分
	仪器配对	5	比色管配对得 5 分
	溶液制备	25	对照品溶液的制备得 10 分
			药品的称量得 5 分
			供试品溶液的制备得 10 分
	比色	10	对照品溶液和供试品溶液静置 15min 得 5 分
			对比方法正确得 5 分
	检查结果	25	检测结果与《中国药典》标准比较,完成任务报告单,得 15 分
			在规定时间内完成任务得 10 分

三、任务报告单

任务报告单见表 7-12。

表 7-12　阿司匹林易炭化物的检查任务报告单

检验日期			
检品名称		取样量	
实际操作试验现象			
标准规定			
结果判断	□符合规定		□不符合规定
检验人		复核人	

任务检测

单选题

1. 易炭化物是指（　　）。
   A. 有机氧化物　　　　　　　　　　B. 有色络合物
   C. 药物中存在的有色杂质　　　　　D. 影响药物澄明度的无机杂质
   E. 药物中夹杂的遇硫酸易炭化或氧化而呈色的有机杂质

2. 易炭化物是指药品中存在的遇（　　）溶液易炭化或易氧化呈色的有机杂质。
   A. 硫酸　　　　B. 硝酸　　　　C. 盐酸　　　　D. 磷酸
   E. 高氯酸

任务七　葡萄糖炽灼残渣的检查

【学习目标】

知识目标：掌握炽灼残渣检查的原理和方法。

技能目标：能熟练地对药物进行炽灼残渣的检查；能根据《中国药典》（2020年版）有关规定对炽灼残渣检查结果作出正确判断；能规范清场。

素质目标：养成透过现象看本质的思维方式。

任务导入 >>>

在影视作品中我们经常听到"你化成灰我也认得你"，这句话一般形容两个人非常熟悉或一个人对另一个人有着刻骨铭心的仇恨。这句话当然是夸张的说法。但是在药物杂质检验过程中，我们真的用到了"化成灰再认识你"的方法，这就是炽灼残渣检查法。

知识学习 >>>

炽灼残渣是指有机药物经炭化或挥发性无机药物加热分解后，加硫酸、高温炽灼，所产生的非挥发性无机杂质的硫酸盐。

炽灼残渣检查用于控制有机药物和挥发性无机药物中存在的非挥发性无机杂质。具体方法收载在《中国药典》（2020年版）四部"通则0841 炽灼残渣检查法"项下。

取供试品1.0～2.0g或各品种项下规定的质量，置已炽灼至恒重的坩埚（如供试品分子结构中含有碱金属或氟元素，则应使用铂坩埚）中，精密称定，缓缓炽灼至完全炭化，放冷；除另有规定外，加硫酸0.5～1ml使湿润，低温加热至硫酸蒸气除尽后，在700～800℃炽灼使完全灰化，移置干燥器内，放冷，精密称定后，再在700～800℃炽灼至恒重，即得。

任务发布 >>>

按《中国药典》（2020年版）四部规定，规范操作，独立完成葡萄糖炽灼残渣的检查任务。

其他待测药物：_____

确定方案 >>>

1.《中国药典》（2020年版）二部，葡萄糖正文项下描述：本品的炽灼残渣质量不超过药品质量的 0.1%（通则 0841）。

2. 查阅《中国药典》（2020 年版）四部通则 0841，依法进行葡萄糖的炽灼残渣检查。

检验方案：＿＿＿＿＿＿＿＿＿＿＿＿＿＿＿＿＿＿＿＿＿＿＿＿＿＿＿＿＿＿＿＿＿＿
＿＿
＿＿

任务实施

1. 操作前准备

马弗炉、分析天平、电炉、坩埚、干燥器、称量纸、药匙、洗瓶、滤纸、玻璃棒、葡萄糖原料药、浓硫酸、其他试液等。

2. 取样

取葡萄糖 1.0~2.0g，置已炽灼至恒重的坩埚中（W），精密称定（W_1）。

3. 炭化

将装有葡萄糖的坩埚置于电炉上缓缓炽灼至完全炭化为黑色，不再冒烟为止，停止加热，放冷。

4. 灰化

在已放冷的炭化物中加硫酸 0.5~1ml 湿润，低温加热至硫酸蒸气除尽后，在 700~800℃炽灼使完全灰化，移置干燥器内，放冷，精密称定。

5. 恒重

将灰化产物在 700~800℃炽灼至恒重，即得（W_2）。

6. 结果计算

$$炽灼残渣(\%) = \frac{W_2 - W}{W_1 - W}$$

7. 结果判断

炽灼残渣不得超过 1.5%，则符合规定。

8. 清场

操作完成后，将试管中的反应试液倒入废液桶，并清洗干净，将所有仪器、试剂归位。

评价与总结

一、操作注意事项

1. 炭化与灰化的前一段操作应在通风橱内进行。供试品放入高温炉前，务必完成炭化并除尽硫酸蒸气。必要时，高温炉应加装排气管道。

2. 供试品的取用量，除另有规定外，一般1.0～2.0g（炽灼残渣限度为0.1%～0.2%）。如有限度较高的品种，可调整供试品的取用量，使炽灼残渣的量为1～2mg。

3. 坩埚应编码标记，盖子与坩埚应编码一致。从高温炉中取出时的温度、先后次序、在干燥器内的放冷时间以及称量顺序，均应前后一致；同一干燥器内同时放置的坩埚最好不超过4个，否则不易达到恒重。

4. 坩埚放冷后干燥器内易形成负压，应小心开启干燥器，以免吹散坩埚内的轻质残渣。

5. 炽灼残渣如需留作重金属检查，炽灼温度必须控制在500～600℃。

6. 如供试品中含有碱金属或氟元素时，可腐蚀坩埚，应使用铂坩埚。在高温条件下夹取热铂坩埚时，宜用钳头包有铂层的坩埚钳。

7. 开关炉门时，应注意勿损坏高质耐火绝缘层。

二、评价标准

评价标准见表7-13。

表7-13 葡萄糖炽灼残渣的检查任务评价标准

评价内容		分值	评分细则
职业素养与操作规范 20分		5	工作服穿着规范，双手洁净，不染指甲，不留长指甲，不披发得5分
		5	爱护仪器，不浪费药品、试剂，及时记录实验数据得5分
		5	操作完毕后将仪器、药品、试剂等清理复位得5分
		5	清场得5分
技能 80分	操作前准备	5	清点仪器和试剂得5分
	取样	10	称取规定质量药品得10分
	炭化	10	炭化得10分
	灰化	15	硫酸润湿5分
			低温加热至硫酸蒸气除尽得5分
			700～800℃炽灼使完全灰化得5分
	恒重	5	坩埚炽灼至恒重得5分
	计算	10	计算炽灼残渣得10分
	检查结果	25	检测结果与《中国药典》标准比较，完成任务报告单，得15分
			在规定时间内完成任务得10分

三、任务报告单

任务报告单见表7-14。

表7-14 葡萄糖炽灼残渣的检查任务报告单

检验日期		检品名称	
药典规定的炽灼残渣量			

续表

恒重的空坩埚质量 W/mg		炽灼前药物和坩埚的总质量 W_1/mg		药物和坩埚炽灼至恒重后的总质量 W_2/mg	
炽灼残渣计算结果/%					
标准规定					
结果判断		□符合规定		□不符合规定	
检验人			复核人		

任务检测

一、配伍选择题

A. 氯化物　　　B. 硫酸盐　　　C. 铁盐　　　D. 炽灼残渣　　　E. 澄清度

以下方法所检查的杂质是：

1. 在盐酸酸性溶液中，与硫氰酸铵试液反应，生成红色可溶性配位离子。（　　）
2. 在盐酸溶液中，与氯化钡溶液反应，形成白色浑浊液。（　　）
3. 药物中的微量不溶性物质。（　　）
4. 有机药物中各种无机杂质（金属的氧化物或盐等）。（　　）

二、单选题

1. 若炽灼残渣留做重金属检查时，炽灼温度应控制在（　　）。

A. 500℃以下　　　B. 600℃以上　　　C. 700～800℃　　　D. 650℃

E. 500～600℃

2. 测定某药物的炽灼残渣，坩埚在700℃炽灼至恒重后质量为30.2080g，加入样品后共重31.2030g，照炽灼残渣检查法处理、炽灼后，称得质量为30.2092g，则炽灼残渣为（　　）。

A. 1.2%　　　B. 0.12%　　　C. 98.8%　　　D. 99.9%

3. 进行炽灼残渣检查时，样品的炽灼温度为（　　）。

A. 400～500℃　　　B. 500～600℃　　　C. 600～700℃　　　D. 700～800℃

E. 500℃以下

三、多选题

1. 下列杂质的检查采用的是重量法的是（　　）。

A. 干燥失重　　　B. 重金属　　　C. 炽灼残渣　　　D. 砷盐

2. 下列关于炽灼残渣的叙述，正确的是（　　）。

A. 氯化铵可以灼炽残渣

B. 所有的有机物和无机药物都可以炽灼残渣

C. 炽灼残渣要加硫酸处理

D. 炽灼残渣要加硝酸处理

E. 炽灼温度控制在700～800℃

任务八　葡萄糖氯化钠注射液中 5-羟甲基糠醛的检查

【学习目标】

知识目标：掌握特殊杂质的概念和检查原理。

技能目标：能熟练地使用仪器和试剂对药物中的特殊杂质进行检查；能根据《中国药典》（2020 年版）有关规定对特殊杂质的检查结果作出正确判断；能规范清场。

素质目标：养成对具体问题具体分析的能力，独立查阅药典、解决问题的能力。

任务导入

特殊杂质是指在药物的生产和贮存过程中，根据药物的性质、生产方式和工艺条件，有可能引入的杂质。另外，一般将与主药密切相关的原料、中间体、副产物或分解产物等特殊杂质称为有关物质，将甾体类药物中的特殊杂质称为其他甾体。这类杂质随药物的不同而异。药物中特殊杂质（或有关物质）的研究是药物质量控制的重要部分。该研究可以为药物的生产工艺优化、质量研究与控制、稳定性考察、药理毒理及临床研究等提供重要的参考依据。

知识学习

药物的品种繁多，特殊杂质也多种多样，如异烟肼中的游离肼、维生素 E 中的生育酚、阿托品中的莨菪碱、阿司匹林中的水杨酸、肾上腺素中的肾上腺酮等。由于特殊杂质多种多样，药物中特殊杂质的检查一定要遵循具体问题具体分析的原则。

药物中特殊杂质的检查主要是利用药物与杂质在物理和化学性质上的差异选择适当的方法进行检查。常用的特殊杂质的检查方法一般有物理法、化学法、光谱法和色谱法。

一、物理法

利用药物与杂质在臭、味、挥发性、颜色、溶解性及旋光性等方面的差异，检查所含杂质是否符合限量规定。如葡萄糖的颜色检查是通过检查供试品溶液的颜色来控制其有色杂质的量，硫酸阿托品中莨菪碱的检查是测定旋光度来控制杂质的限量等。

二、化学反应法

（一）容量分析方法

利用药物与杂质在酸碱性及氧化还原性等方面的差异，用标准溶液滴定来测定杂质含量。如维生素 E 的酸度检查。

（二）重量分析方法

在一定实验条件下测定遗留物质量，如中药灰分的测定。

（三）比色法和比浊法

利用杂质特有的呈色反应（比色法）和沉淀反应（比浊法）与标准对照。如盐酸吗啡中溶液的澄清度的检查、氯化钠中钡盐的检查等。

三、光谱法

（一）紫外分光光度法

利用药物与杂质紫外特征吸收的差异进行检查。如肾上腺素中酮体的检查，利用酮体在 310nm 处有较强吸收，而肾上腺素在此波长处无吸收的特点进行检查。

（二）原子吸收分光光度法

原子吸收分光光度法是一种灵敏度高、专属性强的测定方法，主要用于微量金属元素的测定。通常采用标准加入法控制药物中金属杂质的含量：取供试品，按各品种项下的规定，制备供试品溶液；另取等量的供试品，加入限度量的待测元素溶液，制成对照品溶液。设对照溶液的读数为 a，供试品溶液的读数为 b，b 值应小于 $(a-b)$。如碳酸锂中钾、钠的检查等。

（三）红外分光光度法

在杂质检查中，红外分光光度法主要用于药物中无效或低效晶型的检查。某些多晶型药物的晶型结构不同，某些化学键的键长、键角存在不同程度的差异，导致红外吸收光谱中的某些特征带的频率、峰形和强度出现显著差异。利用这些差异，可以进行药物中低效或无效晶型的检查，结果可靠。如甲苯咪唑中 A 晶型的检查等。

四、色谱法

（一）纸色谱法（PC）

取一定量供试品溶液、杂质限量对照品溶液，于同一色谱滤纸上点样，展开，检出后，比较杂质斑点的个数、颜色深浅或荧光强度等。通常用于极性较大的药物或放射性药物的检查。该法展开时间长、斑点较为扩散、不能用强酸等腐蚀性显色剂。如盐酸苯乙双胍中有关物质的检查等。

（二）薄层色谱法（TLC）

类似纸色谱法，但更简便、快速、灵敏，不需特殊设备，适用于有机杂质的检查。

TLC法按操作方法又可归纳为如下几种情况：

1. 杂质对照品法

适用于待检杂质已经确定，并且具备该杂质的对照品的情况。

方法：根据杂质限量，取一定浓度已知杂质的对照品溶液和供试品溶液，分别点在同一薄层板上，展开，显色定位，检查，供试品溶液所显杂质斑点与杂质对照溶液主斑点进行比较。如异烟肼中游离肼的检查等。

2. 供试品溶液自身稀释对照法

适用于杂质不确定，或杂质已知但没有杂质对照品的情况。该法仅限于杂质斑点颜色与主成分斑点颜色相同或相近的情况。

方法：将供试品溶液按限量要求稀释成一定浓度作为对照品溶液，将对照品溶液和供试品溶液分别点在同一薄层板上，展开，显色定位，检查，供试品溶液所显杂质斑点与对照品溶液主斑点进行比较，不得更深。如布洛芬中有关物质检查等。

3. 杂质对照品与供试品溶液自身稀释对照并用法

适用于药物中存在多个杂质时，其中已知杂质有对照品，采用杂质对照品法检查，共存的未知杂质或没有对照品的杂质，则同时采用供试品溶液自身稀释对照法检查。

4. 对照药物法

适用于无杂质对照品，或者供试品的杂质斑点颜色与主成分斑点颜色有差异的情况。

方法：采用与供试品相同的药物作为对照。对照药物中所含待检杂质需符合限量要求，稳定性好。如马来酸麦角新碱中有关物质检查等。

（三）高效液相色谱法（HPLC）

本法分离效能高、专属性强、灵敏度高，适用于有机杂质的检查，但更多地用于含量测定。

1. 外标法

适用于有杂质的对照品，进样量能精确控制的情况。

方法：配制杂质对照品溶液和供试品溶液，分别取一定量注入色谱仪，测定杂质对照品和供试品溶液中杂质峰的响应，按外标法计算杂质含量。如阿司匹林中水杨酸的检查等。

2. 不加校正因子的主成分自身对照法

适用于没有杂质的对照品的情况。

方法：将供试品溶液稀释配制对照溶液并调节仪器灵敏度后，取供试品溶液和对照品溶液适量，分别进样，除另有规定外，前者的记录时间应为主成分色谱峰保留时间的2倍，测量供试品溶液色谱图上各杂质的峰面积，并与对照品溶液主成分的峰面积比较，计算杂质含量。如利巴韦林中有关物质的检查等。

3. 加校正因子的主成分自身对照法

适用于已知杂质的情况，本法优点是既省去了杂质对照品，又考虑到了杂质与主成分响应因子的不同所引起的测定误差，准确度好。

方法：将供试品溶液稀释成和规定中限度相当的溶液作为对照溶液，取供试品溶液和对照品溶液适量，分别进样，记录色谱图。测量供试品溶液色谱图上各杂质的峰面积，分别乘以相应的校正因子后与对照品溶液主成分的峰面积比较，依法计算各杂质含量。如红霉素 A 中红霉素 B、红霉素 C 组分的检查等。

4. 面积归一化法

只适用于供试品中结构相似、相对含量较高且限度范围较宽的杂质含量的粗略考查。

方法：取供试品溶液进样，注入高效液相色谱仪，记录色谱图。测定各杂质及药物的峰面积和色谱图上除溶剂峰以外的总色谱峰面积，计算各杂质峰面积及其总和占总峰面积的百分率，不得超过限量。如头孢呋辛酯中异构体的检查等。

（四）气相色谱法（GC）

主要用于挥发性有机杂质和有机溶剂残留量的检查。常用的检查方法与 HPLC 类似。如樟脑中有关物质的检查等。

下面以葡萄糖氯化钠注射液中 5-羟甲基糠醛的检查为例介绍药物中特殊杂质检查的试验操作。

任务发布

按《中国药典》（2020 年版）二部规定，规范操作，独立完成葡萄糖氯化钠注射液中 5-羟甲基糠醛的检查任务。

其他待测药物：_____

确定方案

1. 《中国药典》（2020 年版）二部，葡萄糖氯化钠注射液正文检查项下 5-羟甲基糠醛检查的描述：精密量取本品适量（约相当于葡萄糖 0.1g），置 50ml 容量瓶中，用水稀释至刻度，摇匀，照紫外-可见分光光度法（通则 0401）在 284nm 的波长处测定，吸光度不得大于 0.25。

2. 查阅《中国药典》（2020 年版）四部通则 0401 可知，葡萄糖氯化钠注射液中 5-羟甲基糠醛的检查采用紫外-可见分光光度法。

检验方案：_____

_____

_____

任务实施

1. 操作前准备

紫外-可见分光光度计、石英比色皿、容量瓶、吸管、洗耳球、烧杯、洗瓶、胶头滴管、擦镜纸、滤纸、葡萄糖氯化钠注射液等。

2. 供试品溶液配制

精密量取本品适量（约相当于葡萄糖0.1g），置50ml容量瓶中，用水稀释至刻度，摇匀。

3. 紫外-可见分光光度计的调试

接通电源，开机，自检，波长校正。

4. 药物紫外吸收的测定

以纯水为空白对照，测定药物在284nm波长处的吸光度。

5. 结果判断

药物在284nm波长处的吸光度不得大于0.25。

6. 清场

操作完成后，将容量瓶和比色皿中的溶液倒入废液桶，并清洗干净，将所有仪器、试剂归位。

评价与总结

一、操作注意事项

见"项目五光谱鉴别法"中任务一的操作注意事项。

二、评价标准

评价标准见表7-15。

表7-15 葡萄糖氯化钠注射液中5-羟甲基糠醛的检查任务评价标准

评价内容		分值	评分细则
职业素养与操作规范 20分		5	工作服穿着规范,双手洁净,不染指甲,不留长指甲,不披发得5分
		5	爱护仪器,不浪费药品、试剂,及时记录实验数据得5分
		5	操作完毕后将仪器、药品、试剂等清理复位得5分
		5	清场得5分
技能 80分	操作前准备	5	清点仪器和试剂得5分
	供试品溶液的配制	25	量取葡萄糖氯化钠注射液得10分
			稀释得5分

续表

评价内容		分值	评分细则
技能 80 分	供试品溶液的配制	25	定容得 5 分
			摇匀得 5 分
	仪器使用	25	开机、预热、关机得 10 分
			润洗石英比色皿得 5 分
			设置参数,检测样品得 10 分
	检查结果	25	检查结果符合要求,结论正确得 15 分
			在规定时间内完成任务得 10 分

三、任务报告单

任务报告单见表 7-16。

表 7-16　葡萄糖氯化钠注射液中 5-羟甲基糠醛的检查任务报告单

检验日期		检品名称	
取样量		检定仪器及型号	
试液测定的吸光度			
标准规定			
结果判断		□符合规定	□不符合规定
检验人		复核人	

任务检测

单选题

1. 利用药物和杂质在物理性质上的差异进行特殊杂质的检查,不属于此法的检查依据是(　　)。

　　A. 臭、味及挥发性的差异　　　　　B. 溶解度的差异
　　C. 酸碱性的差异　　　　　　　　　D. 旋光性的差异
　　E. 颜色的差异

2. 下列(　　)不属于特殊杂质检查法。

　　A. 阿司匹林中游离水杨酸的检查　　B. 肾上腺素中酮体的检查
　　C. 异烟肼中游离肼的检查　　　　　D. 葡萄糖中氯化物的检查
　　E. 甾体类药物的"其他甾体"的检查

3. 药物中一般杂质和特殊杂质属于(　　)。

　　A. 按结构分类　　B. 按来源分类　　C. 按性质分类
　　D. 按物态分类　　E. 按原理分类

项目八　药物特性检查

临床上使用的药物通常是由符合药物规格要求的各种原料，根据一定的生产工艺制备而成的制剂。为了更好地发挥药物的疗效，降低药物的毒性或副作用，便于使用、贮藏和运输，通常将药物制备成不同的剂型。因此，药物制剂的分析与原料药相比，除杂质检查外，还需要检查是否符合剂型方面的要求，从而保证药物的稳定性、均一性、有效性和安全性。

《中国药典》（2020年版）四部通用技术要求"制剂通则"中收载了片剂、胶囊剂、颗粒剂、散剂、注射剂、软膏剂、栓剂等各种药物剂型的通则检查技术，各种药物制剂除按照各品种项下要求检查的项目进行检查外，还应按照制剂通则要求检查的项目进行检查。本项下主要介绍以下特性检查方法：澄清度、溶液颜色、崩解时限、融变时限、溶出度与释放度、重量差异和装量差异、含量均匀度、最低装量、可见异物、无菌和微生物限度的检查。整个检查过程符合GMP和药品生产企业基本生产要求，工作服穿戴整齐，爱护生产设备，保证工作环境整洁。

任务一　葡萄糖溶液澄清度的检查

【学习目标】

知识目标：掌握溶液澄清度的检查原理和检查方法。

技能目标：能熟练地对药物的溶液澄清度进行检查；能根据《中国药典》（2020年版）有关规定对溶液澄清度检查结果作出正确判断。

素质目标：具备细致入微的观察力和严谨的科学态度。

任务导入

注射液中存在一定量的不溶性微粒，会影响注射液的澄清度，危害人体健康。当含有大量不溶性微粒的注射液进入人体可直接造成体温升高，心跳加快，甚至可导致休克。这是由不溶性微粒在身体某部位堆积造成。主要症状有：血管阻塞、刺激发炎、肉芽肿、血液凝结等。现今各国药典均把注射剂中的不溶性微粒检查（也叫溶液澄清度检查）作为必检项目之一，那么如何进行不溶性微粒的检测呢？

知识学习 >>>

澄清度检查法系将药品溶液与规定的浊度标准液相比较，用以检查溶液的澄清程度。《中国药典》（2020年版）四部"通则0902溶液澄清度检查法"项下收载了两种检查方法：目视法和浊度仪法。除另有规定外，应采用目视法进行检测。

目视法是在室温条件下，将供试品溶液和等量的浊度标准液分别置于配对的比浊用玻璃管中，在暗室内垂直同置于伞棚灯下，照度为1000lx，从水平方向观察、比较。

基本操作：除另有规定外，按各品种项下规定的浓度要求，在室温条件下将用水稀释至一定浓度的供试品溶液与等量的浊度标准液分别置于配对的比浊用玻璃管（内径15～16mm，平底，具塞，以无色、透明、中性硬质玻璃制成）中，在浊度标准液制备5分钟后，在暗室内垂直同置于伞棚灯下，照度为1000lx，从水平方向观察、比较。除另有规定外，供试品溶解后应立即检视。

浊度仪法是通过测定浊度这一物理参数来反映液体里含有的悬浮物程度。浊度仪并不直接测量这些悬浮物，浊度仪测量的是液体样品中透射光或散射光的强度，透射光强度越小或散射光强度越大，表征样品的浊度越大。浊度值是样品中存在的所有物质作用的结果。

浊度是一种光学效应，是光线与溶液中的悬浮颗粒相互作用的结果，它表征光线透过水层时受到障碍的程度。

浊度仪测定模式通常有三种类型，透射光式、散射光式和透射光-散射光比较测量模式（比率浊度模式）。

任务发布 >>>

按《中国药典》（2020年版）四部规定，规范操作，独立完成葡萄糖溶液澄清度的检查任务。

其他待测药物：_____

确定方案 >>>

1. 根据《中国药典》（2020年版）二部，葡萄糖溶液应澄清无色；如显浑浊，与1号浊度标准液（通则0902第一法）比较，不得更浓。

2. 查阅《中国药典》（2020年版）四部通则0902可知，第一法即为目视法。

检验方案：_____

任务实施

1. 操作前准备

澄清度检测仪、分析天平、比浊用玻璃管、比色管架、容量瓶、刻度吸管、洗耳球、水浴锅、烧杯、玻璃棒、滤纸、称量纸、药匙、洗瓶、胶头滴管、葡萄糖、浊度标准原液、新沸过的冷水、其他试剂等。

知识链接

为何强调新沸过的冷水？

多数药物的澄清度检查是以水为溶剂，但有时也用酸、碱或有机溶剂（如乙醇、甲醇或丙酮等）作溶剂。对于有机酸的碱金属盐类药物，通常强调用"新沸过的冷水"，因为若水中含有二氧化碳会影响其澄清度。

2. 1号浊度标准液的制备

取浊度标准原液 5.0ml，加水稀释至 100ml，摇匀，即得。

3. 供试品溶液制备

取葡萄糖 5.0g，加热水溶解后，放冷，用水稀释至 10ml，即得。

4. 澄清度检测仪设置

打开澄清度检测仪开关，调节照度为 1000lx。

5. 结果判断

仔细观察，药品溶液与1号浊度标准液比较，不得更浓。

6. 清场

操作完成后，将玻璃管和容量瓶中的试液倒掉，并清洗干净，将所有仪器、试剂归位。

评价与总结

一、操作注意事项

1. 除另有规定外，供试品溶解后应立即检视。
2. 制备浊度标准贮备液、标准原液和标准液，均应用澄清的水（可用 $0.45\mu m$ 孔径滤膜或 G_5 垂熔玻璃漏斗滤过而得）。
3. 浊度标准贮备液、浊度标准原液、浊度标准液，均应按规定制备、使用，否则影响结果。
4. 温度对浊度标准贮备液的制备影响显著，因此规定两液混合时的反应温度应保持在（25±1）℃。

5. 用于配制供试品溶液的水，均应为注射用水或新沸放冷的澄清水。

二、评价标准

评价标准见表 8-1。

表 8-1　葡萄糖溶液澄清度的检查任务评价标准

评价内容		分值	评分细则
职业素养与操作规范 20 分		5	工作服穿着规范，双手洁净，不染指甲，不留长指甲，不披发得 5 分
		5	爱护仪器，不浪费药品、试剂，及时记录实验数据得 5 分
		5	操作完毕后将仪器、药品、试剂等清理复位得 5 分
		5	清场得 5 分
技能 80 分	操作前准备	15	清点仪器得 5 分
			配制试液得 10 分
	溶液配制	30	配制 1 号浊度标准液得 15 分
			配制供试品溶液得 15 分
	澄清度仪使用	10	打开澄清度检测仪开关，调节照度为 1000lx 得 10 分
	检查结果	25	对比浊度，检查结果符合要求，结论正确得 15 分
			在规定时间内完成任务得 10 分

三、任务报告单

任务报告单见表 8-2。

表 8-2　葡萄糖溶液澄清度的检查任务报告单

检验日期		检品名称	
取样量			
实际操作试验现象			
标准规定			
结果判断	□符合规定		□不符合规定
检验人		复核人	

任务检测

一、单选题

澄清度测定是检查药品溶液中的（　　）。

A. 颜色　　　　B. 不溶性杂质　　　　C. 吸光度　　　　D. 旋光性

E. 炭化物

二、简答题

某检验员在做阿替洛尔溶液的澄清度时，按《中国药典》（2020 年版）规定：取本品 50mg，加水 10ml 与稀盐酸 5ml，使溶解，溶液应澄清。检验员配制了供试品溶液，同时配制了相同体积的溶剂（即水 10ml 与稀盐酸 5ml），结果显示供试液的澄清度与溶剂相同。请问：检验员可以判定结果为澄清吗？检验员是否有必要再将供试液与 0.5 号浊度标准液进行比较？

任务二　葡萄糖溶液颜色的检查

【学习目标】

　　知识目标：掌握溶液颜色的检查原理和方法。
　　技能目标：能熟练地对药物的溶液颜色进行检查；能根据《中国药典》（2020 年版）有关规定对溶液颜色检查结果作出正确判断。
　　素质目标：具备行动迅速、仔细观察和科学判断的工作能力。

任务导入

　　溶液颜色检查法系控制药品有色杂质限量的方法。有色杂质的来源：一是从生产工艺中引入，二是在贮存过程中由药品不稳定降解产生。药品溶液的颜色可以显示其精制程度及变质情况。

知识学习

　　溶液颜色检查法是将药物溶液的颜色与规定的标准比色液比较，或在规定的波长处测定其吸光度。《中国药典》（2020 年版）四部"通则 0901 溶液颜色检查法"项下收载了三种检查方法：目视法、紫外-可见分光光度法和色差计法。按药品质量标准项下要求选取合适方法。

一、目视法

　　取各品种项下规定量的供试品，加水（或适宜溶剂）溶解，置于 25ml 纳氏比色管中，加水（或适宜溶剂）稀释至 10ml。另取规定色调和色号的标准比色液 10ml，置于另一 25ml 纳氏比色管中，两管同置白色背景上，自上向下透视，或同置白色背景前，平视观察，供试品管呈现的颜色与对照管比较，不得更深。

二、紫外-可见分光光度法

　　除另有规定外，取各供试品项下规定量的供试品，加水溶解并使成 10ml，必要时滤过，滤液照紫外-可见分光光度法（通则 0401）于规定波长处测定，吸光度不得超过规定值。

三、色差计法

通过色差计直接测定药品溶液的透射值，对其颜色进行定量表述和分析。当供试品管呈现的颜色与对照管的颜色深浅非常接近，目视法难以准确判断时，或者供试品与标准比色液色调不一致时，应使用本法测定，并将其测定结果作为判定依据。供试品溶液与标准比色液之间的颜色差异，可以通过直接比较它们之间的色差值来测定，也可通过分别比较它们与水之间的色差值来测定。

任务发布

按《中国药典》（2020 年版）四部规定，规范操作，独立完成葡萄糖溶液颜色的检查任务。

其他待测药物：＿＿＿＿＿＿＿＿＿＿＿＿＿＿＿＿＿＿＿＿＿＿＿＿＿＿＿＿

确定方案

1. 《中国药典》（2020 年版）二部，葡萄糖正文项下描述：葡萄糖溶液如显色，与对照液比较，不得更深。

2. 查看《中国药典》（2020 年版）四部通则 0901 可知，葡萄糖的溶液颜色检查可以用第一法测定。

检验方案：＿＿＿＿＿＿＿＿＿＿＿＿＿＿＿＿＿＿＿＿＿＿＿＿＿＿＿＿＿＿＿

＿＿＿＿＿＿＿＿＿＿＿＿＿＿＿＿＿＿＿＿＿＿＿＿＿＿＿＿＿＿＿＿＿＿＿＿＿＿

任务实施

1. 操作前准备

分析天平、纳氏比色管、比色管架、容量瓶、刻度吸管、洗耳球、水浴锅、烧杯、玻璃棒、滤纸、称量纸、药匙、洗瓶、胶头滴管、葡萄糖、比色用氯化钴液、比色用重铬酸钾液、比色用硫酸铜液、其他试剂等。

2. 对照液制备

取比色用氯化钴液 3.0ml、比色用重铬酸钾液 3.0ml 与比色用硫酸铜液 6.0ml，加水稀释成 50ml。

3. 对照液稀释

取对照液 1.0ml 加水稀释至 10ml，摇匀。

4. 药品溶液制备

取葡萄糖 5.0g，加热水溶解后，放冷，用水稀释至 10ml，摇匀。

5. 结果判断

仔细观察，药品溶液与对照稀释液比较，不得更深。

6. 清场

操作完成后，将容量瓶和比色管中试液倒入废液桶，并清洗干净，将所有仪器、试剂归位。

评价与总结

一、操作注意事项

1. 所用比色管应洁净、干燥，洗涤时不能用硬物洗刷，应用铬酸洗液浸泡，然后冲洗，避免表面粗糙。
2. 检查时光线应明亮，光强度应能保证使各相邻色号的标准液清晰分辨。
3. 如果供试品管的颜色与对照管的颜色非常接近或色调不尽一致，使目视观察无法辨别二者的深浅时，应改用第三法（色差计法）测定。
4. 一般化学反应所产生的颜色只能够在一定时间内稳定，所以在分析中每次比色时，要同时制备对照溶液与供试品溶液，比色操作也必须在一定时间内完成。

二、评价标准

评价标准见表 8-3。

表 8-3　葡萄糖溶液颜色的检查任务评价标准

评价内容		分值	评分细则
职业素养与操作规范 20 分		5	工作服穿着规范，双手洁净，不染指甲，不留长指甲，不披发得 5 分
		5	爱护仪器，不浪费药品、试剂，及时记录实验数据得 5 分
		5	操作完毕后将仪器、药品、试剂等清理复位得 5 分
		5	清场得 5 分
技能 80 分	操作前准备	15	清点仪器得 5 分
			配制试液得 10 分
	溶液配制	40	对照液制备得 5 分
			对照液的移取、稀释、定容、摇匀得 15 分
			称取药品得 10 分
			药品溶解得 5 分
			药品溶液稀释、定容、摇匀得 5 分
	检查结果	25	对比颜色，检查结果符合要求，结论正确得 15 分
			在规定时间内完成任务得 10 分

三、任务报告单

任务报告单见表 8-4。

表 8-4　葡萄糖溶液颜色的检查任务报告单

检验日期		检品名称	
取样量			
实际操作试验现象			
标准规定			
结果判断	□符合规定		□不符合规定
检验人		复核人	

任务检测

简答题

1. 溶液的颜色检查法第一法（目视法）中比浊用玻璃管应如何选择？
2. 在建立药品质量标准的过程中，进行溶液的颜色检查，但当药品溶液的色调超出《中国药典》通则收载的 6 种色调范围时，该怎么办？

任务三　维生素 B_1 片崩解时限的检查

【学习目标】

知识目标： 掌握药物制剂中各种剂型的崩解时限；掌握药物制剂的崩解时限检查方法。

技能目标： 能熟练使用崩解时限测定仪进行药物的崩解时限检查；能根据《中国药典》（2020 年版）有关规定对崩解时限作出正确判断；能规范清场。

素质目标： 养成良好的药物制剂质量意识。

任务导入

某年某公司一线销售人员反映，存放一段时间的蜂王浆软胶囊普遍存在变色、漏油等现象。公司高层立即警惕，紧急召回了部分产品进行观察和分析。通过送样检验，根据检验结果发现其中一个问题：崩解时限延长。

原因分析：①软胶囊剂的老化速度与贮存温度有一定关系，南方地区的高温天气会加剧明胶的老化。长期贮存于 40℃时，明胶的网状结构中的胶原胶束发生变化，其结构剧烈改变，从而使软胶囊变得难以溶解，崩解时间明显延长。受热引起明胶的自身交联，是由于明胶链上的氨基酸羧基与相邻链上的氨基发生缩合反应，崩解时限延长。②胶皮的含水量太高。原因是水分增加，可能加速明胶的氧化，使囊壁老化加快，导致崩解时限延长。

什么是崩解时限？如何进行崩解时限的检查？

> **知识学习** >>>

一、概述

片剂口服后，需经崩散、溶解才能被机体吸收从而达到治疗疾病的目的；胶囊剂的崩解是药物溶出及被人体吸收的前提，而囊壳常因所用囊材的质量，久贮或与药物接触等原因，影响溶胀或崩解；滴丸剂中不含有崩解剂，故在水中不是崩解而是逐渐溶散，且基质的种类与滴丸剂的溶解性能有密切关系。为控制产品质量，保证疗效，规定检查崩解时限。

崩解系指口服固体制剂在规定条件下全部崩解溶散或成碎粒，除不溶性包衣材料或破碎的胶囊壳外，应全部通过筛网。

崩解时限是指固体制剂在规定方法和规定介质中全部崩解溶散或成碎粒并通过筛网（除不溶性包衣材料或破碎的胶囊壳外）所需的时间限度。

崩解时限检查法系用于检查口服固体制剂在规定条件下的崩解情况。除另有规定外，凡规定检查溶出度、释放度或分散均匀性的制剂，不再进行崩解时限检查。

二、测定方法

《中国药典》（2020 年版）采用升降式崩解仪，主要结构为一能升降的金属支架与下端镶有筛网的吊篮，并附有挡板。将吊篮通过上端的不锈钢轴悬挂于支架上，浸入 1000ml 烧杯中，并调节吊篮位置使其下降至低点时筛网距烧杯底部 25mm，烧杯内盛有温度为 37℃±1℃的水，调节水位高度使吊篮上升至高点时筛网在水面下 15mm 处，吊篮顶部不可浸没于溶液中。升降的金属支架上下移动距离为 55mm±2mm，往返频率为 30～32 次/min。

除另有规定外，取供试品 6 片（粒），分别置上述吊篮的玻璃管中，介质的温度为 37℃±1℃（个别品种除外），启动崩解仪进行检查，在规定时间内应全部崩解。如有 1 片（粒）不能完全崩解，应另取 6 片（粒）复试，均应符合规定。如有少量不能通过筛网，但已软化或轻质上漂且无硬心者，可作符合规定论。《中国药典》（2020 年版）规定不同类型的口服固体制剂的崩解时限不同。

1. 片剂

不同类型片剂的崩解时限见表 8-5。

表 8-5　不同类型片剂的崩解时限

类型	介质	崩解时限
普通片	水	15min
中药浸膏片、半浸膏片	水	1h
全粉片	水	30min
糖衣片	水	1h
含片	水	10min
舌下片	水	5min
可溶片	20℃±5℃的水	3min
泡腾片	20℃±5℃的水	5min
口崩片	水	60s
薄膜衣片	盐酸溶液(9→1000)	化学药 30min 中药 60min
肠溶片	盐酸溶液(9→1000)	均不得有裂缝、崩解或软化现象
肠溶片	磷酸盐缓冲液(pH6.8)	1h
结肠定位肠溶片	盐酸溶液(9→1000)及 pH6.8 以下的磷酸盐缓冲液	均不得有裂缝、崩解或软化现象
结肠定位肠溶片	pH7.5~8.0 的磷酸盐缓冲液	1h

2. 胶囊剂

不同类型胶囊剂的崩解时限见表 8-6。

表 8-6　不同类型胶囊剂的崩解时限

类型	介质	崩解时限
硬胶囊	水	30min
软胶囊	水/人工胃液	1h
肠溶胶囊	盐酸溶液(9→1000)	均不得有裂缝或崩解现象
肠溶胶囊	人工肠液	1h
结肠肠溶胶囊	盐酸溶液(9→1000)	均不得有裂缝或崩解现象
结肠肠溶胶囊	pH6.8 的磷酸盐缓冲液	均不得有裂缝或崩解现象
结肠肠溶胶囊	pH7.8 的磷酸盐缓冲液	1h

3. 滴丸剂

按片剂的装置，但不锈钢丝网的筛孔内径应为 0.42mm，按上述方法检查，应在 30 分钟内全部溶散，包衣滴丸应在 1 小时内全部溶散；以明胶为基质的滴丸，可改在人工胃液中进行检查。

> **思考题**：口服固体制剂进行崩解时限检查时，如何判断是否需要加挡板？

任务发布

按《中国药典》(2020 年版）二部规定，操作规范、独立完成维生素 B_1 片崩解时限的检查任务。

其他待测药物：_____

确定方案

1. 《中国药典》(2020 年版）二部维生素 B_1 片项下关于崩解时限检查描述：应符合片剂项下有关的各项规定（通则 0101）。

2. 查阅《中国药典》(2020 年版）四部通则 0101，片剂项下的崩解时限检查描述：除另有规定外，照崩解时限检查法（通则 0921）检查应符合规定。

3. 查阅《中国药典》(2020 年版）四部通则 0921 可知，片剂的崩解时限采用升降式崩解仪进行测定，不同类型的口服固体制剂其崩解时限不同。

测定方案：_____
_____
_____

任务实施

1. 操作前准备

维生素 B_1 片、崩解时限测定仪、天平、药匙、称量纸、烧杯等。

2. 调节吊篮高度

吊篮通过上端的不锈钢轴悬挂于支架上，浸入装有约 900ml 崩解液的 1000ml 烧杯中，并调节吊篮不锈钢轴上螺丝的位置使其下降至低点时筛网距烧杯底部 25mm，烧杯内液体的温度为 37℃±1℃，调节液面高度使吊篮上升至高点时筛网在液面下 15mm 处，吊篮顶部不可浸没于溶液中。

3. 取样

取维生素 B_1 片 6 片，分别置六管吊篮的玻璃管中，每管各加 1 片。

4. 检查

进行崩解测定，各片均应在规定时间内（普通片为 15 分钟）全部溶散或崩解成碎片粒，并通过筛网。

5. 结果判断

如检测片剂在规定的时间内全部崩散并通过筛网，则结果判定为符合规定。如有 1 片不能完全崩解，应另取 6 片复试，均应符合规定。

6. 清场

操作完成后，将烧杯中液体倒入废液桶，并和吊篮一起清洗干净，将所有仪器配件归位。

评价与总结

一、操作注意事项

1. 如残存有小颗粒不能全部通过筛网时,应另取 6 片复试,并在每管加入药片后随即加入挡板各 1 块,按上述方法检查,应在规定时间内全部通过筛网。

2. 除另有规定外,测试过程中保证介质温度为 37℃±1℃。

3. 人工胃液:取稀盐酸 16.4ml,加水约 800ml 与胃蛋白酶 10g,摇匀后,加水稀释成 1000ml,即得。

4. 人工肠液即 pH6.8 的磷酸盐缓冲液(含胰酶):取磷酸二氢钾 6.8g,加水 500ml 使溶解,用 0.1mol/L 氢氧化钠溶液调节 pH 值至 6.8;另取胰酶 10g,加水适量使溶解,将两液混合后,加水稀释至 1000ml,即得。

二、评价标准

评价标准见表 8-7。

表 8-7 维生素 B_1 片崩解时限的检查任务评价标准

评价内容		分值	评分细则
职业素养与操作规范 20 分		5	工作服穿着规范,双手洁净,不染指甲,不留长指甲,不披发得 5 分
		5	工作态度认真,遵守纪律得 5 分
		5	爱护仪器,不浪费药品、试剂,及时记录实验数据得 5 分
		5	检测完毕后按要求将仪器、药品、试剂等清理复位得 5 分
技能 80 分	操作前准备	20	崩解时限测定仪温度设定正确(37℃±1℃)得 10 分
			崩解时限测定仪时间设定正确(例如普通片为 15min)得 10 分
	调节吊篮高度	20	崩解时限测定仪吊篮高度设定正确:调节吊篮位置使其下降时筛网距烧杯底部 25mm 得 10 分
			上升时筛网在水面下 15mm 处得 10 分
	取样	10	普通片取样正确得 10 分
	检查	15	烧杯中选用溶液(水)正确得 5 分
			正确启动崩解时限测定仪得 5 分
			正确关闭崩解时限测定仪得 5 分
	结果判断	15	正确判定结果(15min 内全部崩解即为此片剂崩解时限符合药典规定)得 10 分
			完成任务报告单得 5 分

三、任务报告单

任务报告单见表 8-8。

表 8-8　维生素 B_1 片崩解时限的检查任务报告单

检验日期		检品名称	
制剂类型		仪器型号	
介质名称		介质温度	
是否加挡板			
检查结果			
标准规定			
结果判断	□符合规定		□不符合规定
检验人		复核人	

任务检测

一、单选题

1. 按崩解时限检查法，泡腾片应在（　　）内崩解。
   A. 30min　　　B. 15min　　　C. 60min　　　D. 5min

2. 《中国药典》规定，肠溶衣片崩解时限检查中，肠溶衣片先在盐酸中检查（　　），每片不得有裂缝。
   A. 60min　　　B. 120min　　　C. 30min　　　D. 45min

3. 《中国药典》采用（　　）检查崩解时限。
   A. 升降式崩解仪　　　　　　　B. 溶出仪
   C. 高效液相色谱仪　　　　　　D. 紫外-可见分光光度计

4. 《中国药典》规定的糖衣片的崩解时限是（　　）。
   A. 60min　　　B. 45min　　　C. 15min　　　D. 30min

5. 片剂崩解时限的检查中应取药片（　　）。
   A. 20片　　　B. 10片　　　C. 15片　　　D. 6片

二、多选题

1. 关于崩解时限表述正确的有（　　）。
   A. 口服普通片各片均应在15min内全部崩解
   B. 口服糖衣片各片均应在1h内全部崩解
   C. 薄膜衣片各片均应在1h内全部崩解
   D. 硬胶囊剂各粒均应在1h内全部崩解
   E. 滴丸剂各粒均应在30min内全部溶散

2. 下列片剂不再进行崩解时限检查的是（　　）。
   A. 咀嚼片　　B. 阴道片　　C. 泡腾片　　D. 缓释片　　E. 舌下片

三、判断题（对的请打"√"，错的请打"×"）

1. 凡规定检查溶出度、释放度或分散均匀性的制剂，不再进行崩解时限检查。（　　）

2. 肠溶衣片、薄膜衣片、糖衣片规定的崩解时限相同。（　　）

3. 崩解时限法中所称"崩解"，如有少量不能通过筛网，但已软化或轻质上浮且无硬心者，作不符合规定论。（　　）

4. 含片的崩解时限检查，各片均应在 15min 内全部崩解。（　　）

任务四　马应龙麝香痔疮栓融变时限的检查

【学习目标】

　　知识目标：　掌握药物制剂中各种剂型的融变时限；掌握药物制剂的融变时限检查方法。

　　技能目标：　能熟练使用融变时限检查仪进行药物的融变时限检查；能根据《中国药典》（2020 年版）有关规定对融变时限作出正确判断；能规范清场。

　　素质目标：　养成独立操作，规范记录任务报告书的良好习惯。

任务导入

炎炎夏日，张某出现了高热、头痛、食欲不振、上呼吸道感染等症状。由于不喜欢口服药物，所以前往药店购买了对乙酰氨基酚栓剂。回家后，随手将药物放在客厅的茶几上，几个小时后准备使用时发现栓剂已全部融化。

原因分析：对乙酰氨基酚属于解热镇痛药中的一种，制成的栓剂可以起全身治疗的作用。为了使药物尽快释放吸收，选用油脂性基质。油脂性基质熔点在 30～35℃ 之间，故在高温下易融化。

什么是融变时限？如何进行融变时限的检查？

知识学习

一、概述

栓剂或阴道片等固体制剂放入腔道后，在适宜的温度下才能融化、软化或溶散，与分泌液混合逐渐释放药物，才能产生局部或全身作用。为控制产品质量，保证疗效，《中国药典》规定检查本项目。

融变系指栓剂、阴道片等固体制剂在规定条件下全部融化、软化变形或溶散。

融变时限是指栓剂、阴道片等固体制剂在规定条件下全部融化、软化变形或溶散所需的时间限度。

本法系用于检查栓剂、阴道片等固体制剂在规定条件下的融化、软化或溶散情况。注意缓释栓剂应进行释放度的检查，不再进行融变时限检查。

二、测定方法

《中国药典》（2020年版）采用融变时限检查仪进行药物的融变时限检查。该装置由透明的套筒与金属架组成。透明套筒为玻璃或适宜的塑料材料制成，高60mm，内径52mm，适当的壁厚；金属架由两片不锈钢的金属圆板及3个金属挂钩焊接而成。每个圆板直径为50mm，具39个孔径为4mm的圆孔；两板相距30mm，通过3个等距的挂钩焊接在一起。如测定阴道片，应将金属架挂钩的钩端向下，倒置于容器内。《中国药典》（2020年版）规定不同类型的固体制剂其融变时限检查方法不同。

1. 栓剂

取供试品3粒，在室温放置1小时后，分别放在3个金属架的下层圆板上，装入各自的套筒内，并用挂钩固定。除另有规定外，将上述装置分别垂直浸入盛有不少于4L的37℃±0.5℃水的容器中，其上端位置应在水面下90mm处。容器中装一转动器，每隔10分钟在溶液中翻转该装置一次。除另有规定外，脂肪性基质的栓剂3粒均应在30分钟内全部融化、软化或触压时无硬心；水溶性基质的栓剂3粒均应在60分钟内全部溶解。如有1粒不符合规定，应另取3粒复试，均应符合规定。

2. 阴道片

调节液面至上层金属圆盘的孔恰为均匀的一层水覆盖。取供试品3片，分别置于上面的金属圆盘上，装置上盖一玻璃板，以保证空气潮湿。除另有规定外，阴道片3片，均应在30分钟内全部溶化或崩解溶散并通过开孔金属圆盘的圆孔，或仅残留少量时无固体硬心的软性团块。如1片不符合规定，应另取3片复试，均应符合规定。

任务发布

按《中国药典》（2020年版）一部规定，操作规范，独立完成马应龙麝香痔疮栓融变时限的检查任务。

其他待测药物：_____

确定方案

1. 《中国药典》（2020年版）一部麝香痔疮栓项下关于融变时限检查描述：应符合栓剂项下有关的各项规定（通则0107）。

2. 《中国药典》（2020年版）四部通则0107，栓剂的融变时限检查描述：除另有规定外，照融变时限检查法（通则0922）检查应符合规定。

3. 查阅《中国药典》（2020年版）四部通则0922可知，栓剂的融变时限采用融变时限检查仪进行测定，不同基质的栓剂其融变时限不同。

测定方案：_____

任务实施

1. 操作前准备

马应龙麝香痔疮栓、融变时限检查仪、温湿度表、药匙、烧杯等。

2. 检查

取马应龙麝香痔疮栓3粒,在室温放置1小时后,分别放在3个金属架的下层圆板上,装入各自的套筒内,并用挂钩固定。将上述装置分别垂直浸入盛有不少于4L的37℃±0.5℃水的容器中,其上端位置应在水面下90mm处。容器中装一转动器,每隔10min在溶液中翻转该装置一次,测定时间为30min。

3. 结果判断

3粒栓剂均在30min内全部融化、软化或触压时无硬心,则结果判定为符合规定。如有1粒不符合规定,应另取3粒复试,均应符合规定。

4. 清场

操作完成后,将烧杯中液体倒入废液桶,并和金属架、透明套筒一起清洗干净,将所有仪器配件归位。

评价与总结

一、操作注意事项

1. 测试过程中,烧杯内的水温应保持在37℃±0.5℃。
2. 测试栓剂时,在放入供试品后,金属架上的挂钩必须紧密固定在透明套筒的上端,应注意防止挂钩松动和脱落。
3. 测试阴道片时,覆盖在上层金属圆板的水层应恰当,以使供试品的片面仅能与水层相接触,而不能全部浸没在水层中。
4. 每测试一次后,应清洗金属架和透明套筒,并重新更换介质(水)。
5. 记录结果时,如果初试不符合规定者,应记录不符合规定的粒数和现象以及复试结果等。

二、评价标准

评价标准见表8-9。

表8-9 马应龙麝香痔疮栓融变时限的检查任务评价标准

评价内容	分值	评分细则
职业素养与操作规范 20分	5	工作服穿着规范,双手洁净,不染指甲,不留长指甲,不披发得5分
	5	工作态度认真,遵守纪律得5分

续表

评价内容		分值	评分细则
职业素养与操作规范 20分		5	爱护仪器，不浪费药品、试剂，及时记录实验数据得5分
		5	检测完毕后按要求将仪器、药品、试剂等清理复位得5分
技能 80分	操作前准备	20	准备不少于4L 37.0℃±0.5℃的水得10分
			金属架和透明套筒洗净备用得10分
	检查	45	将供试品于室温放置1小时得10分
			将已于室温放置1小时的供试品分别放在3个金属架的下层圆板上，装入各自的套筒内，并用挂钩固定得15分
			将上述装置分别垂直浸入盛有(37±0.5)℃水的容器中，其上端位置应在水面下90mm处得10分
			每隔10分钟在溶液中翻转该装置一次得10分
	结果判断	15	正确判定结果得10分
			完成任务报告单得5分

三、任务报告单

任务报告单见表8-10。

表8-10 马应龙麝香痔疮栓融变时限的检查任务报告单

检验日期		检品名称	
介质名称		介质温度/℃	
检查结果			
标准规定			
结果判断	□符合规定	□不符合规定	
检验人		复核人	

任务检测

一、单选题

1. 脂肪性基质的栓剂供试品3粒应均能在（　　）分钟内全部融化，软化或触压时无硬心者，判为符合规定。

　　A. 20min　　　　B. 30min　　　　C. 50min　　　　D. 60min

2. 阴道片供试品3片均能在（　　）分钟内全部溶化或崩解溶散并通过金属圆盘的圆孔，或仅残留少量时无固体硬心的软性团块者；均判为符合规定。

　　A. 20min　　　　B. 30min　　　　C. 50min　　　　D. 60min

3. 水溶性基质的栓剂3粒均应在（　　）内全部溶解。

　　A. 20min　　　　B. 30min　　　　C. 50min　　　　D. 60min

二、多选题

1. 应检查融变时限的是（　　）。
A. 分散片　　　　B. 栓剂　　　　C. 泡腾片　　　　D. 阴道片
E. 胶囊剂

2. 下列关于栓剂的说法不正确的是（　　）。
A. 只有肛门栓和阴道栓　　　　B. 可以发挥局部治疗作用
C. 常温下为固体　　　　　　　D. 不能发挥全身治疗作用
E. 在体温下能迅速融化或溶解于分泌液

三、判断题（对的请打"√"，错的请打"×"）

1. 栓剂只需检查重量差异即可，不需要检查融变时限。（　　）
2. 栓剂可分为脂肪性基质和水溶性基质。（　　）
3. 栓剂或阴道片放入腔道后，不需要在适宜温度下融化就可以直接发挥药效。（　　）
4. 测试过程中，烧杯内的水温应保持在37℃±0.5℃。（　　）

任务五　对乙酰氨基酚片溶出度的测定

【学习目标】

知识目标：掌握药物制剂中各种剂型的溶出度和释放度；掌握药物制剂的溶出度和释放度检查方法。

技能目标：能熟练使用溶出度检查仪进行药物的溶出度和释放度检查；能根据测定数据正确计算药物的溶出度和释放度；能根据《中国药典》（2020年版）有关规定对溶出度和释放度作出正确判断；能规范清场。

素质目标：具备诚信负责、严谨求实、协同合作等基本素养。

药物溶出度检查的实训操作

任务导入

西罗莫司是一种新型高效的第三代免疫抑制剂，是目前为止发现的低毒性有巨大应用潜力的免疫抑制剂。但西罗莫司水溶性差、溶出度低，导致其难以被人体吸收、生物利用度不佳。而将其进行纳米化处理后，可有效改善其溶出度，从而提高生物利用度。

什么是溶出度、释放度？如何进行溶出度和释放度的检查？

模块三　药物检查技术　171

> 知识学习 >>>

一、概念

溶出度系指在规定条件下活性药物从片剂、胶囊剂或颗粒剂等普通制剂溶出的速率和程度。

释放度系指在规定条件下药物从缓释制剂、控释制剂、肠溶制剂及透皮贴剂等制剂释放的速率和程度。

除另有规定外，凡规定检查溶出度、释放度或分散均匀性的制剂，不再进行崩解时限检查。

> **知识链接**

溶出度检查和崩解时限检查的区别与联系

崩解度是固体药物质量检查的指标之一，崩解时限是药物在人体（胃）崩解速率的一个度量值。研究表明将崩解时限检查作为所有片剂、胶囊等固体制剂在体内吸收的评定标准显然是不够完善的，因为药物崩解后通过筛网还存在一定的颗粒状态，而药物需呈溶液状态才能被机体吸收，所以崩解仅仅是药物溶出的前提，还不能客观反映药物在体内溶出的全过程，且固体制剂的崩解还要受到处方设计、制剂制备、贮存过程及体内许多复杂因素的影响。因此，固体制剂出现了溶出度的概念。药物溶出度检查是评价制剂品质和工艺水平的一种有效手段，可以在一定程度上反映主药的晶型、粒度、处方组成、辅料品种和性质、生产工艺等的差异，也是评价制剂活性成分生物利用度和制剂均匀度的一种有效标准，能有效区分同一种药物生物利用度的差异，因此是药品质量控制必检项目之一。对于难溶性的药物一般都应检查溶出度。

> **思考题：** 如何判断供试品是否崩解和溶出？

二、测定方法

《中国药典》（2020年版）收载溶出度和释放度的测定方法共有七种，即为第一法（篮法）、第二法（桨法）、第三法（小杯法）、第四法（桨碟法）、第五法（转筒法）、第六法（流池法）、第七法（往复筒法），均采用溶出度测定仪测定。其中，篮法和桨法是最常用的法定溶出方法，具有装置简单、耐用及标准化的特点，主要适用于固体口服制剂。

下面仅介绍采用第一法（篮法）对普通制剂溶出度的检查方法。其他方法参见《中国药典》（2020年版）四部通则0931。

测定前，应对仪器装置进行必要的调试，使转篮或桨叶底部距溶出杯的内底部 25mm±2mm。分别量取溶出介质置各溶出杯内，实际量取的体积与规定体积的偏差应在±1%范围之内，待溶出介质温度恒定在37℃±0.5℃后，取供试品6片（粒、袋），分别投入6个干燥的转篮内，将转篮降入溶出杯中。注意避免供试品表面产生气泡，立即按各品种项下规定的转速启动仪器，计时。至规定的取样时间（实际取样时间与规定时间的差异不得过±2%），吸取溶出液适量（取样位置应在转篮或桨叶顶端至液面的中点，距溶出杯内壁10mm处。需多次取样时，所量取溶出介质的体积之和应在溶出介质的1%之内，如超过总体积的1%时，应及时补充相同体积的温度为37℃±0.5℃的溶出介质，或在计算时加以校正），立即用适当的微孔滤膜滤过，自取样至滤过应在30秒内完成。取澄清滤液，照该品种项下规定的方法测定，计算每片（粒、袋）的溶出量。

对于普通制剂，符合下列条件之一者，可判为符合规定。

① 6片（粒、袋）中，每片（粒、袋）的溶出量按标示量计算，均不低于规定限度（Q）。

② 6片（粒、袋）中，如有1～2片（粒、袋）低于Q，但不低于$Q-10\%$，且其平均溶出量不低于Q。

③ 6片（粒、袋）中，有1～2片（粒、袋）低于Q，其中仅有1片（粒、袋）低于$Q-10\%$，但不低于$Q-20\%$，且其平均溶出量不低于Q时，应另取6片（粒、袋）复试；初、复试的12片（粒、袋）中有1～3片（粒、袋）低于Q，其中仅有1片（粒、袋）低于$Q-10\%$，但不低于$Q-20\%$，且其平均溶出量不低于Q。

以上结果判断中所示的10%、20%是指相对于标示量的百分率（%）。

知识链接

药物一致性评价

药物一致性评价，是《国家药品安全"十二五"规划》中的一项药品质量要求，即国家要求仿制药要与原研药品质量和疗效一致。具体来讲，要求杂质谱一致、稳定性一致、体内外溶出规律一致。

背景：仿制药和原研药、名牌药和小厂药、国产药和进口药，一样的药品，杂质的含量可能不一样，生物利用度不一样，副作用有差别，临床上的安全性和有效性自然就不同。所以必须进行药物一致性研究，才能提高药品的安全性和有效性，保障人们用药安全、有效。

国内外形势：对药品质量的研究和提高，一直以来都备受各国医药企业高度重视，仿制药的质量怎么才能达到原研药的标准，一直以来都是药品生产企业进行药品研究的一个重要方面，也是药品生产企业生存竞争的关键。

企业思路：一个企业，产品质量是企业的生命线，药品生产企业更是要把药品质量放在首位，否则就会在"药物一致性研究"的大潮下被淘汰。具体地说，一个药品生产企业生产的仿制药，如果杂质含量高于原研药，生物利用度达不到原研药的标准等，那就拿不到药品批准文号，这个药厂也无法生存。

思考题： 《中国药典》（2020年版）中阿司匹林肠溶片项下关于溶出度的测定方法是如何描述的？

任务发布

按《中国药典》(2020年版)二部规定,操作规范,独立完成对乙酰氨基酚片溶出度的测定任务。

其他待测药物:_____

确定方案

1. 《中国药典》(2020年版)二部对乙酰氨基酚片项下关于溶出度测定描述:照溶出度与释放度测定法(通则0931第一法)测定。

2. 查阅《中国药典》(2020年版)四部通则0931可知,对乙酰氨基酚片的溶出度采用溶出度测定仪按照第一法(篮法)进行。

测定方案:_____
_____
_____

任务实施

1. 操作前准备

对乙酰氨基酚片、溶出度测定仪、超声波清洗器、温湿度表、微孔滤膜、烧杯等。

2. 检查

取对乙酰氨基酚片6片,分别投入6个干燥的转篮内,将转篮降入溶出杯中,注意避免供试品表面产生气泡,立即按各品种项下规定的转速启动仪器,计时;经30min后取样(实际取样时间与规定时间的差异不得过±2%,取样位置应在转篮顶端至液面的中点,距溶出杯内壁10mm处;需多次取样时,所量取溶出介质的体积之和应在溶出介质的1%之内,如超过总体积的1%时,应及时补充相同体积的温度为37℃±0.5℃的溶出介质,或在计算时加以校正),立即用适当的微孔滤膜滤过,自取样至滤过应在30s内完成。

3. 计算

精密量取续滤液1ml,加0.04%氢氧化钠溶液稀释至50ml,摇匀,照紫外-可见分光光度法,在257nm的波长处测定吸光度,按对乙酰氨基酚的百分吸收系数($E_{1cm}^{1\%}$)为715计算每片的溶出量。

4. 结果判断

对乙酰氨基酚片的限度为标示量的80%。除另有规定外,应符合《中国药典》(2020年版)四部通则0931溶出度与释放度测定法项下的规定。

5. 清场

操作完成后,将烧杯中液体倒入废液桶,并和金属架、透明套筒一起清洗干净,将所有仪器配件归位。

评价与总结

一、操作注意事项

1. 除另有规定外,每个溶出杯中只允许投入供试品1片(粒、袋),不得多投,并应注意投入杯底中心位置。

2. 使用各品种项下规定的溶出介质,除另有规定外,室温下体积为900ml,并应新鲜配制和经脱气处理;如果溶出介质为缓冲液,当需要调节pH值时,一般调节pH值至规定pH值±0.05之内。

3. 在达到该品种规定的溶出时间时,应在仪器开动的情况下取样。自6杯中完成取样的时间应在1min内。测试栓剂时,在放入供试品后,金属架上的挂钩必须紧密固定在透明套筒的上端,应注意防止挂钩松动和脱落。测试阴道片时,覆盖在上层金属圆板的水层应恰当,以使供试品的片面仅能与水层相接触,而不能全部浸没在水层中。

4. 试验结束后,应清洗篮轴、篮体等,必要时可用水或其他溶剂超声处理、洗净。

5. 其他测定方法详见《中国药典》(2020年版)四部通则0931溶出度与释放度测定法项下规定。

二、评价标准

评价标准见表8-11。

表8-11 对乙酰氨基酚片溶出度的测定任务评价标准

评价内容		分值	评分细则
职业素养与操作规范 20分		5	工作服穿着规范,双手洁净,不染指甲,不留长指甲,不披发得5分
		5	工作态度认真,遵守纪律得5分
		5	爱护仪器,不浪费药品、试剂,及时记录实验数据得5分
		5	检测完毕后按要求将仪器、药品、试剂等清理复位得5分
技能 80分	操作前准备	15	调试仪器,使转篮底部距溶出杯的内底部25mm±2mm得5分
			正确量取经脱气处理的溶出介质置各溶出杯内得5分
			设定溶出介质温度为37℃±0.5℃得5分
	检查	40	取供试品6片,分别投入6个干燥的转篮内得5分
			将转篮降入溶出杯中,注意避免供试品表面产生气泡得5分
			立即按各品种项下规定的转速启动仪器并计时得5分
			至规定的取样时间正确取样(实际取样时间与规定时间的差异不得过±2%,取样位置应在转篮顶端与液面的中点,距溶出杯内壁10mm处)得10分
			及时补充相同体积的温度为37℃±0.5℃的溶出介质得5分
			在规定时间内用适当的微孔滤膜滤过(自取样至滤过应在30秒内完成)得10分
	计算	10	照该品种项下规定的方法测定,计算每片的溶出量得10分

评价内容		分值	评分细则
技能 80 分	结果判断	15	正确判定结果得 10 分
			完成任务报告单得 5 分

三、任务报告单

任务报告单见表 8-12。

表 8-12 对乙酰氨基酚片溶出度的测定任务报告单

检验日期					检品名称		
溶出度测定仪及型号					转速		
介质名称及用量					介质温度		
取样时间					溶出介质检测的仪器		
编号	1	2	3		4	5	6
6 片的测定数据							
溶出量计算结果							
平均溶出量							
标准规定							
结果判断	□符合规定				□不符合规定		
检验人					复核人		

任务检测

一、单选题

1. 溶出度检查的温度应为（　　）。
   A. 室温　　　　　　B. 37℃±0.5℃　　　C. 25℃　　　　　　D. 20℃

2. 不属于《中国药典》规定的溶出度测定方法的是（　　）。
   A. 转篮法　　　　　B. 桨碟法　　　　　C. 吊篮法　　　　　D. 桨法

3. 不可用于溶出度的测定方法的是（　　）。
   A. 容量分析法　　　　　　　　　　　B. 紫外分析法
   C. 红外光谱法　　　　　　　　　　　D. 高效液相色谱法

4. 《中国药典》规定，凡进行溶出度测定的片剂可不进行（　　）。
   A. 重量差异检查　　B. 崩解时限检查　　C. 脆碎度检查　　　D. 含量测定

5. 溶出度测定的结果判断：6 片中每片的溶出量按标示量计算，均应不低于规定限度 Q，除另有规定外，"Q" 值应为标示量的（　　）。
   A. 0.6　　　　　　　B. 0.7　　　　　　　C. 0.8　　　　　　　D. 0.9

6. 下列关于溶出度的叙述错误的是（　　）。
   A. 溶出度检查主要适用于难溶性药物

B. 溶出度可以间接反映生物利用度
C. 溶出度检查法规定的温度为35℃
D. 凡检查溶出度的片剂，不再进行崩解时限检查

7. 溶出度测定应取（　　）片进行试验。
A. 2　　　　　　B. 4　　　　　　C. 6　　　　　　D. 8

二、多选题

1. 溶出度和释放度的检查方法包括（　　）。
A. 浆法　　　　B. 篮法　　　　C. 小杯法　　　　D. 浆碟法
E. 转筒法

2. 需做溶出度或释放度检查的药物制剂是（　　）。
A. 治疗量与中毒量接近的片剂　　　　B. 难溶性药物的片剂
C. 缓释制剂　　　D. 控释制剂　　　E. 透皮贴剂

3. 关于药物制剂溶出度检查，下列说法中不正确的是（　　）。
A. 溶出度是指在规定条件下药物从片剂等制剂中溶出的速率
B. 药物制剂分析时溶出度检查需要和崩解时限检查同时进行
C. 溶出度检查是一种模拟口服固体制剂在胃肠道中的崩解和溶出的体外试验法
D. 溶出度的测定，可采用篮法和浆法
E. 对于难溶性的药物一般都应检查溶出度

三、判断题（对的请打"√"，错的请打"×"）

1. 凡规定检查溶出度、释放度或分散均匀性的制剂，不再进行崩解时限检查。（　　）
2. 溶出度系指药物在规定条件下从制剂中溶出的速率和程度，是片剂、胶囊剂、颗粒剂等速释型固体制剂质量评价指标。（　　）
3. 释放度系指药物在规定条件下从制剂中溶出的速率和程度，是片剂、胶囊剂、颗粒剂等速释型固体制剂质量评价指标。（　　）

任务六　维生素 B_1 片重量差异的检查

【学习目标】

知识目标：掌握药物制剂中各种剂型的重量差异和装量差异；掌握药物制剂的重量差异和装量差异检查方法。

技能目标：能根据药品质量标准的规定独立完成制剂的重量差异和装量差异检查；能根据《中国药典》（2020年版）有关规定对制剂的重量差异和装量差异作出正确判断；能规范清场。

素质目标： 养成细致、一丝不苟、实事求是的工作态度。

任务导入 >>>

2022 年 7 月 14 日，国家药品监督管理局发布《国家药监局关于 19 批次药品不符合规定的通告（2022 年第 32 号）》。通告称，经山东省食品药品检验研究院检验，XX 制药厂生产的 1 批次人参健脾丸不符合规定，不符合规定项目为装量差异。经西藏自治区食品药品检验研究院检验，YY 药厂生产的 1 批次十五味黑药丸不符合规定，不符合规定项目为重量差异、微生物限度。

对不符合规定药品，药品监督管理部门已要求相关企业和单位采取暂停销售使用、召回等风险控制措施，对不符合规定原因开展调查并切实进行整改。国家药品监督管理局要求相关省级药品监督管理部门依据《中华人民共和国药品管理法》，组织对上述企业和单位存在的涉嫌违法行为立案调查，并按规定公开查处结果。

什么是重量（装量）差异？如何进行重量差异和装量差异的检查？

知识学习 >>>

一、概念

重量（装量）差异系指按规定方法测定每片的实际重量与平均片重之间的差异程度。在片剂和胶囊剂的生产过程中，由于颗粒的均匀度、粉末的流动性，以及二者在工艺、设备和管理上存在偏差等因素，可引起片剂的重量差异和胶囊内容物装量的差异。为了控制各片重量和各粒装量的一致性，保证临床用药剂量，需进行重量（装量）差异检查。

除另有规定外，凡规定检查含量均匀度的片剂（或胶囊剂），一般不再进行重量差异（或装量差异）的检查。

二、测定方法

1. 重量差异检查法

取供试品 20 片，精密称定总重量，求得平均片重后，再分别精密称定每片的重量，每片重量与平均片重比较（凡无含量测定的片剂或有标示片重的中药片剂，每片重量应与标示片重比较），按表 8-13 中的规定，超出重量差异限度的不得多于 2 片，并不得有 1 片超出限度 1 倍。《中国药典》（2020 年版）对片剂重量差异的限度规定见表 8-13。

表 8-13 片剂重量差异限度表

平均片重或标示片重	重量差异限度
0.30g 以下	±7.5%
0.30g 及 0.30g 以上	±5%

2. 装量差异检查法

除另有规定外，取供试品 20 粒（中药取 10 粒），分别精密称定重量，倾出内容物（不得损失囊壳），硬胶囊囊壳用小刷或其他适宜的用具拭净；软胶囊或内容物为半固体或液体的硬胶囊囊壳用乙醚等易挥发性溶剂洗净，置通风处使溶剂挥尽，再分别精密称定囊壳重量，求出每粒内容物的装量与平均装量。每粒装量与平均装量相比较（有标示装量的胶囊剂，每粒装量应与标示装量比较），超出装量差异限度的不得多于 2 粒，并不得有 1 粒超出限度 1 倍。《中国药典》（2020 年版）对胶囊剂装量差异的限度规定见表 8-14。

表 8-14 胶囊剂装量差异限度表

平均装量或标示装量	装量差异限度
0.30g 以下	±10%
0.30g 及 0.30g 以上	±7.5%（中药±10%）

思考题：重量（装量）不合格会对药效产生什么影响？

任务发布 >>>

按《中国药典》（2020 年版）二部规定，操作规范，独立完成维生素 B_1 片重量差异的检查任务。

其他待测药物：_____

确定方案 >>>

1. 《中国药典》（2020 年版）二部维生素 B_1 片项下关于重量差异检查描述：应符合片剂项下有关的各项规定（通则 0101）。

2. 查阅《中国药典》（2020 年版）四部通则 0101，片剂项下重量差异检查描述：按照下述方法检查，应符合规定。

取供试品 20 片，精密称定总重量，求得平均片重后，再分别精密称定每片的重量，每片重量与平均片重比较，按表 8-13 中的规定，超出重量差异限度的不得多于 2 片，并不得有 1 片超出限度 1 倍。

检验方案：_____
_____
_____

任务实施 >>>

1. 操作前准备

维生素 B_1 片、分析天平、称量纸、镊子、药匙、温湿度表等。

2. 检查

取维生素 B_1 片 20 片，精密称定总重量，求得平均片重后，再分别精密称定每片的重量。

3. 记录和计算

① 根据总重量求出平均片重 $\overline{m}$。
② 记录每次称量数据。
③ 根据规定的片剂重量差异限度（见表 8-13），求算出允许片重范围（$\overline{m} \pm \overline{m} \times$ 重量差异限度）。

4. 结果判断

① 每片重量与平均片重比较（凡无含量测定的片剂或有标示片重的中药片剂，每片重量应与标示片重比较），按表 8-13 中的规定，超出重量差异限度的不得多于 2 片，并不得有 1 片超出限度 1 倍，则判为符合规定。
② 每片重量与平均片重相比较，超出重量差异限度的药片多于 2 片，或超出重量差异限度的药片虽不多于 2 片，但其中 1 片超出限度的 1 倍，则判为不符合规定。

5. 清场

操作完成后，将所有仪器配件归位。

评价与总结

一、操作注意事项

1. 称量前后，均应仔细核查药片数量。称量过程中，应避免用手直接接触供试品。已取出的药片，不得再放回供试品原包装容器中。
2. 遇到超出重量差异限度的药片，宜另器保存，供必要时的复核用。
3. 糖衣片在包衣前检查片芯的重量差异，符合规定后方可包衣，包衣后不再检查重量差异。薄膜衣片在包衣后检查重量差异。

二、评价标准

评价标准见表 8-15。

表 8-15　维生素 B_1 片重量差异的检查任务评价标准

评价内容		分值	评分细则
职业素养与操作规范 20 分		5	工作服穿着规范，双手洁净，不染指甲，不留长指甲，不披发得 5 分
		5	工作态度认真，遵守纪律得 5 分
		5	爱护仪器，不浪费药品、试剂，及时记录实验数据得 5 分
		5	检测完毕后按要求将仪器、药品、试剂等清理复位得 5 分
技能 80 分	检查	50	正确取供试品 20 片得 10 分

续表

评价内容		分值	评分细则
技能 80分	检查	50	精密称定供试品总重量,求得平均片重 $\overline{m}$ 得 10 分
			分别精密称定每片的重量得 10 分
			正确记录每次称量数据得 10 分
			所有称量操作正确得 10 分
	计算	15	正确算出允许的片重范围: $\overline{m} \pm \overline{m} \times$ 重量差异限度得 15 分
	结果 判断	15	每片重量与平均片重相比较,正确判定结果得 10 分
			完成任务报告单得 5 分

三、任务报告单

任务报告单见表 8-16。

表 8-16 维生素 B_1 片重量差异的检查任务报告单

检验日期					检品名称					
20 片供试品总重					平均片重 $\overline{m}$					
《中国药典》规定的该片重量差异限度										
编号	1	2	3	4	5	6	7	8	9	10
每片重量										
编号	11	12	13	14	15	16	17	18	19	20
每片重量										
允许的片重范围($\overline{m} \pm \overline{m} \times$ 重量差异限度)										
检查结果										
标准规定										
结果判断	□符合规定					□不符合规定				
检验人					复核人					

任务检测

一、单选题

1. 片剂重量差异检查操作时应取（　　）。

A. 5 片　　　　　　B. 10 片　　　　　　C. 20 片　　　　　　D. 30 片

2. 下列关于重量差异检查法说法不正确的是（　　）。

A. 取 20 片药物,若有 3 片超过规定限度,则为不合格

B. 取 20 片药物,仅有 1 片超过规定限度 1 倍,则为不合格

C. 0.30g 以下片剂的重量差异限度为 ±10%

D. 0.30g 及 0.30g 以上片剂的重量差异限度为 ±5%

3. 关于片剂的重量差异检查,叙述错误的是（　　）。

A. 重量差异指以称量法测得每片重与平均片重之间的差异程度

B. 与平均片重相比,超出重量差异限度的不得多于 2 片,并不得超出限度的 1 倍

C. 含片、口腔贴片、缓释片、泡腾片都应进行重量差异检查
D. 凡规定检查含量均匀度的片剂，一般不再进行重量差异检查

4. 胶囊剂装量差异检查，除另有规定外，应取供试品（　　）。

A. 5粒　　　　　　B. 10粒　　　　　　C. 20粒　　　　　　D. 30粒

二、多选题

1. 片剂重量差异检查时的注意事项有（　　）。
A. 在称量前后，均应仔细查对药片数；称量过程中，应避免用手直接接触供试品
B. 已取出的药片，不得再放回供试品原包装容器内
C. 遇有检出超出重量差异限度的药片，宜另器保存，供必要时复核用
D. 糖衣片应在包衣前检查片芯重量差异，符合规定后方可包衣。包衣后不再检查重量差异
E. 薄膜衣片在包衣后也应检查重量差异

2. 关于胶囊剂装量差异检查操作方法，下列说法正确的是（　　）。
A. 取供试品20粒，称取总质量
B. 取供试品10粒，称取总质量
C. 分别精密称定每粒质量
D. 取开囊帽，倾出内容物（不得损失囊壳），用小毛刷或其他适宜用具将囊壳（包括囊体和囊帽）内外拭净，并依次精密称定每一囊壳质量
E. 求出每粒内容物的装量和平均装量

3. 以下关于重量差异描述正确的是（　　）。
A. 称量操作应在称量瓶内进行，并用镊子夹取
B. 每片的重量采用减重的原理称量
C. 每片重量与平均片重相比较，超出的重量差异限度的药片多于2片，判为不符合规定
D. 一般检查含量均匀度的产品可以不再检查重量差异

三、判断题（对的请打"√"，错的请打"×"）

1. 糖衣片、薄膜衣片均应在包衣前检查片芯的重量差异，符合规定后方可包衣，包衣后不再检查重量差异。（　　）
2. 平均装量0.30g以下的胶囊剂装量差异限度为±10%。（　　）

任务七　艾司唑仑片含量均匀度的检查

【学习目标】

知识目标：掌握药物制剂中各种剂型的含量均匀度；掌握药物制剂的含量均匀度

检查方法。

技能目标： 能熟练使用含量测定的仪器进行药物的含量测定；能根据测定数据正确计算药物的含量均匀度；能根据《中国药典》（2020年版）有关规定对含量均匀度作出正确判断；能规范清场。

素质目标： 具备严谨认真、实事求是的工作态度和团结协作精神。

任务导入

2020年9月，广东省药监局公示了6家药企生产销售假劣药案件的行政处罚信息。其中某公司生产销售的劣药谷维素双维B片，经检验含量均匀度、含量测定项不符合规定，合计罚没款约46万元。在生产过程中，原辅料多、混合不均匀、工艺过程不完善、设备操作不稳定等因素，导致批产品中每个产品的主药含量差别较大，尤其是针对某些小剂量的剂型。因此，只进行装（重）量差异检查已不能满足对小剂量制剂质量控制的要求。

什么是含量均匀度？如何进行含量均匀度的检查？

知识学习

一、概念

含量均匀度是指小剂量或单剂量的固体、半固体和非均相液体制剂每片（个）的含量符合标示量的程度。

含量均匀度检查法用于检查单剂量的固体、半固体和非均相液体制剂含量符合标示量的程度。

除另有规定外，片剂、硬胶囊剂、颗粒剂或散剂等，每一个单剂标示量小于25mg或主药含量小于每一个单剂重量25%者；药物间或药物与辅料间采用混粉工艺制成的注射用无菌粉末；内充非均相溶液的软胶囊；单剂量包装的口服混悬液、透皮贴剂和栓剂等品种项下规定含量均匀度应符合要求的制剂，均应检查含量均匀度。复方制剂仅检查符合上述条件的组分，多种维生素或微量元素一般不检查含量均匀度。

凡检查含量均匀度的制剂，一般不再检查重（装）量差异；当全部主成分均进行含量均匀度检查时，复方制剂一般亦不再检查重（装）量差异。

知识链接

含量均匀度检查和重（装）量差异检查的区别与联系

含量均匀度是指每片（个）含量符合标示量的程度，其检查目的是控制含量的均一性，以保证用药剂量准确；重量差异是指混合均匀片剂之间的片重差异，其目的是控制含量的一致性。某些特殊情况下，可以通过检查产品的重量（或装量）差异控制批产品的均匀程度。但当各种原辅料混合不均匀时，即使批产品的重量（或装量）相同，其每个产品的含量也存在一定的差异。

二、测定方法

除另有规定外，取供试品 10 个，照各品种项下规定的方法，分别测定每一个单剂以标示量为 100 的相对含量，求其均值和标准差 S $\left[S=\sqrt{\dfrac{\sum(X-\overline{X})^2}{n-1}}\right]$ 以及标示量与均值之差的绝对值 A（$A=|100-\overline{X}|$）。

若 $A+2.2S \leqslant L$，则供试品的含量均匀度符合规定；

若 $A+S>L$，则不符合规定；

若 $A+2.2S>L$，且 $A+S \leqslant L$，则应另取供试品 20 个复试。

根据初、复试结果，计算 30 个单剂的均值 $\overline{X}$、标准差 S 和标示量与均值之差的绝对值 A。再按下述公式计算并判定。

当 $A \leqslant 0.25L$ 时，若 $A^2+S^2 \leqslant 0.25L^2$，则供试品的含量均匀度符合规定；若 $A^2+S^2>0.25L^2$，则不符合规定。

当 $A>0.25L$ 时，若 $A+1.7S \leqslant L$，则供试品的含量均匀度符合规定；若 $A+1.7S>L$，则不符合规定。

上述公式中 L 为规定值。除另有规定外，$L=15.0$；单剂量包装的口服混悬液，内充非均相溶液的软胶囊，胶囊型或泡囊型粉雾剂，单剂量包装的眼用、耳用、鼻用混悬剂，固体或半固体制剂 $L=20.0$；透皮贴剂、栓剂 $L=25.0$。

如该品种项下规定含量均匀度的限度为 ±20% 或其他数值时，$L=20.0$ 或其他相应的数值。

当各品种正文项下含量限度规定的上下限的平均值（T）大于 100.0（%）时，若 $\overline{X}<100.0$，则 $A=100-\overline{X}$；若 $100.0 \leqslant \overline{X} \leqslant T$，则 $A=0$；若 $\overline{X}>T$，则 $A=\overline{X}-T$，同上法计算，判定结果，即得。当 $T<100.0$（%）时，应在各品种正文中规定 A 的计算方法。

当含量测定与含量均匀度检查所用检测方法不同时，而且含量均匀度未能从响应值求出每一个单剂含量情况下，可取供试品 10 个，照该品种含量均匀度项下规定的方法，分别测定，经仪器测得响应值 Y_i（可为吸光度、峰面积等），求其均值 $\overline{Y}$。另由含量测定法测得以标示量为 100 的含量 X_A，由 X_A 除以响应值的均值 $\overline{Y}$，得比例系数 K（$K=X_A/\overline{Y}$）。将上述诸响应值 Y_i 与 K 相乘，求得每一个单剂以标示量为 100 的相对含量（%）x_i（$x_i=KY_i$），同上法求 $\overline{X}$ 和 S 以及 A，计算，判定结果，即得。如需复试，应另取供试品 20 个，按上述方法测定，计算 30 个单剂的均值 $\overline{Y}$、比例系数 K、相对含量（%）x_i、标准差 S 和 A，判定结果，即得。

> **思考题**：含量均匀度检测时，若 $A+2.2S$ 合格，但是有一片超出含量限度，是否符合规定？

任务发布

按《中国药典》(2020年版)二部规定，操作规范、独立完成艾司唑仑片含量均匀度的检查任务。

其他待测药物：_____

确定方案

1. 《中国药典》(2020年版)二部艾司唑仑片项下关于含量均匀度检查的描述：取本品1片，置100ml（1mg规格）或200ml（2mg规格）量瓶中，加盐酸溶液（9→1000）适量，充分振摇使艾司唑仑溶解，用盐酸溶液（9→1000）稀释至刻度，摇匀，滤过，取续滤液作为供试品溶液，照含量测定项下的方法测定含量，应符合规定（通则0941）。

2. 查阅《中国药典》(2020年版)二部艾司唑仑片项下含量测定方法可知：艾司唑仑片的含量采用紫外-可见分光光度法（通则0401）测定。

3. 查阅《中国药典》(2020年版)四部通则0941可知，制剂的含量均匀度应符合相关规定。

检验方案：_____

_____

_____

任务实施

1. 操作前准备

艾司唑仑片、盐酸溶液（9→1000）、分析天平、紫外-可见分光光度计、量瓶、滴管、微孔滤膜、烧杯等。

2. 检查

正确取艾司唑仑片10片，置100ml（1mg规格）或200ml（2mg规格）量瓶中，加盐酸溶液（9→1000）适量，充分振摇使艾司唑仑溶解，用盐酸溶液（9→1000）稀释至刻度，摇匀，滤过，取续滤液作为供试品溶液，照紫外-可见分光光度法，在268nm的波长处测定吸光度，按 $C_{16}H_{11}ClN_4$ 的吸收系数（$E_{1cm}^{1\%}$）为352计算每片的含量。

3. 记录和计算

① 记录所用检测方法、所用仪器型号或编号，以及每片测得的响应值等数据。

② 根据测得的响应值，分别计算出每片以标示量为100的相对含量 x_i，求其均值 $\overline{X}$ 和标准差 S $\left[S = \sqrt{\dfrac{\sum(X-\overline{X})^2}{n-1}} \right]$ 以及标示量与均值之差的绝对值 A（$A = |100-\overline{X}|$）。

4. 结果判断

若 $A+2.2S \leqslant L$,则供试品的含量均匀度符合规定;若 $A+S>L$,则不符合规定;若 $A+2.2S>L$,且 $A+S \leqslant L$,则应另取供试品 20 个复试。

5. 清场

操作完成后,将烧杯中液体倒入废液桶,并和金属架、透明套筒一起清洗干净,将所有仪器配件归位。

评价与总结

一、操作注意事项

1. 供试品应充分溶解,并定量转移至量瓶中。
2. 测定的样品必须澄清,必要时可离心或过滤。

二、评价标准

评价标准见表 8-17。

表 8-17　艾司唑仑片含量均匀度的检查任务评价标准

评价内容		分值	评分细则
职业素养与操作规范 20 分		5	工作服穿着规范,双手洁净,不染指甲,不留长指甲,不披发得 5 分
		5	工作态度认真,遵守纪律得 5 分
		5	爱护仪器,不浪费药品、试剂,及时记录实验数据得 5 分
		5	检测完毕后按要求将仪器、药品、试剂等清理复位得 5 分
技能 80 分	操作前准备	10	调试仪器,准备含量测定的仪器得 10 分
	检查	20	正确取供试品 10 片(个)得 5 分
			照各品种项下规定的方法,分别测定每片(个)的响应值(如吸光度或峰面积等)或含量得 15 分
	计算	35	正确记录所用检测方法、所用仪器型号或编号得 5 分
			正确记录每片(个)测得的响应值等数据得 5 分
			分别正确计算出每片(个)以标示量为 100 的相对含量 x_i 得 10 分
			正确计算出均值 $\overline{X}$ 和标准差 S $\left[S=\sqrt{\dfrac{\sum(X-\overline{X})^2}{n-1}}\right]$ 得 10 分
			正确计算出标示量与均值之差的绝对值 $A(A=\lvert 100-\overline{X}\rvert)$ 得 5 分
	结果判断	15	正确判定结果得 10 分
			完成任务报告单得 5 分

三、任务报告单

任务报告单见表 8-18。

表 8-18　艾司唑仑片含量均匀度的检查任务报告单

测定样品										
检测方法					含量测定的仪器及型号					
编号	1	2	3	4	5	6	7	8	9	10
响应值数据										
相对含量 x_i										
平均值 $\overline{X}$					标准差 S					
标示量与均值之差的绝对值 A										
检查结果										
结果判断				□符合规定			□不符合规定			
检验人					复核人					

任务检测

一、单选题

1. 含量均匀度检查主要检查的是（　　）。
   A. 水溶性药物的片剂　　　　　　B. 难溶性药物片剂
   C. 小剂量的片剂　　　　　　　　D. 大剂量的片剂

2. 片剂含量均匀度检查，除另有规定外，应取供试品（　　）。
   A. 5 片　　　　B. 10 片　　　　C. 15 片　　　　D. 20 片

3. 片剂含量均匀度的检查为（　　）。
   A. 纯度检查　　B. 测定含量　　C. 有效性检查　　D. 均一性检查

二、多选题

1. 关于含量均匀度的检查，下列说法正确的是（　　）。
   A. 对于小剂量的制剂，需要进行含量均匀度检查
   B. 含量均匀度是指制剂每片（个）含量符合标示量的程度
   C. 凡是做含量均匀度检查的制剂不再进行装（重）量差异的检查
   D. 含量均匀度检查所用方法和含量测定的方法必须相同
   E. 除片剂和注射剂外，其他不需进行含量均匀度检查

2. 片剂中含量均匀度检查的目的是（　　）。
   A. 检查片剂中杂质的含量
   B. 检查片剂中主药含量是否均匀
   C. 检查片剂的主药溶出情况
   D. 检查片剂的单剂含量偏离标示量的程度
   E. 检查片剂的药效

三、判断题（对的请打"√"，错的请打"×"）

1. 含量均匀度是指小剂量或单剂量的固体、半固体和非均相液体制剂每片（个）

的含量符合标示量的程度。（　　）

2. 凡检查含量均匀度的制剂，一般不再检查重（装）量差异。（　　）

任务八　抗病毒口服液最低装量的检查

【学习目标】

知识目标： 掌握药物制剂中不同剂型的最低装量检查；掌握药物制剂的最低装量检查方法。

技能目标： 能根据药品质量标准的规定独立完成制剂的最低装量检查；能根据《中国药典》（2020年版）有关规定对制剂的最低装量作出正确判断；能规范清场。

素质目标： 增强药品质量意识和法律法规意识。

任务导入

2020年7月，经广西壮族自治区食品药品检验所检验，某公司生产的1批次复方愈创木酚磺酸钾口服溶液不符合规定，不符合规定项目为装量。2022年6月，经云南省食品药品监督检验研究院检验，某公司生产的1批次川贝止咳糖浆不符合规定，不符合规定项目为装量。装量系反映药品重量或容量的指标，适用于固体、半固体、液体制剂，规定应按最低装量检查法进行检查，不符合规定会导致临床给药剂量不足。

如何进行装量差异的检查？

知识学习

一、概念

最低装量检查法适用于固体、半固体和液体制剂。除制剂通则中规定检查重（装）量差异的制剂及放射性药品外，按下述方法检查，应符合规定。

二、测定方法

最低装量检查法分为重量法与容量法。

1. 重量法（适用于标示装量以重量计的制剂）

除另有规定外，取供试品5个（50g以上者3个），除去外盖和标签，容器外壁用适宜的方法清洁并干燥，分别精密称定重量，除去内容物，容器用适宜的溶剂洗净并干燥，再分别精密称定空容器的重量，求出每个容器内容物的装量与平均装量，均应符合

表 8-19 的有关规定。如有 1 个容器装量不符合规定，则另取供试品 5 个（50g 以上者 3 个）复试，应全部符合规定。

2. 容量法（适用于标示装量以容量计的制剂）

除另有规定外，取供试品 5 个（50ml 以上者 3 个），开启时注意避免损失，将内容物转移至预经标化的干燥量入式量筒中（量具的大小应使待测体积至少占其额定体积的 40%），黏稠液体倾出后，除另有规定外，将容器倒置 15 分钟，尽量倾净。2ml 及以下者用预经标化的干燥量入式注射器抽尽。读出每个容器内容物的装量，并求其平均装量，均应符合表 8-19 的有关规定。如有 1 个容器装量不符合规定，则另取 5 个（50ml 以上者 3 个）复试，应全部符合规定。

表 8-19 制剂平均装量结果判定表

标示装量	注射液及注射用浓溶液		口服及外用固体、半固体、液体；黏稠液体	
	平均装量	每个容器装量	平均装量	每个容器装量
20g(ml)以下	—	—	不少于标示装量	不少于标示装量的 93%
20g(ml)至 50g(ml)	—	—	不少于标示装量	不少于标示装量的 95%
50g(ml)以上	不少于标示装量	不少于标示装量的 97%	不少于标示装量	不少于标示装量的 97%

思考题：最低装量检查和重量（装量）差异检查的异同点是什么？

任务发布 >>>

按《中国药典》（2020 年版）一部规定，操作规范，独立完成抗病毒口服液最低装量的检查任务。

其他待测药物：_____

确定方案 >>>

1.《中国药典》（2020 年版）一部抗病毒口服液项下关于最低装量等其他检查描述：应符合合剂项下有关的各项规定（通则 0181）。

2. 查阅《中国药典》四部通则 0181 可知，多剂量灌装的合剂，照最低装量检查法（通则 0942）检查，应符合规定。

3. 查阅《中国药典》四部通则 0942 可知，最低装量检查可采用容量法和重量法进行检查。

检验方案：_____

任务实施

1. 操作前准备

抗病毒口服液、注射器、量筒、镊子、温湿度表等。

2. 检查

取抗病毒口服液 5 个，开启时注意避免损失，将内容物转移至预经标化干燥的 15ml 量入式量筒中，液体倾出后，将容器倒置 15min，尽量倾净。读出每个容器内容物的装量。

3. 记录和计算

① 记录室温，标示装量，仪器型号及规格，每个容器内容物读数（ml），并求算其平均装量。

② 求算每个容器允许的最低装量。

③ 按表 8-19 求算出每个容器允许的最低装量，以及黏稠液体允许的最低平均装量（保留三位有效数字）。

4. 结果判断

每个容器的装量不少于允许的最低装量，且平均装量不少于标示装量（黏稠液体不少于允许最低平均装量），判为符合规定。如有 1 个容器装量不符合规定，则另取 5 个复试，应全部符合规定。

5. 清场

操作完成后，将所有仪器配件归位，清场。

评价与总结

一、操作注意事项

1. 开启瓶盖时，应注意避免损失。

2. 称量时，注意每个供试品与容器一一对应。

3. 对于以容量计的小规格标示装量剂，可改用重量法或按品种项下的规定方法检查。

4. 平均装量与每个容器装量（按标示装量计算百分率），取三位有效数字进行结果判断。

5. 所有注射器及量筒必须洁净、干燥并定期检定。

二、评价标准

评价标准见表 8-20。

表 8-20　抗病毒口服液最低装量的检查任务评价标准

评价内容		分值	评分细则
职业素养与 操作规范 20 分		5	工作服穿着规范，双手洁净，不染指甲，不留长指甲，不披发得 5 分
		5	工作态度认真，遵守纪律得 5 分
		5	爱护仪器，不浪费药品、试剂，及时记录实验数据得 5 分
		5	检测完毕后按要求将仪器、药品、试剂等清理复位得 5 分。
技能 80 分	检查	35	正确取供试品 5 个得 5 分
			正确选择预经标化的 15ml 量入式量筒得 5 分
			洗净量筒并干燥得 5 分
			正确转移内容物置量筒中得 10 分
			正确读出内容物的体积得 10 分
	计算	30	平均装量计算准确得 15 分
			正确算出每个容器允许的最低装量得 15 分
	结果 判断	15	按照《中国药典》要求，正确判定结果得 10 分
			完成任务报告单得 5 分

三、任务报告单

任务报告单见表 8-21。

表 8-21　抗病毒口服液最低装量的检查任务报告单

检验日期				检品名称		
室温				标示装量		
编号	1	2		3	4	5
每个供试品装量						
平均装量						
每个容器允许的 最低装量						
检查结果						
标准规定						
结果判断	□符合规定			□不符合规定		
检验人				复核人		

任务检测

一、单选题

1. 最低装量检查，一般取供试品（　　）个。
A. 2　　　　　　　B. 3　　　　　　　C. 5　　　　　　　D. 3 或 5

2. 最低装量检查适用于（　　）。
A. 固体　　　　　　B. 半固体　　　　　C. 液体　　　　　　D. A＋B＋C

3. 最低装量检查法的结果判断应取（　　）位有效数字。
   A. 二　　　　　B. 五　　　　　C. 四　　　　　D. 三

4. 最低装量检查法中所用注射器或量筒的最大刻度值应与供试品的标示装量一致，或使待测体积至少占额定体积的（　　）。
   A. 40%　　　　B. 30%　　　　C. 20%　　　　D. 10%
   E. 5%

二、多选题

1. 需做最低装量检查的剂型有（　　）。
   A. 糖浆剂　　　B. 合剂　　　　C. 注射剂　　　D. 酒剂
   E. 滴眼剂

2. 《中国药典》（2020年版）中最低装量检查法包括（　　）。
   A. 重量法　　　B. 容量法　　　C. 灯检法（目视法）
   D. 光散射法（仪器法）　　E. 比较法

三、判断题（对的请打"√"，错的请打"×"）

1. 标示装量以重量计者，依"重量法"进行最低装量检查。（　　）
2. 对于以容量计的小规格标示装量剂，可改用重量法或按品种项下的规定方法检查。（　　）
3. 最低装量检查适用于固体、半固体和液体制剂等所有剂型。（　　）

任务九　葡萄糖注射液可见异物的检查

【学习目标】

　　知识目标：掌握药物制剂中不同剂型的可见异物检查；掌握药物制剂的可见异物检查方法。

　　技能目标：能根据药品质量标准的规定独立完成制剂的可见异物检查；能根据《中国药典》（2020年版）有关规定对制剂的可见异物作出正确判断；能规范清场。

　　素质目标：增强药品质量意识和用药安全意识。

任务导入

　　2015年2月，国家食品药品监督管理总局发布通告称一诊所发现某企业生产的盐酸左氧氟沙星氯化钠注射液有类似毛发状异物。事发后，涉事产品被该公司业务员销毁，但有关证据证明涉事产品确实存在上述问题。该公司生产的21700瓶涉事盐酸左氧氟沙星氯化钠注射液被召回。国家食品药品监督管理总局责令该企业停产整顿，并对涉事批次药品按劣药论处，要求认真自查整改并承担全部责任。虽是一根小小的发丝，却关乎着患者的生命安全。为避免类似事件的发生，必须严控药物制剂的生产、检验等环节，不能存在侥幸心理。

什么是可见异物？如何进行可见异物的检查？

> **知识学习**

一、概念

可见异物系指存在于注射剂、眼用液体制剂和无菌原料药中，在规定条件下目视可以观测到的不溶性物质，其粒径或长度通常大于 $50\mu m$。

> **知识链接**
>
> **可见异物检查和不溶性微粒检查的区别与联系**
>
> 目前普遍采用可见异物检查及不溶性微粒检查来控制药品中存在的不溶性物质。不溶性微粒检查在可见异物检查符合规定后进行，用来对静脉注射剂进行更严格的控制，主要控制肉眼不可见的小于 $50\mu m$ 的不溶性物质。两项检查都是对存在的不溶性物质进行的质量把控。可见异物检查从宏观着手，不溶性微粒从微观入手，共同构成一个完善的对不溶性物质的质控体系。

二、测定方法

可见异物检查法有灯检法和光散射法。一般常用灯检法，也可采用光散射法。灯检法不适用的品种，如用深色透明容器包装或液体色泽较深（一般深于各标准比色液 7 号）的品种可选用光散射法；混悬型、乳状液型注射液和滴眼液不能使用光散射法。下面仅介绍采用灯检法对注射液的可见异物检查方法。其他参见《中国药典》（2020 年版）四部通则 0904。

灯检法应在暗室中进行，采用带有遮光板的日光灯源装置，背景为不反光的黑色或白色，分别检查无色/白色异物和有色异物。无色透明容器包装的无色供试品溶液，检查时被观察供试品所在处的光照度应为 $1000\sim 1500lx$；透明塑料容器包装、棕色透明容器包装的供试品或有色供试品溶液，光照度应为 $2000\sim 3000lx$；混悬型供试品或乳状液，光照度应增加至约 $4000lx$。

除另有规定外，取供试品 20 支（瓶），除去容器标签，擦净容器外壁，必要时将药液转移至洁净透明的适宜容器内，将供试品置遮光板边缘处，在明视距离（指供试品至人眼的清晰观测距离，通常为 25cm），手持容器颈部，轻轻旋转和翻转容器（但应避免产生气泡），使药液中可能存在的可见异物悬浮，分别在黑色和白色背景下目视检查，重复观察，总检查时限为 20 秒。供试品装量每支（瓶）在 10ml 及 10ml 以下的，每次检查可手持 2 支（瓶）。50ml 或 50ml 以上大容量注射液按直、横、倒三步法旋转检视。

供试品溶液中有大量气泡产生影响观察时,需静置足够时间至气泡消失后检查。

供试品中不得检出金属屑、玻璃屑、长度超过 2mm 的纤维、最大粒径超过 2mm 的块状物、静置一定时间后轻轻旋转时肉眼可见的烟雾状微粒沉积物、无法计数的微粒群或摇不散的沉淀,以及在规定时间内较难计数的蛋白质絮状物等明显可见异物。供试品中如检出点状物、2mm 以下的短纤维和块状物等微细可见异物,除另有规定外,应分别符合表 8-22 和表 8-23 规定。

表 8-22 生物制品注射液结果判定表

类别	微细可见异物限度	
	初试 20 支(瓶)	初、复试 40 支(瓶)
注射液	装量 50ml 及以下,每支(瓶)中微细可见异物不得超过 3 个 装量 50ml 以上,每支(瓶)中微细可见异物不得超过 5 个	2 支(瓶)以上超出,不符合规定

表 8-23 非生物制品注射液结果判定表

类别		微细可见异物限度	
		初试 20 支(瓶)	初、复试 40 支(瓶)
注射液	静脉用	如 1 支(瓶)检出,复试 如 2 支(瓶)或以上检出,不符合规定	超过 1 支(瓶)检出,不符合规定
	非静脉用	如 1~2 支(瓶)检出,复试 如 2 支(瓶)以上检出,不符合规定	超过 2 支(瓶)检出,不符合规定

既可静脉用也可非静脉用的注射液,以及脑池内、硬膜外、椎管内用的注射液应执行静脉用注射液的标准,混悬液与乳状液仅对明显可见异物进行检查。

思考题: 1. 检查过程中如何区分气泡和可见异物?
2. 可见异物检查和不溶性微粒检查的区别与联系是什么?

知识链接

不溶性微粒检查法

不溶性微粒检查法用以检查静脉用注射剂(溶液型注射液、注射用无菌粉末、注射用浓溶液)及供静脉注射用无菌原料药中不溶性微粒的大小及数量。包括光阻法和显微计数法(当光阻法测定结果不符合规定或供试品不适于用光阻法测定时,应采用显微计数法进行测定,并以显微计数法的测定结果作为判定依据)。标示装量为 100ml 或 100ml 以上的静脉用注射液,除另有规定外,光阻法为每 1ml 中含 10μm 及 10μm 以上的微粒数不得过 25 粒,含 25μm 及 25μm 以上的微粒数不得过 3 粒,显微计数法为分别不得过 12 粒和 2 粒。标示装量为 100ml 以下的静脉用注射液、静脉注射用无菌粉末、注射用浓溶液及供注射用无菌原料药,除另有规定外,光阻法为每个供试品容器中含 10μm 及 10μm 以上的微粒数不得过 6000 粒,含 25μm 及 25μm 以上的微粒数不得过 600 粒,显微计数法为分别不得过 3000 粒和 300 粒。

> **任务发布** >>>

按《中国药典》(2020年版)二部规定,操作规范,独立完成葡萄糖注射液可见异物的检查任务。

其他待测药物:_____

> **确定方案** >>>

1. 《中国药典》(2020年版)二部葡萄糖注射液项下关于可见异物检查描述:应符合注射剂项下有关的各项规定(通则0102)。

2. 查阅《中国药典》(2020年版)四部通则0102,注射剂可见异物检查的描述:除另有规定外,照可见异物检查法(通则0904)检查,应符合规定。

3. 查阅《中国药典》(2020年版)四部通则0904可知,可见异物的检查可采用灯检法进行检查。

检验方案:_____
_____
_____

> **任务实施** >>>

1. 操作前准备

葡萄糖注射液、可见异物检查装置、镊子、抹布等。

2. 检查

取葡萄糖注射液20支,除去容器标签,擦净容器外壁,必要时将药液转移至洁净透明的适宜容器内,将供试品置遮光板边缘处,在明视距离(指供试品至人眼的清晰观测距离,通常为25cm),手持容器颈部,轻轻旋转和翻转容器(但应避免产生气泡),使药液中可能存在的可见异物悬浮,分别在黑色和白色背景下目视检查,重复观察,总检查时限为20秒。

注:供试品装量每支(瓶)在10ml及10ml以下的,每次检查可手持2支(瓶)。50ml或50ml以上大容量注射液按直、横、倒三步法旋转检视。供试品溶液中有大量气泡产生影响观察时,需静置足够时间至气泡消失后检查。

3. 记录

① 记录光照度。

② 记录检查指数和含有异物支数。

4. 结果判断

供试品中不得检出金属屑、玻璃屑、长度超过2mm的纤维、最大粒径超过2mm的块状物、静置一定时间后轻轻旋转时肉眼可见的烟雾状微粒沉积物、无法计数的微粒群或摇不散的沉淀,以及在规定时间内较难计数的蛋白质絮状物等明显可见异物。供试品中如检出点状物、2mm 以下的短纤维和块状物等微细可见异物,除另有规定外,应分别符合表 8-22 和表 8-23 规定。

5. 清场

操作完成后,将所有仪器配件归位,清场。

评价与总结

一、操作注意事项

1. 实验室检测时应避免引入可见异物。当制备注射用无菌粉末和无菌原料药供试品溶液时,或供试品的容器不适于检查(如透明度不够、不规则形状容器等),需转移至适宜容器中时,均应在 100 级的洁净环境(如层流净化台)中进行。

2. 所使用的专用玻璃容器应洁净透明避免污染,否则会对供试品检验结果的判定造成影响。

3. 检查人员条件:远距离和近距离视力测验,均应为 4.9 及以上(矫正后视力应为 5.0 及以上);应无色盲。

4. 用目检视均不得少于 5 秒。

5. 采用灯检法应注意避免人为因素的影响,难以判断的情况宜采用光散射法辅助判定。

二、评价标准

评价标准见表 8-24。

表 8-24 葡萄糖注射液可见异物的检查任务评价标准

评价内容		分值	评分细则
职业素养与操作规范 20 分		5	工作服穿着规范,双手洁净,不染指甲,不留长指甲,不披发得 5 分
		5	工作态度认真,遵守纪律得 5 分
		5	爱护仪器,不浪费药品、试剂,及时记录实验数据得 5 分
		5	检测完毕后按要求将仪器、药品、试剂等清理复位得 5 分
技能 80 分	检查	60	正确取供试品 20 支(瓶)得 10 分
			除去容器标签,擦净容器外壁得 10 分
			将供试品置遮光板边缘处,距离人眼 25cm 得 10 分
			手持容器颈部,轻轻旋转和翻转容器,避免产生气泡得 10 分
			分别在黑色和白色背景下目视检查得 10 分
			重复观察,总检查时限为 20 秒得 10 分
	结果判断	20	按照《中国药典》要求,正确判定结果得 15 分
			完成任务报告单得 5 分

三、任务报告单

任务报告单见表 8-25。

表 8-25　葡萄糖注射液可见异物的检查任务报告单

检验日期		检品名称	
光照度		检查支数	
含有异物支数			
检查结果			
标准规定			
结果判断	□符合规定		□不符合规定
检验人		复核人	

任务检测

一、单选题

1. 可见异物的粒径和长度通常大于（　　）。
   A. 50μm　　　　B. 30μm　　　　C. 50nm　　　　D. 20μm

2. 适用于混悬型供试品或乳状液可见异物的检查，光照度应为（　　）。
   A. 500~1500lx　　B. 4000lx　　　C. 2000~3000lx　　D. 1000~1500lx

3. 以下不属于可见异物中的明显可见异物的是（　　）。
   A. 金属屑
   B. 玻璃屑
   C. 能摇散的沉淀
   D. 长度超过 2mm 的纤维和块状物

4. 《中国药典》（2020 年版）对可见异物检查法描述正确的是（　　）。
   A. 注射液可见异物检验应取 20 支（瓶）
   B. 注射液可见异物检验应取 40 支（瓶）
   C. 注射液可见异物检验应取 10 支（瓶）
   D. 注射液可见异物检验应取 30 支（瓶）

二、多选题

1. 《中国药典》（2020 年版）中可见异物的检查法包括（　　）。
   A. 光阻法　　　B. 显微镜计数法　　C. 灯检法　　　D. 光散射法
   E. 称重法

2. 关于可见异物的检查，下列说法正确的是（　　）。
   A. 灯检法的检测环境为暗室
   B. 无色注射液要求在黑色背景下观察
   C. 无色注射液要求的光照度为 1000~1500lx
   D. 对检测人员的视力有要求
   E. 用目检视均不得少于 5 秒

3. 以下（　　）药品不需要做可见异物检查。
   A. 注射剂　　　　B. 眼用液体制剂　　　C. 无菌原料药　　　D. 口服液
   E. 胶囊剂

三、判断题（对的请打"√"，错的请打"×"）
1. 不反光的黑色背景用于检查有色异物。（　　）
2. 对于振摇或晃动后极易产生气泡且不易消失的供试品可直接进行检查。（　　）
3. 可见异物检查时，检测人员应无色盲。（　　）

任务十　维生素 C 注射液无菌的检查

【学习目标】

知识目标：掌握药物制剂的无菌检查方法；熟悉薄膜过滤法的基本过程。

技能目标：能根据药品质量标准的规定独立完成制剂的无菌检查；能根据《中国药典》（2020 年版）有关规定对制剂的微生物污染作出正确判断；能规范清场。

素质目标：具备特殊药品无菌的安全意识。

任务导入

2006 年 7 月 24 日，青海省西宁市部分患者使用某公司生产的克林霉素磷酸酯葡萄糖注射液（即欣弗注射液）后，出现胸闷、心悸、心慌、寒战、肾区疼痛、腹痛、腹泻、恶心、呕吐、过敏性休克、肝肾功能损害等临床症状。随后各地也报告出现了类似病例，最终导致 11 人死亡，93 人感染。

事故原因是该企业未按批准的工艺参数灭菌，降低灭菌温度、缩短灭菌时间、增加灭菌柜装载量，影响了灭菌效果。经中国药品生物制品检定所对相关样品进行检验，结果表明无菌检查和热原检查不符合规定。对无菌制剂的监管需要更加严格，对无菌检验提出了更高更严的要求。

什么是无菌？如何进行无菌检查？

知识学习

一、概念

无菌系指没有活菌，即完全不含微生物。

无菌检查法系用于检查《中国药典》要求无菌的药品、生物制品、医疗器械、原料、辅料及其他品种是否无菌的一种方法。若供试品符合无菌检查法的规定，仅表明了供试品在该检验条件下未发现微生物污染。

二、测定方法

常用的无菌检查方法是将药品或材料在严格的无菌操作条件下，接种于适合各种微生物生长的不同培养基中，置于不同的适宜温度下培养一定的时间，逐日观察微生物的生长情况，并结合阳性和阴性对照试验的结果，判断供试品是否染菌。无菌检查法包括薄膜过滤法和直接接种法两种方法。下面仅介绍采用薄膜过滤法对注射剂的无菌检查方法。其他方法参见《中国药典》（2020年版）四部通则1101。

1. 培养基的选择

按规定选择适合厌氧菌、需氧菌或真菌生长的培养基。培养基既可以按规定的处方制备，亦可使用按该处方生产的符合规定的脱水培养基或商品化的预判培养基。配制后应采用验证合格的灭菌程序灭菌。制备好的培养基若不立即使用，应置于无菌密闭容器中，在2~25℃、避光的环境下保存，并在经验证的保存期内使用。

《中国药典》（2020年版）无菌检查法规定的培养基有8种，包括硫乙醇酸盐流体培养基（需氧菌、厌氧菌培养基）、胰酪大豆胨液体培养基（真菌、需氧菌培养基）、中和或灭活用培养基、0.5%葡萄糖肉汤培养基（用于硫酸链霉素等抗生物的无菌检查）、胰酪大豆胨琼脂培养基、沙氏葡萄糖液体培养基、沙氏葡萄糖琼脂培养基和马铃薯葡萄糖琼脂培养基（PDA）。

2. 培养基的适用性检查

无菌检查用的硫乙醇酸盐流体培养基和胰酪大豆胨液体培养基等应符合培养基的无菌性检查及灵敏度检查的要求。本检查可在供试品的无菌检查前或与供试品的无菌检查同时进行。

3. 稀释液、冲洗液及其制备方法

稀释液、冲洗液配制后应采用验证合格的灭菌程序灭菌。

① 0.1%无菌蛋白胨水溶液：取蛋白胨1.0g，加水1000ml，微温溶解，必要时滤过使澄清，调节pH值至7.1±0.2，分装，灭菌。

② pH7.0无菌氯化钠-蛋白胨缓冲液：取磷酸二氢钾3.56g、无水磷酸氢二钠5.77g、氯化钠4.30g、蛋白胨1.00g，加水1000ml，微温溶解，必要时滤过使澄清，分装，灭菌。

根据供试品的特性，可选用其他经验证的适宜溶液作为稀释液或冲洗液（如0.9%无菌氯化钠溶液）。如需要，可在上述稀释液或冲洗液的灭菌前或灭菌后加入表面活性剂或中和剂等。

4. 方法适用性试验

进行产品无菌检查时，应进行方法适用性试验，以确认所采用的方法适合于该产品的无菌检查，即需要先测定供试品是否具有抑细菌和抑真菌作用，避免假阴性结果。若检验程序或产品发生变化可能影响检验结果，应重新进行方法适用性试验。方法适用性

试验也可与供试品的无菌检查同时进行。

5. 供试品的无菌检查

(1) 检验数量及检验量　检验数量是指一次试验所用供试品最小包装容器的数量。检验量是指供试品每个最小包装接种至每份培养基的最小量（g 或 ml）。除另有规定外，出厂产品最少检验数量按表 8-26 规定；上市产品监督最少检验数量按表 8-27 规定；供试品的最少检验量按表 8-28 规定。

表 8-26　批出厂产品最少检验数量

供试品	批产量 N/个	接种每种培养基的最少检验数量
注射剂		10%或 4 个（取较多者）
	≤100	10 个
	100<N≤500	2%或 20 个（取较少者）
大体积注射剂(>100ml)	>500	20 个（生物制品）
		2%或 10 个（取较少者）
		20 个（生物制品）

表 8-27　上市抽检样品的最少检验数量

供试品	供试品最少检验数量（瓶或支）
液体制剂	10

表 8-28　供试品最少检验量

供试品	供试品装量	供试品最少检验量
液体制剂	V<1ml	全量
	1ml≤V≤40ml	半量,但不得少于 1ml
	40ml<V≤100ml	20ml
	V>100ml	10%,但不少于 20ml

(2) 对照试验

① 阳性对照：应根据供试品特性选择阳性对照菌。无抑菌作用及抗革兰氏阳性菌为主的供试品，以金黄色葡萄球菌为对照菌；抗革兰阴性菌为主的供试品以大肠埃希菌为对照菌；抗厌氧菌的供试品，以生孢梭菌为对照菌；抗真菌的供试品，以白色念珠菌为对照菌。阳性对照试验的菌液制备同方法适用性试验，加菌量不大于 100cfu，供试品用量同供试品无菌检查时每份培养基接种的样品量。阳性对照管培养不超过 5 天，应生长良好。

② 阴性对照：供试品无菌检查时，应取相应溶剂和稀释液、冲洗液同法操作，作为阴性对照。阴性对照不得有菌生长。

思考题： 阳性对照试验的目的是什么？

(3) 供试品处理及接种培养基　操作时，用适宜的方法对供试品容器表面进行彻底消毒，如果供试品容器内有一定的真空度，可用适宜的无菌器材（如带有除菌过滤器的针头）向容器内导入无菌空气，再按无菌操作开启容器取出内容物。

采用封闭式薄膜过滤器，根据供试品及其溶剂的特性选择滤膜材质。无菌检查用的滤膜孔径应不大于 0.45μm，滤膜直径约为 50mm，若使用其他尺寸的滤膜，应对稀释液和冲洗液体积进行调整，并重新验证。使用时，应保证滤膜在过滤前后的完整性。

取规定量，直接过滤，或混合至含不少于 100ml 适宜稀释液的无菌容器中，混匀，立即过滤。如供试品具有抑菌作用，须用冲洗液冲洗滤膜，冲洗次数一般不少于三次，所用的冲洗量、冲洗方法同方法适用性试验。冲洗后，1 份滤器中加入 100ml 硫乙醇酸盐流体培养基，1 份滤器中加入 100ml 胰酪大豆胨液体培养基。

（4）培养及观察　将上述接种供试品后的培养基容器分别按各培养基规定的温度培养不少于 14 天。培养期间应定期观察并记录是否有菌生长。如在加入供试品后或在培养过程中，培养基出现浑浊，培养 14 天后，不能从外观上判断有无微生物生长，可取该培养液不少于 1ml 转种至同种新鲜培养基中，将原始培养物和新接种的培养基继续培养不少于 4 天，观察接种的同种新鲜培养基是否再出现浑浊；或取培养液涂片，染色，镜检，判断是否有菌。

既可静脉用也可非静脉用的注射液，以及脑池内、硬膜外、椎管内用的注射液应执行静脉用注射液的标准，混悬液与乳状液仅对明显可见异物进行检查。

（5）结果判断　若供试品管均澄清，或虽显浑浊但经确证无菌生长，判供试品符合规定；若供试品管中任何一管显浑浊并确证有菌生长，判供试品不符合规定，除非能充分证明试验结果无效，即生长的微生物非供试品所含。只有符合下列至少一个条件时方可认为试验无效：

① 无菌检查试验所用的设备及环境的微生物监控结果不符合无菌检查法的要求。
② 回顾无菌试验过程，发现有可能引起微生物污染的因素。
③ 在阴性对照中观察到微生物生长。
④ 供试品管中生长的微生物经鉴定后，确证是因无菌试验中所使用的物品和（或）无菌操作技术不当引起的。

试验若经评估确认无效后，应重试。重试时，重新取同量供试品，依法检查，若无菌生长，判供试品符合规定；若有菌生长，判供试品不符合规定。

任务发布

按《中国药典》（2020 年版）二部规定，操作规范，完成维生素 C 注射液无菌的检查任务。

其他待测药物：_____

确定方案

1. 《中国药典》（2020 年版）二部维生素 C 注射液项下关于无菌检查的描述：应符合注射剂项下有关的各项规定（通则 0102）。

2. 查阅《中国药典》（2020 年版）四部通则 0102，注射剂照无菌检查法（通则 1101）检查，应符合规定。

3. 查阅《中国药典》（2020 年版）四部通则 1101 可知，注射剂的无菌检查可采用薄膜过滤法进行检查。

检验方案：_____
_____
_____

任务实施

1. 操作前准备

维生素 C 注射液、培养基、稀释液及冲洗液、滤膜、玻璃器皿、温湿度表等。

2. 检查

（1）阳性对照　以金黄色葡萄球菌为对照菌，阳性对照试验的菌液制备同方法适用性试验，加菌量小于 100cfu，供试品用量同供试品无菌检查时每份培养基接种的样品量。阳性对照管培养 72h 内应生长良好。

（2）阴性对照　取相应溶剂和稀释液、冲洗液同法操作，作为阴性对照。阴性对照不得有菌生长。

（3）样品过滤　取规定量样品（查阅通则 1101 获得），直接过滤，或混合至含不少于 100ml 适宜稀释液的无菌容器中，混匀，立即过滤。样品冲洗后，1 份滤器中加入 100ml 硫乙醇酸盐流体培养基，1 份滤器中加入 100ml 胰酪大豆胨液体培养基。

（4）培养及观察　将上述接种供试品后的培养基容器分别按各培养基规定的温度培养 14 天。培养期间应逐日观察并记录是否有菌生长。如在加入供试品后或在培养过程中，培养基出现浑浊，培养 14 天后，不能从外观上判断有无微生物生长，可取该培养液适量转种至同种新鲜培养基中，培养不少于 4 天，观察接种的同种新鲜培养基是否再出现浑浊；或取培养液涂片，染色，镜检，判断是否有菌。

3. 记录

记录供试管、阳性对照管和阴性对照管的生长情况。

4. 结果判断

若供试品管均澄清，或虽显浑浊但经确证无菌生长，判供试品符合规定；若供试品管中任何一管显浑浊并确证有菌生长，判供试品不符合规定。

5. 清场

操作完成后，将所有玻璃仪器清洗干净，仪器配件归位，清场。

评价与总结

一、操作注意事项

1. 无菌检查应在无菌条件下进行，试验环境必须达到无菌检查的要求，检验全过程应严格遵守无菌操作，防止微生物污染，防止污染的措施不得影响供试品中微生物的检出。单向流空气区域、工作台面及受控环境应定期按医药工业洁净室（区）悬浮粒子、浮游菌和沉降菌的测试方法的现行国家标准进行洁净度确认。隔离系统应定期按相关的要求进行验证，其内部环境的洁净度须符合无菌检查的要求。日常检验需对试验环境进行监测。

2. 所使用的专用玻璃容器应洁净透明避免污染，否则会对供试品检验结果的判定造成影响。

3. 培养期内必须逐日观察，了解培养过程的变化。

4. 阳性对照菌未生长时，供试品的检验结果应判为无效。

二、评价标准

评价标准见表 8-29。

表 8-29　维生素 C 注射液无菌的检查任务评价标准

评价内容		分值	评分细则
职业素养与操作规范 20 分		5	工作服穿着规范，双手洁净，不染指甲，不留长指甲，不披发得 5 分
		5	工作态度认真，遵守纪律得 5 分
		5	爱护仪器，不浪费药品、试剂，及时记录实验数据得 5 分
		5	检测完毕后按要求将仪器、药品、试剂等清理复位得 5 分
技能 80 分	检查	60	实验前准备，完成各类灭菌工作得 10 分
			阳性对照管生长良好 10 分
			阴性对照管无菌生长得 10 分
			样品正确过滤得 10 分
			培养过程及条件设定准确得 10 分
			14 天内逐日观察并记录是否有菌生长得 10 分
	结果判断	20	按照《中国药典》要求，正确判定结果得 15 分
			完成任务报告单得 5 分

三、任务报告单

任务报告单见表 8-30。

表 8-30　维生素 C 注射液无菌的检查任务报告单

检验日期							检品名称						
产品数量							检验数量						
培养基：硫乙醇酸盐流体培养基　　配制批号：　　胰酪大豆胨液体培养基　　配制批号：													
稀释液：													

培养基		1 天	2 天	3 天	4 天	5 天	6 天	7 天	8 天	9 天	10 天	11 天	12 天	13 天	14 天
硫乙醇酸盐流体培养基（30～35℃）	样品														
	阳性														

续表

胰酪大豆胨液体培养基（20～25℃）	样品										
	阳性										

注：逐日观察，有菌生长则填"＋"，无菌生长则填"－"

检查结果	
标准规定	
结果判断	□符合规定　　　　　　□不符合规定
检验人	复核人

任务检测

一、单选题

1. 无菌检查中厌氧菌检查的首选培养基为（　　）。
   A. 胰酪大豆胨液体培养基　　　　B. 硫乙醇酸盐流体培养基
   C. 胰酪大豆胨琼脂培养基　　　　D. 0.5％葡萄糖肉汤培养基

2. 无菌检查规定实验结果成立的前提是（　　）。
   A. 阳性对照试验呈阳性，阴性对照试验呈阴性
   B. 阳性对照试验呈阴性，阴性对照试验呈阳性
   C. 阳性对照试验呈阳性
   D. 阴性对照试验呈阴性

3. 培养基灵敏度检查所用的菌株传代次数不得超过（　　）。
   A. 1代　　　　　B. 3代　　　　　C. 0代　　　　　D. 5代

二、多选题

1. 《中国药典》（2020年版）规定无菌检查用培养基主要有（　　）。
   A. 胰酪大豆胨液体培养基　　　　B. 硫乙醇酸盐流体培养基
   C. 中和或灭活用培养基　　　　　D. 0.5％葡萄糖肉汤培养基
   E. 胰酪大豆胨琼脂培养基

2. 无菌检查所用方法有（　　）。
   A. 薄膜过滤法　　B. 显微镜计数法　　C. 目视法　　D. 直接接种法
   E. 重量法

三、判断题（对的请打"√"，错的请打"×"）

1. 最终的无菌检查可确定该批产品是无菌的。（　　）
2. 无菌检验人员应当具备微生物专业知识，并经过无菌技术的培训。（　　）
3. 每亚批产品中仅对其中一批进行无菌检查即可。（　　）
4. 无菌检查结果判断中应重视分析和排除可能出现的假阳性和假阴性。（　　）

任务十一　维生素 B_1 片微生物限度的检查

【学习目标】

知识目标： 掌握微生物检验的无菌技术；掌握药物制剂的微生物限度检查方法。

技能目标： 能根据药品质量标准的规定独立完成制剂的微生物限度检查；能根据《中国药典》（2020 年版）有关规定对制剂的微生物限度作出正确判断；能规范清场。

素质目标： 具备坚定的学科认同感、良好的实验作风和工作习惯。

任务导入

2020 年 5 月 13 日，吉林省药监局接到福建省食品药品质量检验研究院检验报告书（报告编号：2020C0086），显示吉林某制药公司生产的明目上清片（批号：191109）"微生物限度"（沙门菌）项不符合规定，违反了《中华人民共和国药品管理法》（2015 年修正）第四十九条第一款"禁止生产、销售劣药"的规定，属于生产劣药。依据《中华人民共和国行政处罚法》相关规定，吉林省药监局责令该制药公司改正违法行为，决定没收其召回的 4667 盒明目上清片（批号：191109），没收违法所得 55765.87 元，并处货值金额一倍罚款 67534.23 元，罚没款总计 123300.1 元。

微生物数量的多少，对判断药品是否受到污染具有现实意义。一般来说，检验出的细菌数越多，表明药品被污染的概率就越大，安全性就越差。如日常生活中常见的口服药、外用药等都属于非密封品，不能做到绝对无菌。因此，微生物限度成为非无菌制剂质量的一个重要检验指标，其结果也可以侧面反映生产过程中各工艺环节的卫生状况。

什么是微生物限度？如何进行微生物限度的检查？

知识学习

一、概念

非无菌药品的微生物限度标准是基于药品的给药途径、对患者健康潜在的危害，以及药品的特殊性而制定的。药品生产、贮存、销售过程中的检验，药用原料、辅料、中药提取物及中药饮片的检验，新药标准制定，进口药品标准复核，考察药品质量及仲裁等，除另有规定外，其微生物限度均以《中国药典》（2020 年版）通则 1107 为依据。

思考题： 是不是所有药物都要进行微生物限度检查？

二、测定方法

微生物限度检查法包括微生物计数法和控制菌检查法。微生物计数法又包括平皿法、薄膜过滤法和最可能数法（MPN法）。微生物计数法系用于能在有氧条件下生长的嗜温细菌和真菌的计数，用于检查非无菌制剂及其原、辅料等是否符合规定的微生物限度标准，不适用于活菌制剂的检查。控制菌检查法系用于在规定的试验条件下，检查供试品中是否存在特定的微生物。

下面仅介绍微生物计数法中的平皿计数法。其他方法参见《中国药典》（2020年版）通则1105、通则1106。

（一）计数培养基适用性检查和供试品计数方法适用性试验

供试品微生物计数中所使用的培养基应进行适用性检查。供试品的微生物计数方法应进行方法适用性试验，以确认所采用的方法适合于该产品的微生物计数。若检验程序或产品发生变化可能影响检验结果时，计数方法应重新进行适用性试验。

1. 菌种及菌液制备

可参照《中国药典》中的方法。注意：菌液制备后若在室温下放置，应在2小时内使用；若保存在2～8℃，可在24小时内使用。黑曲霉孢子悬液可保存在2～8℃，在验证过的贮存期内使用。

2. 阴性对照试验

为确认试验条件是否符合要求，应进行阴性对照试验，阴性对照试验应无菌生长。如阴性对照试验有菌生长，应进行偏差调查。

3. 培养基适用性检查

微生物计数用的商品化预制培养基、脱水培养基或按处方配制的培养基均应进行培养基适用性检查。按照规定接种不大于100cfu的菌液至胰酪大豆胨液体培养基管或胰酪大豆胨琼脂培养基平板或沙氏葡萄糖琼脂培养基平板，置规定条件下培养。每一试验菌株平行制备2管或2个平板。同时，用相应的对照培养基替代被检培养基进行上述试验。被检固体培养基上的菌落平均数与对照培养基上的菌落平均数的比值应在0.5～2范围内，且菌落形态大小应与对照培养基上的菌落一致；被检液体培养基管与对照培养基管比较，试验菌应生长良好。

4. 计数方法适用性试验

（1）供试液的制备　根据供试品的理化特性与生物学特性，采取适宜的方法制备供试液。供试液制备若需升温时，应均匀加热，且温度不应超过45℃。供试液从制备至加入检验用培养基，不得超过1小时。以水溶性供试品为例：取供试品，用pH7.0无菌氯化钠-蛋白胨缓冲液，或pH7.2磷酸盐缓冲液，或胰酪大豆胨液体培养基溶解或稀释制成1：10供试液。若需要，调节供试液pH值至6～8。必要时，用同一稀释液将供试液进一步10倍系列稀释。水溶性液体制剂也可用混合的供试品原液作为供试液。

(2) 接种和稀释　按要求进行供试液的接种和稀释，制备微生物回收试验用供试液。所加菌液的体积应不超过供试液体积的1%。为确认供试品中的微生物能被充分检出，首先应选择最低稀释级的供试液进行计数方法适用性试验。

(3) 抗菌活性的去除或灭活　供试液接种后，按下列"微生物回收"规定的方法进行微生物计数。若试验组菌落数减去供试品对照组菌落数的值小于菌液对照组菌落数值的50%，可采用下述方法消除供试品的抑菌活性。

① 增加稀释液或培养基体积。

② 加入适宜的中和剂或灭活剂。中和剂或灭活剂（表8-31）可用于消除干扰物的抑菌活性，最好在稀释液或培养基灭菌前加入。若使用中和剂或灭活剂，试验中应设中和剂或灭活剂对照组，即取相应量含中和剂或灭活剂的稀释液替代供试品同试验组操作，以确认其有效性和对微生物无毒性。中和剂或灭活剂对照组的菌落数与菌液对照组的菌落数的比值应在0.5～2范围内。

表8-31　常见干扰物的中和剂或灭活方法

干扰物	可选用的中和剂或灭活方法
戊二醛、汞制剂	亚硫酸氢钠
酚类、乙醇、醛类、吸附物	稀释法
醛类	甘氨酸
季铵化合物、对羟基苯甲酸、双胍类化合物	卵磷脂
季铵化合物、碘、对羟基苯甲酸	聚山梨酯
水银	巯基醋酸盐
水银、汞化物、醛类	硫代硫酸盐
EDTA、喹诺酮类抗生素	镁或钙离子
磺胺类	对氨基苯甲酸
β-内酰胺类抗生素	β-内酰胺酶

③ 采用薄膜过滤法。

④ 上述几种方法的联合使用。

若没有适宜消除供试品抑菌活性的方法，对特定试验菌回收的失败，表明供试品对该试验菌具有较强抗菌活性，同时也表明供试品不易被该类微生物污染。但是，供试品也可能仅对特定试验菌株具有抑制作用，而对其他菌株没有抑制作用。因此，根据供试品须符合的微生物限度标准和菌数报告规则，在不影响检验结果判断的前提下，应采用能使微生物生长的更高稀释级的供试液进行计数方法适用性试验。若方法适用性试验符合要求，应以该稀释级供试液作为最低稀释级的供试液进行供试品检查。

(4) 供试品中微生物的回收　微生物的回收可采用平皿法，包括倾注法和涂布法。

① 倾注法：每株试验菌每种培养基至少制备2个平皿，以算术均值作为计数结果。取照上述"供试液的制备""接种和稀释"和"抗菌活性的去除或灭活"制备的供试液1ml，置直径90mm的无菌平皿中，注入15～20ml温度不超过45℃熔化的胰酪大豆胨琼脂或沙氏葡萄糖琼脂培养基，混匀，凝固，倒置培养。若使用直径较大的平皿，培养基的用量应相应增加。按规定条件培养、计数。同法测定供试品对照组及菌液对照组菌数。计算各试验组的平均菌落数。

② 涂布法：取适量（15～20ml）温度不超过45℃的胰酪大豆胨琼脂或沙氏葡萄糖琼脂培养基，注入直径90mm的无菌平皿，凝固，制成平板，采用适宜的方法使培养基表面干燥。若使用直径较大的平皿，培养基用量也应相应增加。每一平板表面接种上述照"供试液的制备""接种和稀释"和"抗菌活性的去除或灭活"制备的供试液不少于0.1ml。按规定条件培养、计数。同法测定供试品对照组及菌液对照组菌数。计算各试验组的平均菌落数。

（5）结果判断　计数方法适用性试验中，采用平皿法或薄膜过滤法时，试验组菌落数减去供试品对照组菌落数的值与菌液对照组菌落数的比值应在0.5～2范围内。

（二）供试品检查

1. 检验量

检验量即一次试验所用的供试品量（g、ml或cm^2）。一般应随机抽取不少于2个最小包装的供试品，混合，取规定量供试品进行检验。

除另有规定外，一般供试品的检验量为10g或10ml；膜剂、贴剂和贴膏剂为100cm^2；贵重药品、微量包装药品的检验量可以酌减。检验时，应从2个以上最小包装单位中抽取供试品，大蜜丸不得少于4丸，膜剂、贴剂和贴膏剂不得少于4片。

2. 检查

按计数方法适用性试验确认的计数方法进行供试品中需氧菌总数、霉菌和酵母菌总数的测定。胰酪大豆胨琼脂培养基或胰酪大豆胨液体培养基用于测定需氧菌总数；沙氏葡萄糖琼脂培养基用于测定霉菌和酵母菌总数。

阴性对照试验：以稀释液代替供试液进行阴性对照试验，阴性对照试验应无菌生长，如果阴性对照有菌生长，应进行偏差调查。

培养和计数：除另有规定外，取规定量供试品，按方法适用性试验确认的方法进行供试液制备和菌数测定，每稀释级每种培养基至少制备2个平板。胰酪大豆胨琼脂培养基平板在30～35℃培养3～5天，沙氏葡萄糖琼脂培养基平板在20～25℃培养5～7天，观察菌落生长情况，点计平板上生长的所有菌落数，计数并报告。菌落蔓延生长成片的平板不宜计数。点计菌落数后，计算各稀释级供试液的平均菌落数，按菌数报告规则报告菌数。若同稀释级两个平板的菌落数平均值不小于15，则两个平板的菌落数不能相差1倍或以上。

菌数报告规则：需氧菌总数测定宜选取平均菌落数小于300cfu的稀释级，霉菌和酵母菌总数测定宜选取平均菌落数小于100cfu的稀释级，作为菌数报告的依据。取最高的平均菌落数，计算1g、1ml或10cm^2供试品中所含的微生物数，取两位有效数字。

如各稀释级的平板均无菌落生长，或仅最低稀释级的平板有菌落生长，但平均菌落数小于1时，以<1乘以最低稀释倍数的值报告菌数。

（三）结果判断

需氧菌总数是指胰酪大豆胨琼脂培养基上生长的总菌落数（包括真菌菌落数）；霉

菌和酵母菌总数是指沙氏葡萄糖琼脂培养基上生长的总菌落数（包括细菌菌落数）。若因沙氏葡萄糖琼脂培养基上生长的细菌使霉菌和酵母菌的计数结果不符合微生物限度要求，可使用含抗生素（如氯霉素、庆大霉素）的沙氏葡萄糖琼脂培养基或其他选择性培养基（如玫瑰红钠琼脂培养基）进行霉菌和酵母菌总数测定。使用选择性培养基时，应进行培养基适用性检查。

各品种项下规定的微生物限度标准解释如下。

10^1 cfu：可接受的最大菌数为20；

10^2 cfu：可接受的最大菌数为200；

10^3 cfu：可接受的最大菌数为2000，以此类推。

若供试品的需氧菌总数、霉菌和酵母菌总数的检查结果均符合该品种项下的规定，判供试品符合规定；若其中任何一项不符合该品种项下的规定，判供试品不符合规定。

知识链接

微生物限度检查和无菌检查的区别与联系

微生物限度检查主要检查非无菌制剂及其原、辅料等是否符合规定的微生物限度标准，其结果具有一定的限度范围。无菌检查法系用于检查《中国药典》要求无菌的药品、生物制品、医疗器械、原料、辅料及其他品种是否无菌的一种方法，其结果只能是无菌或有菌。对于二者的检验环境，无菌检查应在无菌条件下进行，而微生物计数试验环境符合微生物限度检查的要求即可。除此之外，微生物限度检查和无菌检查的结果判定也有所差异。换言之，无菌检查比微生物限度检查过程更加严格。但是两者都是药物安全性检查的重要指标。

任务发布

按《中国药典》（2020年版）四部规定，操作规范，独立完成维生素 B_1 片微生物限度的检查任务。

其他待测药物：_____

确定方案

1. 《中国药典》（2020年版）二部维生素 B_1 片项下关于微生物限度测定的描述：应符合片剂项下有关的各项规定（通则0101）。

2. 查阅《中国药典》四部通则0101可知，以动物、植物、矿物来源的非单体成分制成的片剂，照非无菌产品微生物限度检查：微生物计数法（通则1105）和控制菌检查法（通则1106）及非无菌药品微生物限度标准（通则1107）检查，应符合规定。

3. 查阅《中国药典》（2020年版）四部通则1105可知，微生物限度可采用微生物计数法进行检查。

检验方案：_____
_____
_____

任务实施

1. 操作前准备

维生素 B_1 片、稀释液、培养基、玻璃仪器等。

2. 检查

（1）供试液制备　取供试品 10g（随机抽取不少于 2 个最小包装的供试品，混合），加入 pH7.0 无菌氯化钠-蛋白胨缓冲液至 100ml，混匀，制成 1∶10 供试液。用同一稀释液将供试液进一步 10 倍系列稀释（1∶100）。水溶性液体制剂也可用混合的供试品原液作为供试液。

（2）供试品检查　取供试液 1ml，置直径 90mm 的无菌平皿中，注入 15～20ml 温度不超过 45℃ 熔化的胰酪大豆胨琼脂或沙氏葡萄糖琼脂培养基，混匀，凝固，倒置培养。每稀释级每种培养基至少制备 2 个平板。

注意：胰酪大豆胨琼脂培养基用于测定需氧菌总数；沙氏葡萄糖琼脂培养基用于测定霉菌和酵母菌总数。

（3）阴性对照试验　取稀释液（pH7.0 无菌氯化钠-蛋白胨缓冲液）1ml，置无菌平皿中，注入培养基，混匀，凝固，倒置培养。阴性对照试验应无菌生长。

（4）培养和计数　将胰酪大豆胨琼脂培养基平板在 30～35℃ 培养 3 天，沙氏葡萄糖琼脂培养基平板在 20～25℃ 培养 5 天，观察菌落生长情况，点计平板上生长的所有菌落数，计数并报告。计算各稀释级供试液的平均菌落数，按菌数报告规则报告菌数。

3. 记录

记录供试液、稀释液、培养时间、温度、细菌数、霉菌和酵母菌菌落数等。

4. 结果判断

根据菌数报告规则进行结果判断。

5. 清场

操作完成后，将所有仪器配件归位，清场。

评价与总结

一、操作注意事项

1. 检验全过程必须严格遵守无菌操作，防止再污染，防止污染的措施不得影响供试品中微生物的检出。

2. 使用灭菌用具时，不能接触可能污染的任何器物，如灭菌吸管不得吹吸。

3. 使用培养基，分装量不宜太满，以免灭菌时溢出。

4. 药品在检验前不可随意开启，以免污染。若原包装已打开，则另行取样。

二、评价标准

评价标准见表 8-32。

表 8-32　维生素 B_1 片微生物限度的检查任务评价标准

评价内容		分值	评分细则
职业素养与 操作规范 20 分		5	工作服穿着规范,双手洁净,不染指甲,不留长指甲,不披发得 5 分
		5	工作态度认真,遵守纪律得 5 分
		5	爱护仪器,不浪费药品、试剂,及时记录实验数据得 5 分
		5	检测完毕后按要求将仪器、药品、试剂等清理复位得 5 分
技能 80 分	检查	60	正确配制供试液并稀释规定倍数得 10 分
			取供试液 1ml 进行供试品检查得 10 分
			正确完成阴性对照试验得 10 分
			按要求正确培养平皿得 10 分
			观察菌落生长情况,计数并报告得 10 分
			计算各稀释级供试液的平均菌落数并按规则报告菌数得 10 分
	结果 判断	20	按照《中国药典》要求,正确判定结果得 15 分
			完成任务报告单得 5 分

三、任务报告单

任务报告单见表 8-33。

表 8-33　维生素 B_1 片微生物限度的检查任务报告单

检验日期							检品名称						
样品批号							包装规格						
批量		kg(	件)				稀释液						
供试液制备													
需氧菌总数 30~35℃(3 天)							霉菌和酵母菌总数 20~25℃(5 天)						
培养基:胰酪大豆胨琼脂培养基 配制批号:							培养基:沙氏葡萄糖琼脂培养基 配制批号:						
培养时间:__月__日__时~__月__日__时							培养时间:__月__日__时~__月__日__时						
时间	原液		1:10		1:100		阴性 对照	时间	原液		1:10		1:100		阴性 对照
	1	2	1	2	1	2	—		1	2	1	2	1	2	—
24h								24h							
48h								48h							
72h								72h							
								96h							
								120h							
平均菌 落数								平均菌 落数							

续表

微生物总数	_____cfu/g	微生物总数	_____cfu/g
标准规定			
结果判断	□符合规定		□不符合规定
检验人		复核人	

任务检测

一、单选题

1. 微生物限度检查中，除另有规定外，细菌及控制菌培养温度为（   ）。
   A. 23～25℃   B. 25～28℃   C. 28～30℃   D. 30～35℃

2. 微生物限度检查时，注入培养皿中的培养基温度不得超过（   ）。
   A. 45℃   B. 50℃   C. 55℃   D. 60℃

3. 微生物限度检查法系检查非规定灭菌制剂及其原料、辅料受微生物污染程度的方法，检查项目包括（   ）检查。
   A. 细菌数和霉菌数
   B. 细菌数、霉菌数及酵母菌数
   C. 细菌数、霉菌数、酵母菌数及控制菌
   D. 细菌数、霉菌数、控制菌数

4. 除另有规定外，微生物限度检查法中，细菌培养温度和培养时间为（   ）。
   A. 30～35℃；3天
   B. 20～25℃；3天
   C. 30～35℃；5天
   D. 20～25℃；5天

5. 供试液制备若需水浴加温时，温度不应超过（   ）。
   A. 25℃   B. 35℃   C. 45℃   D. 50℃

二、多选题

1. 微生物限度检查法分为（   ）。
   A. 微生物计数法   B. 无菌检查法   C. 控制菌检查法
   D. 限度测定法   E. 细菌测定法

2. 微生物计数法包括（   ）。
   A. 薄膜过滤法   B. 平皿法   C. 目视法
   D. 最可能数法（MPN）   E. 统计法

三、判断题（对的请打"√"，错的请打"×"）

1. 微生物限度检查时，每稀释级每种培养基至少制备2个平板。（   ）
2. 若同一稀释级的两个平板的菌落数小于15，则两个平板的菌落数不能相差1倍或以上。（   ）
3. 供试液从制备至加入检验用培养基，不得超过1小时。（   ）
4. 供试品的检查按计数方法适用性试验确认的计数方法进行供试品中需氧菌总数、霉菌和酵母菌总数的测定。（   ）
5. 从事药品微生物试验工作的人员只要具备微生物学或相近专业知识的教育背景就可以直接上岗。（   ）

知识小结

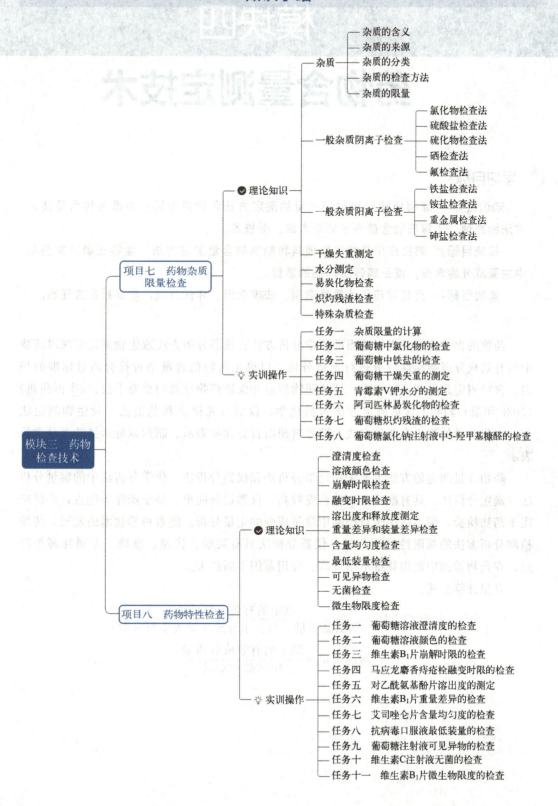

模块四

药物含量测定技术

> **学习目标**
>
> **知识目标：** 掌握原辅料和制剂含量的测定方法和计算方法；熟悉各种含量测定方法的原理；了解药物含量测定的新方法、新技术。
>
> **技能目标：** 熟练应用药物中原辅料和制剂的含量测定方法，能够正确计算药物中主要成分的含量，能正确评价药品的质量。
>
> **素质目标：** 提高对药品的质量意识、法规意识、环保意识，增强社会责任感。

药物的含量测定是指用适当的化学分析方法、仪器分析方法或生物测定方法对药物中的有效成分或指标性成分进行定量分析，以确定药物的含量是否符合质量标准的规定。含量测定是判断药物优劣、评价药物质量和保证药物疗效的重要手段。《中国药典》（2020年版）药物的含量测定方法包括化学、仪器（光谱法和色谱法）及生物测定法等。药物含量的表示有两种方法，即原料药以百分含量表示、制剂以标示量的百分含量表示。

药物含量测定的方法主要采用化学分析法和仪器分析法。化学分析法中的容量分析法（滴定分析法）具有准确度和精密度较高、仪器设备简单、易于操作等优点，广泛应用于药物检验，但不适用于对药品中微量成分的定量分析。随着科学技术的发展，传统检测分析方法的局限性日渐凸显，仪器分析法具有灵敏、快速、准确、专属性高等特点，在药物检测中使用频率不断提高、应用范围不断扩大。

含量计算公式：

$$原料药含量 = \frac{测定的有效成分质量}{供试品质量 \times (1 - 水分或干燥失重百分数)}$$

$$制剂含量 = \frac{测定的有效成分质量}{供试品标示量}$$

项目九 容量分析法

一、概述

容量分析法又称滴定分析法,是将一种已知准确浓度的试剂溶液(滴定液)准确地滴加到待测物质的溶液中(或者将被测物质的溶液滴加到标准溶液中),直到所加的试剂与被测物质按化学计量关系定量反应为止,然后根据所消耗的溶液体积和浓度,计算待测物质的含量。

容量分析法被广泛应用于化学原料药的含量测定,主要用于常量组分分析。容量分析法操作简便、快速、结果准确度高,测定的相对误差在 0.2% 左右,常作为标准方法使用。

本项目主要介绍酸碱滴定法、非水溶液滴定法、亚硝酸钠法、碘量法以及配位滴定法。

二、容量分析法的药物含量计算

(一)基本概念

1. 滴定度

滴定度(T)是指每毫升滴定剂溶液相当于被测药物的质量,它是根据滴定液中的溶质与被测物质之间的反应式求得的。药典中一般都直接给出滴定度,在含量测定项下以"每 1ml ×× 滴定液(Xmol/L)相当于 Ymg 的某药物"表示,"Y"即为滴定度。

例如:用酸碱滴定法测定阿司匹林原料药的含量,规定"每 1ml 氢氧化钠滴定液 (0.1mol/L) 相当于 18.02mg 的 $C_9H_8O_4$"。

2. 浓度校正因子

滴定液的实际浓度与理论浓度的比值称为校正因子。在药典中给出的滴定度都是滴定液的理论浓度,而在实际工作中,所配制的滴定液的实际浓度不可能恰好与滴定液的理论浓度一致,而且也没有必要。此时就不能直接应用药典上给出的滴定度(T)计算,但只要乘以滴定液的浓度校正因子(F)即可换算成实际的滴定度(T')。

(二)药物含量的计算

原料药的含量,除另有规定,均按重量计算,以百分含量表示。《中国药典》规定:按干燥品(或无水物,或无溶剂)计算时,除另有规定外,应取未经干燥(或未去水,或未去溶剂）的供试品进行试验，并将计算中的取用量按检查项下测得的干燥失重（或水分，或溶剂）扣除。常用直接滴定法，其计算公式如下。

$$原料药含量(\%) = \frac{F \times T \times (V - V_0)}{W \times (1 - 水分或干燥失重百分数)}$$

式中，F 为浓度校正因子；T 为滴定度；V 为供试品消耗滴定液的体积；V_0 为空白消耗滴定液的体积；W 为供试品取样量。

制剂的含量以标示量的百分含量表示。常见的固体制剂（以片剂为例）和液体制剂（以注射剂为例）的含量计算公式如下。

固体制剂（以片剂为例）：

$$固体制剂含量(\%) = \frac{\frac{F \times T \times (V - V_0)}{W} \times \overline{W}}{标示量}$$

式中，F 为浓度校正因子；T 为滴定度；V 为供试品消耗滴定液的体积；V_0 为空白消耗滴定液的体积；W 为供试品取样量；$\overline{W}$ 为制剂平均片重。

液体制剂（以注射剂为例）：

$$液体制剂含量(\%) = \frac{c_{实测}}{c_{标示}} = \frac{F \times T \times (V - V_0)}{V_S \times c_{标示}}$$

式中，F 为浓度校正因子；T 为滴定度；V 为供试品消耗滴定液的体积；V_0 为空白消耗滴定液的体积；V_S 为供试品的取样量；$c_{标示}$ 为供试品的标示浓度。

任务一　酸碱滴定法测定水杨酸的含量

【学习目标】

知识目标：掌握酸碱滴定法的基本原理、方法及其在药物含量测定中的应用；掌握含量计算方法。

技能目标：能规范熟练使用滴定管进行酸碱滴定；能正确选用指示剂；能根据药品质量标准的规定独立完成药品的含量测定，准确记录、处理分析数据，评价药物质量。

素质目标：养成按标准规范进行实验操作、实事求是记录数据的良好习惯，逐渐具备实验安全意识。

酸碱滴定法测定药物的含量

任务导入

《神农本草经》记载，"柳之根、皮、枝、叶均可入药，有祛痰明目，清热解毒，利尿防风之效"；公元前4世纪，"医学之父"希波克拉底用柳树叶煮汤治头痛；1763年，人们发现用柳树皮粉可以治疗疟疾引起的发热;1829 年,活性成分水杨苷被成功提取,并且发现它在体外有很强的药理活性;1859 年,科学工作者第一次人工合成水杨酸,并再次验证该药物具有良好的解热镇痛作用。1897 年,德国拜耳公司的科学家霍夫曼合成了乙酰水杨酸,发现乙酰水杨酸的解热镇痛作用比水杨酸更好,而且副作用小,并命名为阿司匹林。

知识学习

一、概念

凡是给出质子的物质是酸,凡是接受质子的物质是碱。酸碱反应的实质就是质子转移。

酸碱滴定法系以酸(碱)滴定液滴定被测药物,以指示剂或仪器指示终点,根据滴定液的浓度和消耗的体积,可计算出被测药物的含量。用此法测定的药物必须满足 $cK \geqslant 10^{-8}$(c 为被测药物的浓度,K 为其解离常数)。

二、酸碱指示剂

酸碱滴定中用于指示滴定终点的试剂称为酸碱指示剂。常用的酸碱指示剂是一些有机弱酸或弱碱,这些弱酸或弱碱与其共轭碱或酸具有不同的颜色。当溶液的 pH 改变时,共轭酸碱对的平衡浓度发生移动,而导致溶液颜色发生改变。指示剂的变色范围为 $pH = pK_{HIn} \pm 1$。凡是变色范围全部或部分落在滴定突跃范围内的指示剂,都可用来指示滴定终点。几种常用的酸碱指示剂见表 9-1。

表 9-1 几种常用的酸碱指示剂

指示剂	变色范围(pH)	颜色		pK_{HIn}	指示剂的常用浓度
		酸色	碱色		
百里酚蓝	1.2~2.8	红	黄	1.65	0.1%的20%乙醇溶液
甲基黄	2.9~4.0	红	黄	3.25	0.1%的90%乙醇溶液
甲基橙	3.1~4.4	红	黄	3.45	0.05%的水溶液
溴酚蓝	3.0~4.6	黄	紫	4.10	0.1%的20%乙醇溶液或其钠盐水溶液
溴甲酚绿	3.8~5.4	黄	蓝	4.90	0.1%的乙醇溶液
甲基红	4.4~6.2	红	黄	5.10	0.1%的60%乙醇溶液或其钠盐水溶液
溴百里酚蓝	6.2~7.6	黄	蓝	7.30	0.1%的60%乙醇溶液或其钠盐水溶液
中性红	6.8~8.0	红	黄橙	7.40	0.1%的60%乙醇溶液
酚红	6.7~8.4	黄	红	8.00	0.1%的60%乙醇溶液或其钠盐水溶液
酚酞	8.0~10.0	无	红	9.10	0.1%的90%乙醇溶液

思考题:化学计量点是不是终点,两者有何区别?

三、滴定类型

酸碱滴定法一般方法分为直接滴定法和间接滴定法。

（一）直接滴定法

直接滴定法指用滴定液直接滴定待测物质，根据滴定液的消耗量，计算供试品的含量。

例如：水杨酸原料药的含量测定

$$\text{COOH-C}_6\text{H}_4\text{-OH} + \text{NaOH} \longrightarrow \text{COONa-C}_6\text{H}_4\text{-OH} + \text{H}_2\text{O}$$

（二）间接滴定法

间接滴定法指用定量的滴定液和被测物反应完全后，再用另一种滴定液来滴定剩余的前一种滴定液。此法适用于难溶于水的酸性或碱性物质、化学反应较慢或与滴定液作用时不易选择指示剂的物质。

第一步：碱中和（定量 NaOH）。

$$\begin{matrix}\text{枸橼酸}\\\text{酒石酸}\\\text{水杨酸}\\\text{醋酸}\end{matrix} + \text{NaOH} \longrightarrow \text{钠盐} + \text{H}_2\text{O}$$

第二步：水解，测定（水解后剩余滴定）过量 NaOH。

空白试验：用同体积溶剂代替药品溶液。

例如：阿司匹林肠溶片的含量测定（二步滴定法）

$$\text{COOH-C}_6\text{H}_4\text{-O-CO-CH}_3 + \text{NaOH} \longrightarrow \text{COONa-C}_6\text{H}_4\text{-O-CO-CH}_3 + \text{H}_2\text{O}$$

$$\text{COONa-C}_6\text{H}_4\text{-O-CO-CH}_3 + \text{NaOH} \longrightarrow \text{COONa-C}_6\text{H}_4\text{-OH} + \text{CH}_3\text{COONa}$$

$$2\text{NaOH} + \text{H}_2\text{SO}_4 \longrightarrow \text{Na}_2\text{SO}_4 + 2\text{H}_2\text{O}$$

发布任务

按《中国药典》（2020 年版）二部规定，操作规范，独立完成水杨酸含量的测定任务。

其他待测药物：_____

确定方案

《中国药典》（2020 年版）二部，水杨酸正文中规定：本品含 $C_7H_6O_3$ 不得少于

99.5%。含量测定项下描述：取本品约0.3g，精密称定，加中性稀乙醇（对酚酞指示液显中性）25ml溶解后，加酚酞指示液3滴，用氢氧化钠滴定液（0.1mol/L）滴定。每1ml氢氧化钠滴定液（0.1mol/L）相当于13.81mg的$C_7H_6O_3$。

测定方案：_____
_____
_____

任务实施

1. 操作前准备

碱式滴定管或酸碱两用滴定管、分析天平、锥形瓶、滴瓶、水杨酸原料药、氢氧化钠、乙醇、酚酞等。

2. 样品制备

取水杨酸约0.3g（记为W），精密称定后置于锥形瓶中，加中性稀乙醇（对酚酞指示液显中性）25ml，振摇使水杨酸溶解，加酚酞指示液3滴。

知识链接

中性稀乙醇

中性稀乙醇是指对酚酞指示液显中性的稀乙醇溶液。

其配制方法如下：

1. 稀乙醇：取乙醇529ml，加水稀释至1000ml，即得。本液在20℃时含C_2H_5OH应为49.5%~50.5%（ml/ml）。

2. 中性稀乙醇：取稀乙醇适量，加入酚酞指示液3滴左右，用氢氧化钠溶液滴至显淡红色即可。

思考题：水杨酸的含量测定中，为何要用中性稀乙醇溶解供试品？

3. 装滴定液

将氢氧化钠滴定液转移至滴定管中，然后排气泡、调零。

4. 滴定

用调零好的氢氧化钠滴定液对制备好的水杨酸溶液进行滴定，滴定过程中控制好滴定速度，右手均匀振摇锥形瓶，至溶液显粉红色。每1ml氢氧化钠滴定液（0.1mol/L）相当于13.81mg的$C_7H_6O_3$。

5. 读数

平行测定三次，记下消耗滴定液的体积V。

6. 数据处理

$$水杨酸含量(\%) = \frac{F \times T \times V}{W} = \frac{\dfrac{c_{标定}}{0.1} \times 13.81 \times V \times 10^{-3}}{W}$$

7. 结果判断

如含量测定的计算结果在规定的范围内,则该项检查判定为"符合规定",否则,为"不符合规定"。

8. 清场

实验操作完成后,将试剂倒入废液回收处,所用仪器清洗干净放回原处。

评价与总结

一、操作注意事项

1. 在酸碱中和滴定操作中,不能忽略 CO_2 的影响,因为溶液中的 CO_2 与碱发生中和反应,增加碱的消耗量,从而影响滴定结果。所以用基准物碳酸钠标定硫酸或盐酸滴定液时,近终点时应加热 2min,以除去溶液中的 CO_2。
2. 氢氧化钠溶液侵蚀玻璃,应用塑料瓶贮存;如存储于玻璃瓶中,应使用橡皮塞。
3. 因指示剂本身具酸碱性,所以要按规定量加入,否则影响指示剂的灵敏度。
4. 应同时做平行试验,相对平均偏差应在 0.2% 以内。
5. 根据各类滴定终点的突跃范围选择不同的指示剂或混合指示剂。

二、评价标准

评价标准见表 9-2。

表 9-2　酸碱滴定法测定水杨酸的含量任务评价标准

考核内容		分值	评分细则
职业素养与操作规范 20 分		5	工作服穿着规范,双手洁净,不染指甲,不留长指甲,不披发得 5 分
		5	清查给定的药品、试剂、仪器、药典、任务报告单等得 5 分
		5	爱护仪器,不浪费药品、试剂,及时记录实验数据得 5 分
		5	检测完毕后按要求将仪器、药品、试剂等清理复位得 5 分
技能 80 分	操作前准备	10	正确选用及洗涤玻璃仪器,得 5 分
			正确开启分析天平,得 5 分
	样品制备	16	正确称量样品,并在允许范围内,得 6 分
			正确配制中性稀乙醇,得 6 分
			加入溶剂和指示剂,得 4 分
	装滴定液	5	滴定管的润洗、装液、排气泡、调零操作规范,得 5 分
	滴定	21	滴定时左手控制滴定管阀门规范,得 3 分

续表

考核内容		分值	评分细则
技能 80分	滴定	21	滴定过程中右手均匀振摇锥形瓶,得3分
			滴定速度控制得当,得2分
			滴定终点准确,得5分
			平行测定三次,操作规范,得8分
	读数	5	正确读数并记录,得5分
	数据处理	13	列出计算公式,得5分
			将测定结果代入公式,结果计算正确得8分
	结果判断	10	测定结果与《中国药典》标准比较,结论正确得10分

三、任务报告单

任务报告单见表 9-3。

表 9-3 酸碱滴定法测定水杨酸的含量任务报告单

检验日期			检品名称		
氢氧化钠标定浓度 $c_{标定}$/(mol/L)					
平行次数		第一次		第二次	第三次
水杨酸质量 W/g					
消耗滴定液体积 V/ml					
水杨酸含量/%					
水杨酸平均含量/%					
相对平均偏差/%					
标准规定					
结果判断		□符合规定		□不符合规定	
检验人			复核人		

计算过程:

$$水杨酸含量(\%) = \frac{F \times T \times V}{W} = \frac{\frac{c_{标定}}{0.1} \times 13.81 \times V \times 10^{-3}}{W}$$

任务检测

一、单选题

1. T 表示的意义是( )。
   A. 1ml滴定液相当于被测物质的质量
   B. 1ml滴定液中所含溶质的质量
   C. 1L滴定液相当于被测物质的质量
   D. 1L滴定液所含溶质的质量

2. 盐酸滴定液标定时要煮沸2min,为了( ),然后继续沉淀至溶液变色。
   A. 除去水中的 O_2
   B. 除去水中的挥发性杂质

C. 除去溶液中的 CO_2　　　　　　　D. 使指示剂变色敏锐

3. 滴定液标定时平行测定（　　）次。
A. 2　　　　B. 3　　　　C. 4　　　　D. 5

4. 滴定液标定中，标定人与复标人之间的相对平均偏差不得超过（　　）。
A. 0.0005　　　B. 0.001　　　C. 0.002　　　D. 0.015

5. 按《中国药典》规定，精密标定的滴定液（如盐酸及其浓度）正确表示为（　　）。
A. 盐酸滴定液（0.1520M）　　　　　B. 盐酸滴定液（0.1524mol/L）
C. 盐酸滴定液（0.1520M/L）　　　　D. 0.1520M盐酸滴定液

6. 滴定液的浓度值应为其名义值的（　　）。
A. 0.95～1.05　　B. 0.90～1.10　　C. 0.85～1.15　　D. 0.98～1.02

二、多选题

1. 用邻苯二甲酸氢钾作基准物质标定的滴定液是（　　）。
A. 氢氧化钠　　　B. 盐酸　　　C. 高氯酸　　　D. 草酸

2. 化学分析法包括（　　）。
A. 沉淀法　　　　　　　　　　　B. 亚硝酸钠水停滴定法
C. 沉淀滴定法　　　　　　　　　D. 非水电位滴定法

三、判断题（对的请打"√"，错的请打"×"）

1. 滴定管中有色溶液的读数应该读取弯月面下缘最低点。（　　）

2. 试验中的空白试验，系指在不加供试品或以等量溶剂替代供试液的情况下，按同法操作所得的结果。（　　）

3. 容量分析法必须具备下列三个条件：①反应要安全；②合适的指示剂；③要有颜色。（　　）

任务二　非水溶液滴定法测定桂利嗪的含量

【学习目标】

知识目标：能正确理解非水溶液滴定法的基本原理、方法及其在药物含量测定中的应用；掌握含量计算方法。

技能目标：能规范熟练掌握非水溶液滴定法中的非水碱量法；能根据药品质量标准的规定独立完成药品的含量测定，准确记录、处理分析数据，评价药物质量。

素质目标：养成良好的实验作风和工作习惯，逐渐具备实验安全意识和环保意识。

> **任务导入** >>>

"绿水青山就是金山银山。"在环境问题日益受到人们关注和重视的今天，绿色化学理念更是深入人心。许多药物结构中均含有"氨基"部分，具有一定的碱性，故常与氢卤酸（主要是盐酸或氢溴酸）成盐，这类原料药的含量测定通常采用高氯酸滴定法，即非水溶液滴定法。高氯酸滴定法滴定氢卤酸盐类药物时，为掩蔽氢卤酸对滴定的干扰，必须加入醋酸汞试液，而醋酸汞对环境和生态的负面影响较大。汞及其化合物对人体肝、肾、生殖系统及神经系统都具有严重的危害。《中国药典》在发展的历程中，部分含氨基的氢卤酸盐的含量测定经过修改已不再使用醋酸汞试液，但仍有 29 种盐酸盐类药物使用的是加醋酸汞的非水溶液滴定法。减少醋酸汞试液的使用是所有药物分析工作者共同努力的一个方向。

> **知识学习** >>>

非水溶液滴定法是在非水溶剂中进行的、以质子传递反应为基础的滴定方法，主要用来测定难溶于水的有机物、在水中不能直接被滴定的弱酸或弱碱、在水中不能被分步滴定的强酸或强碱。在药物检验中主要用非水溶液滴定法测定有机碱及其氢卤酸盐、硫酸盐、磷酸盐或有机酸盐，以及有机酸的碱金属盐类药物的含量。

《中国药典》（2020 年版）收载有两种不同的测定方法：非水碱量法（高氯酸滴定法）和非水酸量法。本任务重点介绍非水碱量法。

非水碱量法是以冰醋酸（或其他溶剂）为溶剂，高氯酸为滴定液，麝香草酚蓝为指示剂测定有机碱及其氢卤酸盐、磷酸盐、硫酸盐或有机酸盐，以及有机酸的碱金属盐类药物含量的方法。凡具有碱性基团的药物如氨基酸类、胺类、含氮杂环、有机碱及其盐类均用此法测定。其滴定过程实际是高氯酸置换出与有机碱结合的较弱的酸的置换反应。

$$HClO_4 + B \cdot HA \rightleftharpoons HA + B \cdot HClO_4$$

式中，$B \cdot HA$ 表示有机碱盐类；HA 表示被置换出的弱酸。

> **发布任务** >>>

按《中国药典》（2020 年版）二部规定，操作规范，独立完成桂利嗪含量的测定任务。

其他待测药物：＿＿＿＿＿＿＿＿＿＿＿＿＿＿＿＿＿＿＿＿＿＿＿

> **确定方案** >>>

《中国药典》（2020 年版）二部，桂利嗪正文项下描述：按干燥品计算，含 $C_{26}H_{28}N_2$ 不得少于 98.0%。含量测定项下描述：取本品约 0.15g，精密称定，加冰醋酸 20ml 与醋酐 4ml 溶解后，加结晶紫指示液 1 滴，用高氯酸滴定液（0.1mol/L）滴定

模块四　药物含量测定技术

至溶液显绿色,并将滴定的结果用空白试验校正。每 1ml 高氯酸滴定液（0.1mol/L）相当于 18.43mg 的 $C_{26}H_{28}N_2$。

测定方案：_____

_____

_____

_____

任务实施

1. 操作前准备

酸式滴定管或酸碱两用滴定管、分析天平、锥形瓶、滴瓶、桂利嗪原料药、高氯酸、冰醋酸、醋酐、结晶紫等。

2. 样品制备

取桂利嗪 Wg（约 0.15g），精密称定后置于锥形瓶中，加冰醋酸 20ml 与醋酐 4ml，溶解，加结晶紫指示液 1 滴。

3. 装滴定液

将高氯酸滴定液转移至对应的滴定管中，然后排气泡、调零。

4. 滴定

用调零好的高氯酸滴定液对制备好的桂利嗪溶液进行滴定,滴定过程中控制好滴定速度,右手均匀振摇锥形瓶,至溶液显绿色。平行测定三次,并将滴定结果用空白试验校正。每 1ml 高氯酸滴定液（0.1mol/L）相当于 18.43mg 的 $C_{26}H_{28}N_2$。

> **思考题**：桂利嗪含量的测定中,为什么要做空白试验校正？

5. 读数

记下滴定体积 V,同时记录空白试验体积 V_0。

6. 数据处理

$$桂利嗪含量(\%) = \frac{F \times T \times (V-V_0)}{W \times (1-水分或干燥失重百分数)} = \frac{\frac{c_{标定}}{0.1} \times 18.43 \times (V-V_0) \times 10^{-3}}{W \times (1-水分或干燥失重百分数)}$$

7. 结果判断

如含量测定的计算结果在规定的范围内,则该项检查判定为"符合规定",否则,为"不符合规定"。

8. 清场

实验操作完成后,将试剂倒入废液回收处,所用仪器清洗干净放回原处。

评价与总结

一、操作注意事项

1. 高氯酸具有腐蚀性，在配制时应注意防护。为防止高氯酸与有机物接触而遇热爆炸，应将高氯酸用冰醋酸稀释后，在搅拌下缓缓滴加醋酐。量取高氯酸的量筒不得再次量取醋酸。标定高氯酸滴定液，以邻苯二甲酸氢钾为基准物质，结晶紫为指示剂。高氯酸滴定液应置于棕色玻璃瓶中，密闭保存。当溶液变黄时，即高氯酸分解，不得再用。

2. 所用的仪器用具均应干燥，试剂的含水量应在 0.2% 以下。

3. 在所有的滴定液中，均需同时另做空白试验，以消除试剂引入的误差，尤其是在加醋酸汞试液的情况下。

4. 供试品一般宜用干燥样品，含水分较少的样品也可采用在最后计算中除去水分的方法。对含水量高的碱性样品，应干燥后测定，必要时亦可加适量醋酐脱水，但应注意试样的乙酰化。

5. 指示剂不宜多加，以 1~2 滴为宜。由于非水溶液滴定法滴定终点的颜色变化复杂，对不同颜色的描述和感受也因人而异，因此终点判定以电位法为准，同时采用指示液以对照观察终点颜色的变化，待熟练掌握其颜色变化后，即可不必每次用电位法测定。

6. 滴定操作应在 18℃ 以上室温进行。因冰醋酸流动较慢，滴定到终点后应稍等一会再读数。

二、评价标准

评价标准见表 9-4。

表 9-4 非水溶液滴定法测定桂利嗪的含量任务评价标准

考核内容		分值	评分细则
职业素养与操作规范 20 分		5	工作服穿着规范，双手洁净，不染指甲，不留长指甲，不披发得 5 分
		5	清查给定的药品、试剂、仪器、任务报告单等得 5 分
		5	爱护仪器，不浪费药品、试剂，及时记录实验数据得 5 分
		5	检测完毕后按要求将仪器、药品、试剂等清理复位得 5 分
技能 80 分	操作前准备	10	正确选用及洗涤玻璃仪器，得 5 分
			正确开启分析天平，得 5 分
	样品制备	8	正确称量样品，并在允许范围内，得 6 分
			加入溶剂和指示剂，得 2 分
	装滴定液	5	滴定管的润洗、装液、排气泡、调零操作规范，得 5 分
	滴定	29	滴定时左手控制滴定管阀门规范，得 3 分
			滴定过程中右手均匀振摇锥形瓶，得 3 分

续表

考核内容		分值	评分细则
技能 80分	滴定	29	滴定速度控制得当,得2分
			滴定终点准确,得5分
			平行测定三次,操作规范,得8分
			正确完成空白试验,得8分
	读数	5	正确读数并记录,得5分
	数据处理	13	列出计算公式,得5分
			将测定结果代入公式,结果计算正确得8分
	结果判断	10	测定结果与《中国药典》标准比较,结论正确得10分

三、任务报告单

任务报告单见表9-5。

表 9-5　非水溶液滴定法测定桂利嗪的含量任务报告单

检验日期		检品名称	
空白消耗滴定液体积 V_0/ml			
高氯酸滴定液标定浓度 $c_{标定}$(mol/L)			
平行次数	第一次	第二次	第三次
桂利嗪质量 W/g			
消耗滴定液体积 V/ml			
桂利嗪含量/%			
桂利嗪平均含量/%			
相对平均偏差/%			
标准规定			
结果判断	□符合规定	□不符合规定	
检验人		复核人	

计算过程:

$$\text{桂利嗪含量}(\%) = \frac{F \times T \times (V - V_0)}{W \times (1 - \text{水分或干燥失重百分数})} = \frac{\frac{c_{标定}}{0.1} \times 18.43 \times (V - V_0) \times 10^{-3}}{W \times (1 - \text{水分或干燥失重百分数})}$$

任务检测

单选题

1. 配制高氯酸滴定液时,醋酐的加入量不能过多,是因为(　　)。
   A. 使高氯酸的酸性增强　　B. 要除去高氯酸中的水
   C. 使滴定突跃增大　　D. 避免发生乙酰化反应

2.《中国药典》多采用（　　）测定生物碱原料药的含量。
   A. 比色法　　　　　　　　　　　　B. 非水溶液滴定法
   C. 紫外分光光度法　　　　　　　　D. 高效液相色谱法
3. 用非水溶液滴定法测定生物碱氢卤盐含量时，应先加入（　　）消除氢卤酸的干扰。
   A. 冰醋酸　　　　　　　　　　　　B. 醋酸酐
   C. 三乙胺　　　　　　　　　　　　D. 5％醋酸汞溶液
4. 对生物碱进行含量测定时，采用的滴定液是（　　）。
   A. 冰醋酸　　　　B. 高氯酸　　　　C. 醋酐　　　　D. 盐酸
5. 标定高氯酸滴定液时采用的指示剂和基准物质是（　　）。
   A. 酚酞、重铬酸钾　　　　　　　　B. 结晶紫、邻苯二甲酸氢钾
   C. 酚酞、邻苯二甲酸氢钾　　　　　D. 结晶紫、重铬酸钾
6. 非水碱量法采用高氯酸滴定液是因为（　　）。
   A. 高氯酸价格便宜、无腐蚀性　　　B. 可使用多种方法指示终点
   C. 在冰醋酸中酸性最强　　　　　　D. 含水量少，易除去

任务三　亚硝酸钠法测定注射用盐酸普鲁卡因的含量

【学习目标】

　　知识目标：掌握亚硝酸钠滴定法的基本原理、方法及其在药物含量测定中的应用；掌握含量计算方法。

　　技能目标：能规范熟练使用滴定管进行滴定；能正确选用指示剂；能正确操作永停滴定法；能根据药品质量标准的规定独立完成药品的含量测定，准确记录、处理分析数据，评价药物质量。

　　素质目标：逐渐树立质量第一的意识和检验工作的责任意识。

任务导入

　　亚硝酸钠作为食品添加剂，允许应用于腌腊肉制品类、酱卤肉制品类、熏烧烤肉类、油炸肉类、西式火腿类、肉灌肠类、发酵肉制品类、肉罐头类肉制品加工中。但由于亚硝酸钠的不规范使用，时有亚硝酸钠食物中毒事件发生。而亚硝酸钠因其氧化性而被广泛应用于芳香第一胺类药物的含量测定。

知识学习

　　亚硝酸钠法是以亚硝酸钠溶液为滴定液的容量分析法，又称为重氮化法。适用于芳

香第一胺类药物，或者水解、还原后具有芳香第一胺结构药物的测定。

一、基本原理

芳香第一胺类药物，在盐酸存在下，能定量地与亚硝酸钠发生重氮化反应（氧化还原）。依此，用已知浓度的亚硝酸钠滴定液滴定（用永停法、电位法指示终点），根据消耗的亚硝酸钠滴定液的体积，计算出药物含量。本法可用于测定磺胺类、盐酸普鲁卡因、对乙酰氨基酚、非那西丁等多种药物。

反应式：$ArNH_2 + NaNO_2 + 2HCl \longrightarrow [Ar-N\equiv N]Cl + NaCl + 2H_2O$

二、指示终点方法

亚硝酸钠法指示终点的方法有永停滴定法、电位滴定法和指示剂法等，《中国药典》（2020年版）中采用永停滴定法和电位滴定法，其中以永停滴定法为主。

1. 永停滴定法

本方法仪器简单，操作方便，准确可靠。采用2支相同的铂电极插入待滴定的溶液中，当在电极间加一低电压（约50mV）时，若电极在溶液中极化，在未到达滴定终点时，仅有很小或无电流通过，继续缓缓滴定，至永停滴定仪的电流计指针突然偏转，并持续1min不再回复，即为滴定终点。反之，若电极由去极化变为极化，则电流计指针从有偏转回到零点，也不再变动。

操作方法：将2支相同的铂电极插入待滴定的溶液中，将滴定管的尖端插入液面下约2/3处，用亚硝酸钠滴定液迅速滴定，随滴随搅拌，至近终点时，将滴定管的尖端提出液面，用少量水淋洗尖端，洗液并入溶液中，继续缓缓滴定，至永停滴定仪的电流计指针突然偏转，并持续1min不再回复，即为滴定终点。

2. 电位滴定法

将盛有供试品溶液的烧杯置电磁搅拌器上，浸入电极，搅拌，并自滴定管中分次滴加滴定液；开始时可每次加入较多的量，搅拌，记录电位；至将近终点前，则应每次加入少量，搅拌，记录电位；至突跃点已过，仍应继续滴加几次滴定液，并记录电位。

滴定终点的确定：用坐标纸以电位（E）为纵坐标，以滴定液体积（V）为横坐标，绘制 E-V 曲线，以此曲线的陡然上升或下降部分的中心为滴定终点。或以 $\Delta E/\Delta V$（即相邻两次的电位差和加入滴定液的体积差之比）为纵坐标，以滴定液体积（V）为横坐标，绘制（$\Delta E/\Delta V$）-V 曲线，与 $\Delta E/\Delta V$ 的极大值对应的体积即为滴定终点。也可采用二阶导数确定终点。根据求得的 E/V 值，计算相邻数值间的差值，即为 $\Delta^2 E/\Delta V^2$，绘制（$\Delta^2 E/\Delta V^2$）-V 曲线，曲线为零时的体积即为滴定终点。

 思考题：电位滴定法和指示剂法有什么不同？

发布任务

按《中国药典》(2020 年版) 二部规定，操作规范，独立完成注射用盐酸普鲁卡因含量的测定任务。

其他待测药物：_____

确定方案

《中国药典》(2020 年版) 二部，注射用盐酸普鲁卡因正文中规定：按平均装量计算，含盐酸普鲁卡因 ($C_{13}H_{20}N_2O_2 \cdot HCl$) 应为标示量的 95.0%～105.0%。含量测定项下描述：取装量差异项下的内容物，混合均匀，精密称取适量 (约相当于盐酸普鲁卡因 0.6g)，照永停滴定法 (通则 0701)，在 15～25℃，用亚硝酸钠滴定液 (0.1mol/L) 滴定。每 1ml 亚硝酸钠滴定液 (0.1mol/L) 相当于 27.28mg 的 $C_{13}H_{20}N_2O_2 \cdot HCl$。

测定方案：_____
_____
_____

任务实施

1. 操作前准备

酸式滴定管或酸碱两用滴定管、分析天平、电磁搅拌器、永停滴定仪、烧杯、盐酸普鲁卡因注射液、溴化钾、盐酸、亚硝酸钠等。

2. 样品制备

取供试品 5 瓶 (支)，求出其平均装量 W_0。将内容物混合均匀，精密称取适量 W (约相当于盐酸普鲁卡因 0.6g)，置烧杯中，加水 40ml 与盐酸溶液 (1→2) 15ml，而后置电磁搅拌器上，加转子搅拌使溶解，再加溴化钾 2g。

3. 装滴定液

将亚硝酸钠滴定液加入对应的滴定管中，再进行除气泡、调零。

4. 仪器连接

在待滴定溶液中插入铂-铂电极，连接好永停滴定仪参数并启动搅拌器。

5. 滴定

将滴定管的尖端插入液面下约 2/3 处，调零好的亚硝酸钠滴定液 (0.1mol/L) 迅速滴定，随滴随搅拌，至近终点时，将滴定管的尖端提出液面，用少量水淋洗尖端，洗液并入溶液中，继续缓缓滴定至终点。每 1ml 亚硝酸钠滴定液 (0.1mol/L) 相当于 27.28mg 的 $C_{13}H_{20}N_2O_2 \cdot HCl$。

6. 读数

当电流计指针突然偏转，不再回复即为终点。平行测定三次，记录亚硝酸钠滴定液

（0.1mol/L）的消耗量 V。

7. 数据处理

$$盐酸普鲁卡因含量(\%) = \frac{\frac{F \times T \times V}{W} \times \overline{W}}{标示量} = \frac{\frac{C_{标定}}{0.1} \times 27.28 \times V}{W} \times W_0}{标示量}$$

8. 结果判断

如含量测定的计算结果在规定的范围内，则该项检查判定为"符合规定"，否则，则为"不符合规定"。

9. 清场

实验操作完成后，将试剂倒入废液回收处，所用仪器清洗干净放回原处。

评价与总结

一、操作注意事项

1. 电极的清洁状态是滴定成功与否的关键，污染的电极在滴定时指示迟钝，终点时电流变小，此时应重新处理电极。处理方法：可将电极插入10ml浓硝酸和一滴三氯化铁的溶液内，煮沸数分钟，或用洗液浸泡数分钟取出后用水洗干净。
2. 滴定时是否已接近终点，可由指针的回零速度得到提示，若回零速度越来越慢，就表示已接近终点。
3. 近终点时，芳伯胺浓度较低，反应速率减慢，应缓缓滴定，并不断搅拌。
4. 催化剂、温度、搅拌速度对测定结果均有影响，测定时均应按照规定进行。
5. 亚硝酸钠滴定液应于具玻璃塞棕色瓶中避光保存。

二、评价标准

评价标准见表9-6。

表9-6 亚硝酸钠滴定法测定注射用盐酸普鲁卡因含量任务评价标准

考核内容		分值	评分细则
职业素养与操作规范 20分		5	工作服穿着规范,双手洁净,不染指甲,不留长指甲,不披发得5分
		5	清查给定的药品、试剂、仪器、任务报告单等得5分
		5	爱护仪器,不浪费药品、试剂,及时记录实验数据得5分
		5	检测完毕后按要求将仪器、药品、试剂等清理复位得5分
技能 80分	操作前准备	15	正确选用及洗涤玻璃仪器,得5分
			正确开启分析天平,得5分
			预热永停滴定仪,得5分
	样品制备	9	正确称量样品,并在允许范围内,得6分

续表

考核内容		分值	评分细则
技能 80分	样品制备	9	加入试剂和搅拌子,得3分
	装滴定液	4	滴定管的润洗、装液、排气泡、调零操作规范,得4分
	仪器连接	6	正确连接永停滴定仪、设置参数并启动搅拌器,得6分
	滴定	18	滴定控制得当,得5分
			滴定终点准确,得5分
			平行测定三次,操作规范,得8分
	读数	5	正确读数并记录,得5分
	数据处理	13	列出计算公式,得5分
			将测定结果代入公式,结果计算正确得8分
	结果判断	10	测定结果与药典标准比较,结论正确得10分

三、任务报告单

任务报告单见表9-7。

表9-7 亚硝酸钠法测定注射用盐酸普鲁卡因的含量任务报告单

检验日期		检品名称	
标示量			
亚硝酸钠标定浓度 $c_{标定}/(\mathrm{mol/L})$			
注射用盐酸普鲁卡因平均装量 W_0/g			
平行次数	第一次	第二次	第三次
盐酸普鲁卡因质量 W/g			
消耗滴定液体积 V/ml			
盐酸普鲁卡因含量/%			
盐酸普鲁卡因平均含量/%			
相对平均偏差/%			
标准规定			
结果判断	□符合规定	□不符合规定	
检验人		复核人	

计算过程：

$$盐酸普鲁卡因含量(\%) = \frac{F \times T \times V}{W} \times \overline{W} \bigg/ 标示量 = \frac{\dfrac{c_{标定}}{0.1} \times 27.28 \times V}{W} \times W_0 \bigg/ 标示量$$

任务检测

一、单选题

1. 亚硝酸钠滴定液用（　　）标定。
   A. 基准碳酸氢钠　　B. 对氨基苯磺酸　　C. 基准草酸钠　　D. 无水碳酸钠

2. 亚硝酸钠滴定法中,将滴定管尖端插入液面下约 2/3 处,滴定被测样品,其原因是（　　）。
   A. 避免亚硝酸挥发和分解　　　　B. 防止被测样品分解
   C. 防止重氮盐分解　　　　　　　D. 防止样品吸收 CO_2

3. 用永停滴定法指示亚硝酸钠滴定法的终点,所用的电极系统为（　　）。
   A. 甘汞-铂电极　　　　　　　　B. 双铂电极
   C. 玻璃电极-甘汞电极　　　　　D. 玻璃电极-铂电极

4. 《中国药典》中含芳伯氨基的药品大多采用（　　）进行含量测定。
   A. 非水溶液滴定法　　　　　　　B. 亚硝酸钠法
   C. 氧化还原电位滴定法　　　　　D. 高效液相色谱法

二、多选题

1. 下列属于亚硝酸钠滴定法指示终点的方法有（　　）。
   A. 外指示剂法　　B. 内指示剂法　　C. 自身指示剂法
   D. 永停滴定法　　E. 电位法

2. 亚硝酸钠滴定法中加入过量盐酸的作用是（　　）。
   A. 使芳伯氨基成盐　　　　　　　B. 抑制亚硝酸钠的分解
   C. 增加重氮盐的稳定性　　　　　D. 加快重氮化反应速率
   E. 防止生成偶氮氨基化合物

三、判断题（对的请打"√",错的请打"×"）

1. 重氮化法中加入 KBr 的目的是加快反应速率。（　　）
2. 盐酸普鲁卡因的含量测定可采用亚硝酸钠滴定法。（　　）

任务四　碘量法测定维生素 C 注射液的含量

【学习目标】

知识目标：掌握碘量法滴定的基本原理、方法及其在药物含量测定中的应用;掌握含量计算方法。

技能目标： 能规范熟练使用滴定管进行滴定；能正确选用指示剂；能根据药品质量标准的规定独立完成药品的含量测定，准确记录、处理分析数据，评价药物质量。

素质目标： 树立文化自信和民族自豪感，养成良好的药品质量观念。

任务导入

维生素 C 是人体必需的一种维生素，广泛应用于药品、食品、饲料及化妆品中。1933 年，德国人发明"莱氏化学法"生产维生素 C，但这种工艺比较复杂，对工序和生产设备的要求很高。1934 年，瑞士 Roche 公司购得这个方法的专利权，随后独占了维生素 C 的市场。1969 年，在没有详细资料、没有菌种、没有设备，样样从零开始的情况下，我国组织研究人员边干边创造条件，刻苦攻关，终于在 1980 年由中国科学院微生物研究所和北京制药厂联合发明了"维生素 C 二步发酵法"，降低了维生素 C 生产的复杂程度和生产环境要求，降低了维生素 C 的生产成本，大大提升了维生素 C 的产量。之后，Roche 公司为了防止其他外国公司使用新法与其竞争，以 550 万美元购买了"维生素 C 二步发酵法"的国际使用权，这一技术的出口交易额也创造了当年中国最大的单项技术出口交易额纪录。然而 Roche 公司得到了专利后并不使用，仍然沿用旧的"莱氏化学法"生产维生素 C。我国在这项专利转让时保留了国内使用权，从而使我国有机会一举成为世界最大的维生素 C 生产国和出口国。一颗普普通通的维生素 C 见证了近年来中国的崛起。

知识学习

碘量法是利用碘分子或碘离子进行氧化还原滴定的容量分析法。在药物检验中，主要用于测定具有氧化性或还原性的药物的含量，如维生素 C、乙酰半胱氨酸等。

一、基本原理

碘量法的反应实质是碘分子在反应中得到电子，碘离子在反应中失去电子。

半反应式：$I_2 + 2e^- \longrightarrow 2I^-$

$2I^- - 2e^- \longrightarrow I_2$

二、测定方法

$I_2/2I^-$ 电对的标准电极电位大小适中，即 I_2 是较弱的氧化剂，可测定较强的还原剂的含量；而 I^- 是一种中等强度的还原剂，能与许多氧化剂作用析出定量的碘，再用硫代硫酸钠滴定液滴定析出的碘，间接计算出氧化性物质的含量。因此碘量法又分为直接碘量法和间接滴定法（剩余滴定法、置换滴定法）。

1. 直接碘量法

凡标准电极电位低于 $E^{\ominus}_{I_2/2I^-}$ 的还原性物质，可用碘滴定液直接滴定，这种直接滴定的方法,叫作直接碘量法。凡能被碘直接氧化的药物,均可用直接碘量法。

2. 间接滴定法

(1) 剩余滴定法 有些还原性物质可与过量 I_2 滴定液起反应,待反应完全后,用 $Na_2S_2O_3$ 滴定液滴定剩余的 I_2,这种方法叫作剩余滴定法。

(2) 置换滴定法 凡标准电极电位高于 $E^{\ominus}_{I_2/2I^-}$ 的电对,它的氧化型可将加入的 I^- 氧化成 I_2,再用 $Na_2S_2O_3$ 滴定液滴定生成的 I_2,这种方法叫作置换滴定法。凡被测药物能直接或间接定量地将碘化钾氧化成碘,用硫代硫酸钠液滴定生成的碘,均可间接测出其含量。

三、指示剂

碘量法中使用到的指示剂包括淀粉指示剂和 I_2 自身指示剂,前者中淀粉溶液遇 I_2 即显深蓝色;后者在化学计量点后,溶液中稍过量的碘即显黄色。

发布任务

按《中国药典》(2020 年版)二部规定,操作规范,独立完成维生素 C 注射液含量的测定任务。

其他待测药物:_____

_____

确定方案

《中国药典》(2020 年版)二部,维生素 C 注射液正文中规定:本品含维生素 C($C_6H_8O_6$)应为标示量的 93.0%～107.0%。含量测定项下描述:精密量取维生素 C 注射液适量(约相当于维生素 C 0.2g),加水 15ml 与丙酮 2ml,摇匀,放置 5 分钟,加稀醋酸 4ml 与淀粉指示液 1ml,用碘滴定液(0.05mol/L)滴定至溶液显蓝色并持续 30 秒不褪。每 1ml 碘滴定液(0.05mol/L)相当于 8.806mg 的 $C_6H_8O_6$。

测定方案:_____

_____

_____

任务实施

1. 操作前准备

酸式滴定管或酸碱两用滴定管、分析天平、锥形瓶、滴瓶、维生素 C 注射液、碘、丙酮、冰醋酸、淀粉等。

2. 样品制备

精密量取维生素 C 注射液适量(约相当于维生素 C 0.2g),加水 15ml 与丙酮 2ml,

摇匀，放置 5 分钟，加冰醋酸 4ml 与淀粉指示液 1ml。

3. 装滴定液

将碘滴定液加入至对应的滴定管中，然后排气泡、调零。

4. 滴定

用调零好的碘滴定液对制备好的维生素 C 溶液进行滴定，滴定过程中控制好滴定速度，右手均匀振摇锥形瓶，至溶液显蓝色并持续 30 秒不褪色。平行测定三次，并将滴定结果用空白试验校正。每 1ml 碘滴定液（0.05mol/L）相当于 8.806mg 的 $C_6H_8O_6$。

5. 读数

记下滴定体积 V，同时记录空白试验体积 V_0。

6. 数据处理

$$维生素 C 含量（\%）=\frac{F \times T \times V}{V_s \times c_{标示}}=\frac{\frac{c_{标定}}{0.05} \times 8.806 \times (V-V_0) \times 10^{-3}}{V_s \times c_{标示}}$$

7. 结果判断

如含量测定的计算结果在规定的范围内，则该项检查判定为"符合规定"，否则，为"不符合规定"。

8. 清场

实验操作完成后，将试剂倒入废液回收处，所用仪器清洗干净放回原处。

评价与总结

一、操作注意事项

1. 碘在水中很难溶解，加入碘化钾不但能增加其溶解度，而且能降低其挥发性。实践证明，碘滴定液中含有 2%～4% 的碘化钾，即可达到助溶和稳定的目的。

2. 碘滴定液应贮存于棕色具塞玻璃瓶中，在暗凉处避光保存。碘滴定液不可与软木塞、橡胶管或其他有机物接触，以防碘浓度改变。

3. 由于碘离子易被空气氧化，故凡是含有过量 I^- 和较高酸度的溶液在滴定碘前不可放置过久，且应密闭避光。

4. 采用间接碘量法时淀粉指示剂须在临近终点时加入，因为当溶液中有大量碘存在时，碘被淀粉表面牢固地吸附，不易与 $Na_2S_2O_3$ 立即作用，致使颜色变化迟钝，妨碍终点判断。

二、评价标准

评价标准见表 9-8。

表 9-8　碘滴定法测定维生素 C 注射液的含量任务评价标准

考核内容		分值	评分细则
职业素养与操作规范 20 分		5	工作服穿着规范,双手洁净,不染指甲,不留长指甲,不披发得 5 分
		5	清查给定的药品、试剂、仪器、任务报告单等得 5 分
		5	爱护仪器,不浪费药品、试剂,及时记录实验数据得 5 分
		5	检测完毕后按要求将仪器、药品、试剂等清理复位得 5 分
技能 80 分	操作前准备		正确选用及洗涤玻璃仪器,得 5 分
	样品制备	18	规范使用移液管,得 6 分
			移取样品体积正确,得 5 分
			加入溶剂和指示剂,得 2 分
	装滴定液	5	滴定管的润洗、装液、排气泡、调零操作规范,得 5 分
	滴定	29	滴定时左手控制滴定管阀门规范,得 3 分
			滴定过程中右手均匀振摇锥形瓶,得 3 分
			滴定速度控制得当,得 2 分
			滴定终点准确,得 5 分
			平行测定三次,操作规范,得 8 分
			正确完成空白试验,得 8 分
	读数	5	正确读数并记录,得 5 分
	数据处理	13	列出计算公式,得 5 分
			将测定结果代入公式,结果计算正确得 8 分
	结果判断	10	测定结果与《中国药典》标准比较,结论正确得 10 分

三、任务报告单

任务报告单见表 9-9。

表 9-9　碘量法测定维生素 C 注射液的含量任务报告单

检验日期		检品名称	
维生素 C 注射液标示浓度 $c_{标示}/(g/ml)$		碘溶液标定浓度 $c_{标定}/(mol/L)$	
空白消耗滴定液体积 V_0/ml			
平行次数	第一次	第二次	第三次
维生素 C 取样量 V_s/ml			
消耗滴定液体积 V/ml			
维生素 C 含量/%			
维生素 C 平均含量/%			
标准规定			
结果判断	□符合规定		□不符合规定
检验人		复核人	

计算过程：

维生素C含量（%）$= \dfrac{F \times T \times V}{V_s \times c_{标示}} = \dfrac{\dfrac{c_{标定}}{0.05} \times 8.806 \times (V-V_0) \times 10^{-3}}{V_s \times c_{标示}}$

任务检测

一、单选题

1. 间接碘量法中加入淀粉指示剂的适宜时间是（　　）。
   A. 滴定开始时　　　B. 滴定前　　　C. 滴定近终点时　　　D. 随时可加入
2. 测定维生素C的含量采用的是（　　）。
   A. 配位滴定法　　　B. 直接碘量法　　　C. 间接碘量法　　　D. 亚硝酸钠法
3. 采用碘量法测定维生素C注射液含量时，为了排除抗氧剂的干扰，需加入的试剂是（　　）。
   A. 甲醇　　　B. 甲醛　　　C. 丙酮　　　D. 乙醇
4. 测定维生素C注射液的含量，需加入（　　）以排除辅料的干扰。
   A. 淀粉　　　B. 丙酮　　　C. 乙醇　　　D. 三氯化铁
5. 维生素C用碘量法测定含量时加入一定量的稀醋酸控制酸性的原因是（　　）。
   A. 加快反应速率
   B. 使维生素C受空气中氧的氧化速率减慢
   C. 使终点明显
   D. 可以排除抗氧剂的干扰

二、多选题

1. 维生素C的含量测定需要加入的试剂有（　　）。
   A. 新沸冷水　　　B. 稀醋酸　　　C. 淀粉液
   D. 1mol/L 硫酸　　　E. 稀盐酸
2. 关于碘量法测定维生素C，下列说法错误的有（　　）。
   A. 加入新煮沸放冷的蒸馏水的目的是消除水中二氧化碳的影响
   B. 快速滴定的目的是防止维生素C过多氧化
   C. 加入稀醋酸目的是防止维生素C过多氧化
   D. 加入新煮沸放冷的蒸馏水的目的是消除水中溶解氧的影响
   E. 滴定终点是出现深蓝色并持续不褪色

三、判断题（对的请打"√"，错的请打"×"）

1. 测定维生素C的含量，使用的指示剂为淀粉。（　　）
2. 维生素C具有还原性的原因是具有烯二醇基。（　　）

任务五　配位滴定法测定葡萄糖酸钙片的含量

【学习目标】

知识目标：掌握配位滴定法的基本原理、方法及其在药物含量测定中的应用；掌握含量计算方法。

技能目标：能规范熟练使用滴定管进行滴定；能正确选用指示剂；能根据药品质量标准的规定独立完成药品的含量测定，准确记录、处理分析数据，评价药物质量。

素质目标：培养着眼于细节的耐心、执着、坚持的品质。

任务导入

1956 年，日本水俣湾附近发现了一种奇怪的病。这种病症最初出现在猫身上，被称为"猫舞蹈症"。病猫步态不稳，抽搐、麻痹，甚至跳海死去，被称为"自杀猫"。随后不久，此地也发现了患这种病症的人。患者由于中枢神经和末梢神经被侵害，症状如上。当时这种病由于病因不明而被叫作"怪病"。这种"怪病"就是之后轰动世界的"水俣病"，该事件是全球八大公害事件之一。调查发现，引起此"怪病"的是当地企业将未经处理的含汞废水排到水俣湾中，汞在水中被水生物食用后会转化成甲基汞，人们食用了甲基汞污染的鱼贝类而导致中毒性神经系统疾病。

知识学习

一、基本原理

配位滴定法是以络合反应为基础的容量分析法，也称为络合滴定法。在配位滴定法中，常用的氨羧类配位剂配位能力强，与金属离子配位时形成具有环状结构的螯合物，并具有特殊的稳定性。在氨羧类配位剂中，应用最多的是乙二胺四乙酸（EDTA）。EDTA 能与许多金属离子定量反应形成含多个五元环的稳定配合物，而且无论与二价、三价或者四价金属离子配位，它们的物质的量系数之比一般都是 1∶1。EDTA 与金属离子形成的配位化合物大多数易溶于水，所以可用已知浓度的 EDTA 滴定液滴定某些药物，用适宜的指示剂指示终点，根据消耗的 EDTA 滴定液的体积（ml），可计算出被测药物的含量。在药物检测中，主要用于测定无机和有机金属盐类药物。

二、金属指示剂

金属指示剂是一些有机配位剂，可与金属离子形成有色配合物。其所生成的配合物颜色与游离指示剂的颜色不同；利用配位滴定终点前后，溶液中被测金属离子浓度的突变造成的指示剂两种存在形式（游离和配位）颜色的不同，指示滴定终点的到达。不同的金属离子指示终点的金属指示剂不同，常见的金属指示剂见表 9-10。

表 9-10　常用金属指示剂终点前后颜色变化

指示剂	使用 pH 范围	终点颜色	滴定前颜色	直接滴定 M
铬黑 T（EBT）	7～10	蓝	红	Mg^{2+}、Zn^{2+}
二甲酚橙（XO）	<6	黄	红	Bi^{3+}、Pb^{2+}、Zn^{2+}
磺基水杨酸（Ssal）	2	无	紫红	Fe^{3+}
钙指示剂	10～13	蓝	红	Ca^{2+}
PAN（Cu-PAN） [1-(2-吡啶偶氮)-2-萘酚]	2～12	黄	红	Cu^{2+}、Co^{2+}、Ni^{2+}

三、滴定的类型

1. 直接滴定法

如果金属离子与 EDTA 发生配位反应的反应速率比较快，且没有封闭现象，可采用直接滴定法，在被测溶液中加入金属指示剂，使之与被测的金属离子形成深色的配合物，从而指示终点。在一定 pH 值下，用 EDTA 直接滴定法可测定铝、铁、钙、镁、锌、铜、汞等盐类。

2. 间接滴定法

间接滴定法适合用于无合适的金属指示剂，被测金属离子与 EDTA 反应速率比较缓慢，在滴定时的 pH 溶液中生成沉淀或发生水解等情况。间接滴定法常用来测定氢氧化铝片、氧化铝凝胶等。

发布任务

按《中国药典》（2020 年版）二部规定，操作规范，独立完成葡萄糖酸钙片含量的测定任务。

其他待测药物：_____

确定方案

《中国药典》（2020 年版）二部，葡萄糖酸钙片正文中规定：本品含葡萄糖酸钙（$C_{12}H_{22}CaO_{14} \cdot H_2O$）应为标示量的 95.0%～105.0%。含量测定项下描述：取本品 20 片，精密称定，研细，精密称取适量（约相当于葡萄糖酸钙 1g），置 100ml 量瓶中，加水约 50ml，微温使葡萄糖酸钙溶解，放冷，用水稀释至刻度，摇匀，滤过，精密量取续滤液 25ml，加水 75ml，加氢氧化钠试液 15ml 与钙紫红素指示剂 0.1g，用乙二胺四乙酸二钠滴定液（0.05mol/L）滴定至溶液自紫色转变为纯蓝色。每 1ml 乙二胺四乙酸二钠滴定液（0.05mol/L）相当于22.42mg的葡萄糖酸钙。

测定方案：_____

_____

_____

任务实施

1. 操作前准备

酸式滴定管或酸碱两用滴定管、分析天平、锥形瓶、滴瓶、量瓶、移液管、葡萄糖酸钙片、氢氧化钠、钙紫红素等。

2. 样品制备

精密称取20片葡萄糖酸钙片（标示量为0.5g），记为W_0，研细，精密称取W，置100ml量瓶中，加水约50ml，微温使葡萄糖酸钙溶解，放冷，用水稀释至刻度，摇匀，滤过，精密量取续滤液25ml，加水75ml，加氢氧化钠试液15ml与钙紫红素指示剂0.1g。

3. 装滴定液

将EDTA滴定液转移至对应的滴定管中，再进行除气泡、调零。

4. 滴定

用调零好的EDTA滴定液对制备好的葡萄糖酸钙片溶液进行滴定，滴定过程中控制好滴定速度，右手均匀振摇锥形瓶，至溶液由紫红色转变为纯蓝色。平行测定三次，并将滴定结果用空白试验校正。每1ml EDTA滴定液（0.05mol/L）相当于22.42mg的葡萄糖酸钙。

5. 读数

记下滴定体积V，同时记录空白实验体积V_0。

6. 数据处理

$$\text{葡萄糖酸钙含量}(\%) = \frac{\frac{F \times T \times V}{W} \times \overline{W}}{\text{标示量}} = \frac{\frac{c_{\text{标定}}}{0.05} \times \frac{22.42 \times (V - V_0)}{W} \times \frac{W_0}{20}}{0.5 \times 10^{-3}}$$

7. 结果判断

如含量测定的计算结果在规定的范围内，则该项检查判定为"符合规定"，否则为"不符合规定"。

8. 清场

实验操作完成后，将试剂倒入废液回收处，所用仪器清洗干净放回原处。

> **思考题**：滴定液的配制方法有哪些？每种方法例举1~2种滴定液。

评价与总结

一、操作注意事项

1. 在络合滴定中不仅在滴定前要调节好溶液的酸度,整个滴定过程都应控制在一定酸度范围内进行,因为 EDTA 滴定过程中不断有 H^+ 释放出来,使溶液的酸度升高。因此,在络合滴定中常需加入一定量的缓冲溶液以控制溶液的酸度。

2. 酸度对金属离子也有影响,酸度太低,金属离子会水解生成氢氧化物沉淀,使金属离子浓度降低,同样也降低了络合能力。

3. 由于在加入的试剂中可能含有其他金属离子杂质,从而消耗一定量的滴定液,通常需将滴定的结果用空白试验校正。

二、评价标准

评价标准见表 9-11。

表 9-11 配位滴定法测定葡萄糖酸钙片的含量任务评价标准

考核内容		分值	评分细则
职业素养与操作规范 20 分		5	工作服穿着规范,双手洁净,不染指甲,不留长指甲,不披发得 5 分
		5	清查给定的药品、试剂、仪器、任务报告单等得 5 分
		5	爱护仪器,不浪费药品、试剂,及时记录实验数据得 5 分
		5	检测完毕后按要求将仪器、药品、试剂等清理复位得 5 分
技能 80 分	操作前准备	10	正确选用及洗涤玻璃仪器,得 5 分
			正确开启分析天平,得 5 分
	样品制备	8	正确称量药片质量及样品,样品质量在允许范围内,得 6 分
			加入溶剂和指示剂,得 2 分
	装滴定液	5	滴定管的润洗、装液、排气泡、调零操作规范,得 5 分
	滴定	29	滴定时左手控制滴定管阀门规范,得 3 分
			滴定过程中右手均匀振摇锥形瓶,得 3 分
			滴定速度控制得当,得 2 分
			滴定终点准确,得 5 分
			平行测定三次,操作规范,得 8 分
			正确完成空白试验,得 8 分
	读数	5	正确读数并记录,得 5 分
	数据处理	13	列出计算公式,得 5 分
			将测定结果代入公式,结果计算正确得 8 分
	结果判断	10	测定结果与《中国药典》标准比较,结论正确得 10 分

三、任务报告单

任务报告单见表9-12。

表9-12 配位滴定法测定葡萄糖酸钙片的含量任务报告单

检验日期		检品名称	
检品标示量		EDTA标定浓度 $c_{标定}$/(mol/L)	
葡萄糖酸钙片的总质量 W_0/g		空白消耗滴定液体积 V_0/ml	
平行次数	第一次	第二次	第三次
葡萄糖酸钙片质量 W/g			
消耗滴定液体积 V/ml			
葡萄糖酸钙片含量/%			
葡萄糖酸钙片平均含量/%			
相对平均偏差/%			
标准规定			
结果判断	□符合规定	□不符合规定	
检验人		复核人	

计算过程：

$$葡萄糖酸钙含量(\%) = \frac{F \times T \times V}{W} \times \overline{W} = \frac{c_{标定}}{0.05} \times \frac{22.42 \times (V - V_0)}{W} \times \frac{W_0}{20}$$
$$\frac{}{标示量} \qquad 0.5 \times 10^{-3}$$

任务检测

一、单选题

1. 标定EDTA滴定液时常用试剂为（　　）。
   A. 氧化锌　　　B. 氧化铜　　　C. 氧化锡　　　D. 氧化铝

2. 在Ca^{2+}、Mg^{2+}共存时，在（　　）条件下，不加掩蔽剂用EDTA可以测定Ca^{2+}。
   A. pH5　　　　B. pH10　　　C. pH12　　　D. pH2

3. EDTA与大多数金属离子的配位关系是（　　）。
   A. 1∶1　　　　B. 1∶2　　　　C. 2∶2　　　　D. 2∶1

4. EDTA的有效浓度[Y]与酸度有关，它随着溶液pH增大而（　　）。
   A. 增大　　　　B. 减小　　　　C. 不变　　　　D. 先增大后减小

二、多选题

1. 在配位滴定中，指示剂应具备的条件是（　　）。
   A. $K_{MIn} < K_{MY}$
   B. 指示剂与金属离子显色要灵敏
   C. MIn 应易溶于水
   D. $K_{MIn} > K_{MY}$

2. EDTA 作为配位剂具有的特性是（　　）。
   A. 生成的配合物稳定性很高
   B. 能提供 6 对电子，所以 EDTA 与金属离子形成 1∶1 配合物
   C. 生成的配合物大都难溶于水
   D. 均生成无色配合物

3. 关于 EDTA，下列说法正确的是（　　）。
   A. EDTA 是乙二胺四乙酸的简称
   B. 分析工作中一般用乙二胺四乙酸二钠盐
   C. EDTA 与 Ca^{2+} 以 1∶2 的关系配合
   D. EDTA 与金属离子配位形成螯合物

三、判断题（对的请打"√"，错的请打"×"）

1. EDTA 标准溶液一般用直接法配制。（　　）
2. EDTA 在水溶液中有 7 种形式。（　　）

项目十 仪器分析法

仪器分析法是指利用精密仪器对被测物质的某种物理性质或化学性质进行测定，并根据所产生的测试信号与被测物质的内在关系，对其进行定性定量分析的一类分析方法。仪器分析方法一般包括电化学分析法、光谱分析法和色谱分析法。

与化学分析法比较，仪器分析法具有以下特点：

① 试样用量少，适用于微量、半微量乃至超微量分析。由化学分析的 ml、mg 级降到 μl、μg 级，甚至更低的 ng 级。

② 检测灵敏度高，最低检出量和检出浓度大大降低。由化学分析的 10^{-6} g 级降至 10^{-12} g 级，最低已达 10^{-18} g 级，适用于痕量、超痕量成分测定。

③ 重现性好，分析速度快，操作简便，易于实现自动化、信息化和在线检测。

④ 可实现复杂混合物成分分离、鉴定或结构测定；一般化学分析方法难以实现。

⑤ 化学分析一般相对误差小于 0.3%，适用于常量和高含量成分分析。仪器分析一般相对误差较高，为 3%～5%，较不适宜常量和高含量成分分析。

⑥ 需要结构较复杂的昂贵仪器设备，分析成本一般比化学分析高。

《中国药典》（2020 年版）中常用电位滴定法、紫外-可见分光光度法、荧光分光光度法、高效液相色谱法和气相色谱法等仪器分析法测定药物的含量，本项目将介绍几种方法在药物含量测定中的应用。

任务一 电位滴定法测定丙戊酸钠片的含量

【学习目标】

知识目标：掌握电位滴定法判断终点的原理、操作方法及注意事项；掌握含量计算方法。

技能目标：能规范熟练使用电位滴定仪，正确判断滴定终点；能根据药品质量标准的规定独立完成药品的含量测定，准确记录、处理分析数据，评价药物质量。

素质目标：培养甘于奉献的牺牲精神，细致、严谨、精益求精的工匠精神。

> **任务导入**

分析化学家高鸿先生在美国学成后回到中国，从事化学教育工作60年，编写了我国第一部《仪器分析》教材，开创了我国仪器分析教育的先河。高鸿在极谱分析基础理论研究中提出了19个电化学理论公式，还对被专家认为是"无法验证"的"球形电极扩散电流公式"进行了实验验证，出版了中国第一部极谱理论专著《极谱电流理论》，开辟了分析化学的一个新领域。晚年的高鸿，在谈及当年的选择时，深有感触地说："梁园虽好，并非久留之地，我应该为我的祖国和同胞服务，我的事业在祖国。"高鸿院士辛勤耕耘，教书育人，诲人不倦，把自己的全部精力献给了中国的科学教育事业。

> **知识学习**

一、概述

电位滴定法是容量分析中用以确定终点或选择核对指示剂变色域的方法。选用适当的电极系统可以作氧化还原法、中和法（水溶液或非水溶液）、沉淀法、重氮化法和水分测定法第一法等的终点指示。电位滴定法可用电位滴定仪、酸度计或电位差计进行测定。

二、终点的确定

电位滴定法是一种利用电极电位的突跃来确定终点的分析方法。电位滴定法选用两支不同的电极。一支为指示电极，其电极电位随溶液中被分析成分的离子浓度的变化而变化；另一支为参比电极，其电极电位固定不变。在到达滴定终点时，因被分析成分的离子浓度急剧变化而引起指示电极的电位突减或突增，此转折点称为突跃点。

进行电位滴定时，在溶液中插入待测离子的指示电极和参比电极组成化学电池，随着滴定剂的加入，由于发生化学反应，待测离子浓度不断发生变化，指示电极的电位随之发生变化，在计量点附近，待测离子的浓度发生突变，指示电极的电位发生相应的突跃。由此即可确定滴定终点。测得的电池电动势 $E_{电池}$（或指示电极的电位 E）对滴定剂体积 V 作图，即得图10-1(a)滴定曲线。一般来说，曲线突跃范围的中点，即为化学计量点。如果突跃范围太小、变化不明显，可作一级微分滴定，图10-1(b) 即 $\Delta E/\Delta V$ 对 V 的曲线，其上的极大值对应滴定终点。也可作二级微分，即绘制 $\Delta^2 E/\Delta V^2$ 对 V 的曲线图，如图10-1(c) 所示，图中 $\Delta^2 E/\Delta V^2$ 等于零的点即滴定终点。

三、指示电极的选择

电位滴定的反应类型与普通滴定分析完全相同。滴定时，应根据不同的反应选择合适的指示电极。

① 酸碱反应可用pH玻璃电极作指示电极。

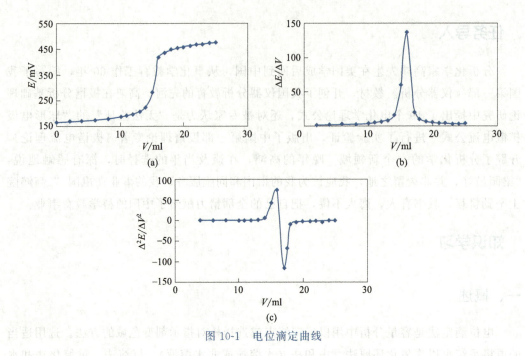

图 10-1 电位滴定曲线

② 氧化还原反应在滴定过程中,溶液中氧化态和还原态的浓度比值发生变化,可采用零类电极作指示电极,一般都用铂电极。

③ 沉淀反应滴定可根据不同的沉淀反应,选用不同的指示电极,如用银电极指示硝酸银溶液滴定卤素离子。

④ 配位反应用 EDTA 进行电位滴定时,可以采用铂电极或者汞电极。

发布任务

按《中国药典》(2020 年版)二部规定,操作规范,独立完成丙戊酸钠片含量的测定任务。

其他待测药物:_____

确定方案

《中国药典》(2020 年版)二部,丙戊酸钠片正文含量测定项下规定:本品含丙戊酸钠 ($C_8H_{15}NaO_2$) 应为标示量的 90.0%~110.0%。含量测定项下描述:取本品 10 片(0.2g 规格)或 20 片(0.1g 规格),置 100ml 量瓶中,加水约 50ml,振摇使丙戊酸钠溶解,加水稀释至刻度,摇匀,滤过,精密量取续滤液 25ml,加乙醚 30ml,照电位滴定法(通则 0701),用玻璃-饱和甘汞电极,用盐酸滴定液(0.1mol/L)滴定至 pH 4.5。每 1ml 盐酸滴定液(0.1mol/L)相当于 16.62mg 的 $C_8H_{15}NaO_2$。

测定方案:_____

任务实施

1. 操作前准备

酸式滴定管或酸碱两用滴定管、酸度计、磁力搅拌器、量瓶、烧杯、标准缓冲溶液、丙戊酸钠片、乙醚、盐酸等。

2. 预热酸度计

接通酸度计电源,打开开关,将酸度计的"pH-mV"选择至pH档,并预热20min。

3. 校正酸度计

分别用pH6.86、pH4.01标准缓冲溶液校正酸度计。

4. 样品制备

取丙戊酸钠片10片(规格:0.2g),置100ml量瓶中,加水约50ml,振摇使丙戊酸钠溶解,加水稀释至刻度,摇匀,滤过,精密量取续滤液25ml于烧杯中,加乙醚30ml,加磁子后于磁力搅拌器上混合均匀。

5. 装滴定液

将盐酸滴定液加入对应的滴定管中,然后排气泡、调零。

6. 滴定

将酸度计电极伸入样品溶液中,开启磁力搅拌器慢速搅拌,用调零好的盐酸滴定液滴定样品溶液。接近滴定终点时缓慢滴加,直至溶液pH=4.5。每1ml盐酸滴定液(0.1mol/L)相当于16.62mg的$C_8H_{15}NaO_2$。

7. 读数

平行测定三次,记下滴定体积V。

8. 数据处理

$$\text{丙戊酸钠片含量(\%)} = \frac{\dfrac{F \times T \times V}{n} \times D}{\text{标示量}} = \frac{\dfrac{c_{\text{标定}}}{0.1} \times \dfrac{16.62 \times V}{10} \times \dfrac{100}{25}}{0.2 \times 10^{-3}}$$

9. 结果判断

如含量测定的计算结果在规定的范围内,则该项检查判定为"符合规定",否则,为"不符合规定"。

10. 清场

实验操作完成后,将试剂倒入废液回收处,所用仪器清洗干净放回原处。

评价与总结

一、操作注意事项

1. 复合电极使用前，应先检查玻璃电极前端的球泡。正常情况下，电极应该透明而无裂纹，球泡内要充满溶液，不能有气泡存在。

2. 测定待测溶液温度、调节酸度计的温度补偿器和定位调节器数值一定要准确。

3. 电极的清洗和吸干一定要彻底，否则会严重影响实验结果。

4. 复合电极使用完后，充分浸泡在饱和 KCl 溶液中，切忌用洗涤液或其他吸水性试剂浸洗。

5. 滴定时，有填液口的电极需将填液口打开，保持电极内外平衡。滴定结束后，测量电极插座上插入短路插头，防止灰尘及水汽进入。

二、评价标准

评价标准见表10-1。

表 10-1　电位滴定法测定丙戊酸钠片的含量任务评价标准

考核内容		分值	评分细则
职业素养与操作规范 20分		5	工作服穿着规范,双手洁净,不染指甲,不留长指甲,不披发得5分
		5	清查给定的药品、试剂、仪器、任务报告单等得5分
		5	爱护仪器,不浪费药品、试剂,及时记录实验数据得5分
		5	检测完毕后按要求将仪器、药品、试剂等清理复位得5分
技能 80分	操作前准备	5	正确选用及洗涤玻璃仪器,得5分
	预热酸度计	4	正确预热酸度计并选至 pH 档,得4分
	校正酸度计	8	正确清洗、校正酸度计,得8分
	样品制备	4	正确取药片,得2分
			加入溶剂和指示剂,得2分
	装滴定液	6	滴定管的润洗、装液、排气泡、调零操作规范,得6分
	滴定	25	滴定控制得当,得10分
			滴定终点准确,得5分
			平行测定三次,操作规范,得10分
	读数	5	正确读数并记录,得5分
	数据处理	13	列出计算公式,得5分
			将测定结果代入公式,结果计算正确得8分
	结果判断	10	测定结果与《中国药典》标准比较,结论正确得10分

三、任务报告单

任务报告单见表10-2。

表 10-2　电位滴定法测定丙戊酸钠片的含量任务报告单

检验日期		检品名称	
检品标示量		溶液温度/℃	
盐酸标定浓度 $c_{标定}$/(mol/L)			
平行次数	第一次	第二次	第三次
消耗滴定液体积 V/ml			
丙戊酸钠片含量/%			
丙戊酸钠片平均含量/%			
相对平均偏差/%			
标准规定			
结果判断	□符合规定		□不符合规定
检验人		复核人	

计算过程：

$$丙戊酸钠片含量(\%) = \frac{\frac{F \times T \times V}{n} \times D}{标示量} = \frac{\frac{c_{标定}}{0.1} \times \frac{16.62 \times V}{10} \times \frac{100}{25}}{0.2 \times 10^{-3}}$$

任务检测

一、单选题

1. 玻璃电极在使用前一定要在水中浸泡几小时，目的在于（　　）。
   A. 清洗电极　　B. 活化电极　　C. 校正电极　　D. 检查电极好坏
2. 测定 pH 的指示电极为（　　）。
   A. 标准氢电极　　　　　　　　B. pH 玻璃电极
   C. 甘汞电极　　　　　　　　　D. 银-氯化银电极
3. 电位滴定法是根据（　　）来确定滴定终点的。
   A. 指示剂颜色变化　B. 电极电位　C. 电位突跃　D. 电位大小
4. 在电位滴定中，以 $\Delta^2 E/\Delta V^2$-V（E 为电位，V 为滴定剂体积）作图绘制滴定曲线，滴定终点为（　　）。
   A. $\Delta^2 E/\Delta V^2$-V 为最正值时的点　　B. $\Delta^2 E/\Delta V^2$ 为负值的点
   C. $\Delta^2 E/\Delta V^2$ 为零时的点　　　　　D. 曲线的斜率为零时的点
5. 在电位滴定中，以 E-V（E 为电位，V 为滴定剂体积）作图绘制滴定曲线，滴定终点为（　　）。
   A. 曲线突跃的转折点　　　　　B. 曲线的最小斜率点
   C. 曲线的最大斜率点　　　　　D. 曲线的斜率为零时的点
6. 在电位滴定中，以 $\Delta E/\Delta V$-V 作图绘制曲线，滴定终点为（　　）。

A. 曲线突跃的转折点 B. 曲线的最大斜率点
C. 曲线的最小斜率点 D. 曲线的斜率为零时的点

7. 电位滴定与容量滴定的根本区别在于（ ）。

A. 滴定仪器不同 B. 指示终点的方法不同
C. 滴定程序不同 D. 标准溶液不同

二、多选题

1. 用酸度计测定溶液 pH 时，仪器的校正方法有（ ）。

A. 一点标校正法　　B. 温度校正法　　C. 二点标校正法　　D. 电位校正法

2. 在电位滴定中，判断滴定终点的方法有（ ）。

A. E-V（E 为电位，V 为滴定剂体积）作图
B. $\Delta^2 E/\Delta V^2$-V（E 为电位，V 为滴定剂体积）作图
C. $\Delta E/\Delta V$-V（E 为电位，V 为滴定剂体积）作图
D. 直接读数法

三、判断题（对的请打"√"，错的请打"×"）

1. pH 标准缓冲溶液应贮存于烧杯中密封保存。（ ）
2. 玻璃电极玻璃球泡沾湿时可以用滤纸擦拭，除去水分。（ ）
3. 电位滴定法与化学分析法的区别是终点指示方法不同。（ ）
4. 使用甘汞电极时，为保证其中的氯化钾溶液不流失，不应取下电极上、下端的胶帽和胶塞。（ ）

任务二　紫外-可见分光光度法测定对乙酰氨基酚片的含量

【学习目标】

知识目标：掌握紫外-可见分光光度法测定药物含量的原理及计算方法。

技能目标：能规范熟练使用紫外-可见分光光度计；能正确选用指示剂；能根据药品质量标准的规定独立完成药品的含量测定，准确记录、处理分析数据，评价药物质量。

素质目标：养成按标准操作、爱护仪器设备的良好习惯，逐渐具备实验安全意识。

任务导入

雨后的彩虹和坠落的苹果都是生活中常见的现象。伟大的科学家牛顿对光学非常感兴趣，但正是这种热爱差点让他惨遭失明，原因是为了观察阳光产生的彩色光环，他连续不断地直视太阳，对眼睛造成了严重的伤害，但是他并没有畏惧挫折与失败，依然坚

持自己的研究。终于在 1666 年，他用自制的三棱镜研究日光，发现阳光被色散成七种不同颜色的光，就像彩虹一样。牛顿的光学实验揭示了颜色之谜，为光谱分析这门学科的发展奠定了基础。

知识学习

一、概述

紫外-可见分光光度法是基于物质对 200～760nm 光谱区辐射的吸收特性建立起来的分析测定方法。《中国药典》（2020 年版）中根据药物中的共轭体系、芳香环等发色基团在紫外-可见光区的特定波长处或一定波长范围内的吸光度，对其进行定性和定量分析。该方法具有灵敏度高、准确度较高、操作简便、快速以及应用范围广等优点，但专属性较差，对结构相近的有关物质缺乏选择性。

二、基本原理

紫外-可见吸收光谱为物质对紫外-可见光区辐射的能量的吸收光谱，符合光的吸收定律（朗伯-比尔定律），即在一定实验条件下，供试品溶液的吸光度与其浓度和液层的厚度成正比。其数学表达式为：

$$A = \lg \frac{1}{T} = Ecl$$

式中，A 为吸光度；T 为透光率；l 为液层厚度，cm；c 为溶液浓度，吸收系数是摩尔吸收系数时，其单位为 mol/L，吸收系数是百分吸收系数时，单位为 g/100ml；E 为吸收系数，即单位浓度、单位液层厚度时的吸光度。

吸收系数有两种表示方式：①摩尔吸收系数（ε），指在一定波长下，溶液浓度为 1mol/L、液层厚度为 1cm 时的吸光度；②百分吸收系数（$E_{1cm}^{1\%}$），指在一定波长下，溶液浓度为 1%（g/ml）、液层厚度为 1cm 时的吸光度。《中国药典》（2020 年版）常用百分吸收系数表示。

三、测定方法

《中国药典》（2020 年版）采用紫外-可见分光光度法进行定量分析时，常用对照品比较法和吸收系数法。

1. 对照品比较法

按各品种项下的方法，分别配制供试品溶液和对照品溶液，对照品溶液中所含被测成分的量应为供试品溶液中被测成分标示量的 100%±10%，所用溶剂也应完全一致，在规定的波长测定供试品溶液和对照品溶液的吸光度后，根据以下公式计算供试品的浓度和含量。

(1) 原料药的含量计算

$$c_X = c_R \times \frac{A_X}{A_R}$$

$$含量(\%) = \frac{c_R \times \frac{A_X}{A_R} \times D \times V}{W}$$

式中，c_X 为供试品溶液的浓度；A_X 为供试品溶液的吸光度；c_R 为对照品溶液的浓度；A_R 为对照品溶液的吸光度；V 为供试品初次配制的体积，ml；D 为供试品溶液的稀释倍数；W 为供试品的质量，g。

(2) 片剂的含量计算

$$含量(\%) = \frac{\dfrac{c_R \times \frac{A_X}{A_R} \times D \times V}{W} \times \overline{W}}{标示量}$$

式中，A_X 为供试品溶液的吸光度；c_R 为对照品溶液的浓度；A_R 为对照品溶液的吸光度；V 为供试品初次配制的体积，ml；D 为供试品溶液的稀释倍数；W 为供试品的质量，g；$\overline{W}$ 为平均片重，g。

(3) 注射剂的含量计算

$$含量(\%) = \frac{c_R \times \frac{A_X}{A_R} \times D \times V}{V_S \times c_{标示}}$$

式中，A_X 为供试品溶液的吸光度；c_R 为对照品溶液的浓度；A_R 为对照品溶液的吸光度；V 为供试品初次配制的体积，ml；D 为供试品溶液的稀释倍数；V_S 为供试品的取样量，ml；$c_{标示}$ 为供试品的标示浓度，mg/ml。

2. 吸收系数法

按各项下的方法配制供试品溶液，在规定的波长下测定其吸光度，再以该品种在规定条件下的吸收系数计算供试品的浓度和含量。

(1) 原料药的含量计算

$$c_X = \frac{A \times 1\%}{E_{1cm}^{1\%} \times l}$$

$$含量(\%) = \frac{\dfrac{A \times 1\%}{E_{1cm}^{1\%} \times l} \times D \times V}{W}$$

式中，c_X 为供试品溶液的浓度；A 为供试品溶液的吸光度；$E_{1cm}^{1\%}$ 为供试品的百分吸收系数；l 为液层厚度，cm；V 为供试品初次配制的体积，ml；D 为供试品溶液的稀释倍数；W 为供试品的质量，g。

(2) 片剂的含量计算

$$含量(\%) = \frac{\dfrac{\dfrac{A \times 1\%}{E_{1cm}^{1\%} \times l} \times D \times V}{W} \times \overline{W}}{标示量}$$

式中，A 为供试品溶液的吸光度；$E_{1cm}^{1\%}$ 为供试品的百分吸收系数；l 为液层厚度，cm；V 为供试品初次配制的体积，ml；D 为供试品溶液的稀释倍数；W 为供试品的质量，g；$\overline{W}$ 为平均片重，g。

（3）注射剂的含量计算

$$含量(\%) = \frac{\dfrac{A \times 1\%}{E_{1cm}^{1\%} \times l} \times D \times V}{V_S \times c_{标示}}$$

式中，A 为供试品溶液的吸光度；$E_{1cm}^{1\%}$ 为供试品的百分吸收系数；l 为液层厚度，cm；V 为供试品初次配制的体积，ml；D 为供试品溶液的稀释倍数；V_S 为供试品的取样量，ml；$c_{标示}$ 为供试品的标示浓度，mg/ml。

3. 标准曲线法（工作曲线法）

配制一系列不同浓度的对照品溶液，选择合适的参比溶液，在相同条件下分别测定各标准溶液的吸光度。以吸光度为纵坐标，浓度为横坐标绘制 A-c 曲线，称为标准曲线或工作曲线（图10-2）。然后在完全相同的条件下测定样品溶液的吸光度，从标准曲线上查出样品溶液的对应浓度，或代入回归方程（相关系数 $r \geqslant 0.999$），求出样品溶液的浓度，然后根据前面两种方法计算供试品的含量。

回归方程：$A = a + bc$

式中，A 为被测溶液吸光度；c 为被测溶液浓度；a 为截距；b 为斜率。

标准曲线法多用于可见分光光度法。由于显色时影响颜色深浅的因素较多，有的仪器单色光纯度较差，故测定时应用对照品同时操作。本法适用于批量供试品的分析，当仪器和测定条件固定时，标准曲线可多次使用。

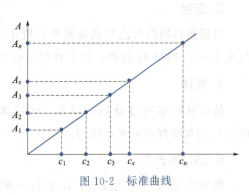

图10-2　标准曲线

发布任务

按《中国药典》（2020年版）二部规定，操作规范，独立完成对乙酰氨基酚片含量的测定任务。

其他待测药物：_____

确定方案

《中国药典》（2020年版）二部，对乙酰氨基酚片正文中规定：本品含对乙酰氨基酚（$C_8H_9NO_2$）应为标示量 95.0%～105.0%。含量测定项下描述：取本品 20 片，精密称定，研细，精密称取适量（约相当于对乙酰氨基酚 40mg），置 250ml 量瓶中，加 0.4% 氢氧化钠溶液 50ml 与水 50ml，振摇 15 分钟，用水稀释至刻度，摇匀，滤过，精密量取续滤液 5ml，置 100ml 量瓶中，加 0.4％氢氧化钠溶液 10ml，用水稀释至刻度，摇匀。照紫外-可见分光光度法（通则 0401），在 257nm 的波长处测定吸光度，按 $C_8H_9NO_2$ 的吸收系数（$E_{1cm}^{1\%}$）为 715 计算。

测定方案：_____

_____

_____

任务实施

1. 操作前准备

紫外-可见分光光度计、分析天平、石英比色皿、量瓶、擦镜纸、对乙酰氨基酚片、氢氧化钠等。

2. 样品处理

精密称取 20 片对乙酰氨基酚片，记为 W_0，研细，精密称取 W（约相当于对乙酰氨基酚 40mg）。

3. 定容

将精密称取的对乙酰氨基酚片粉置于 250ml 量瓶中，加 0.4％氢氧化钠溶液 50ml 与水 50ml，振摇 15 分钟，用水稀释至刻度，摇匀。

4. 稀释

精密量取定容过滤后的滤液 5ml，置于 100ml 量瓶中，加 0.4％氢氧化钠溶液 10ml，用水稀释至刻度，摇匀。

5. 测定吸光度

照紫外-可见分光光度法，在 257nm 的波长处用溶剂进行空白校正，再在相同条件下测定供试品的吸光度，按 $C_8H_9NO_2$ 的吸收系数为 715 计算。

6. 数据处理

对乙酰氨基酚片含量的计算公式如下：

$$对乙酰氨基酚片含量(\%) = \dfrac{\dfrac{A \times 1\%}{E_{1cm}^{1\%} \times l} \times D \times V}{W} \times \dfrac{W_0}{20} \Big/ 标示量$$

7. 结果判断

如含量测定的计算结果在规定的范围内，则该项检查判定为"符合规定"，否则为"不符合规定"。

8. 清场

实验操作完成后，将试剂倒入废液回收处，所用仪器清洗干净放回原处。

评价与总结

一、操作注意事项

1. 对于紫外-可见分光光度法，所有溶液在进行检测时都需要是澄清的，否则会影响结果的准确性。所以一些浑浊的或者溶解不完全的样品需要在测定前过滤。

2. 试验中所用的量瓶和移液管均应经检定校正、洗净后使用。

3. 使用的石英吸收池必须洁净。当吸收池中装入同一溶剂，在规定波长测定各吸收池的透光率，如透光率相差在 0.3% 以下者可配对使用，否则必须加以校正。

4. 取吸收池时，手指拿毛玻璃面的两侧。装样品溶液的体积以池体积的 2/3～4/5 为度，使用挥发性溶液时应加盖，透光面要用擦镜纸由上而下擦拭干净，检视应无残留溶剂，为防止溶剂挥发后溶质残留在池子的透光面，可先用蘸有空白溶剂的擦镜纸擦拭，然后再用干擦镜纸拭净。吸收池放入样品室时应注意每次放入方向相同。使用后用溶剂及水冲洗干净，晾干防尘保存，吸收池如污染不易洗净时可用硫酸-发烟硝酸 [1∶3(v/v)] 混合液稍加浸泡后，洗净备用。如用铬酸钾清洗液清洗时，吸收池不宜在清洗液中长时间浸泡，否则清洗液中的铬酸钾结晶会损坏吸收池的光学表面，并应充分用水冲洗，以防铬酸钾吸附于吸收池表面。

5. 称量应符合药典规定要求，配制测定溶液时稀释转移次数应尽可能少，转移稀释时所取容积一般应不少于 5ml。含量测定时供试品应称取 2 份，如为对照品比较法，对照品一般也应称取 2 份。吸收系数法也应称取供试品 2 份，平行操作，每份结果对平均值的偏差应在 ±0.5% 以内。

6. 一般供试品溶液的吸光度读数以在 0.3～0.7 之间误差最小，结果最佳。

二、评价标准

评价标准见表 10-3。

表 10-3 紫外-可见分光光度法测定对乙酰氨基酚片的含量任务评价标准

考核内容		分值	评分细则
职业素养与操作规范 20分		5	工作服穿着规范,双手洁净,不染指甲,不留长指甲,不披发得5分
		5	清查给定的药品、试剂、仪器、药典、任务报告单等得5分
		5	爱护仪器,不浪费药品、试剂,及时记录实验数据得5分
		5	检测完毕后按要求将仪器、药品、试剂等清理复位得5分
技能 80分	操作前准备	13	正确选用及洗涤玻璃仪器,得5分
			正确开启分析天平,得5分
			预热紫外-可见分光光度计,得3分
	样品处理	6	正确称量药片质量及样品,样品质量在允许范围内,得6分
	定容	7	加入溶剂和指示剂,得2分
			容量瓶操作规范,得5分

续表

考核内容		分值	评分细则
技能 80分	稀释	9	正确过滤溶液,得3分
			准确移取5ml滤液,并正确定容操作,得6分
	测定吸光度	22	正确选择光源与比色皿,得4分
			设定参数,得2分
			使用比色皿规范,得6分
			空白校正,得5分
			测量供试品溶液,得5分
	数据处理	13	列出计算公式,得5分
			将测定结果代入公式,结果计算正确得8分
	结果判断	10	测定结果与《中国药典》标准比较,结论正确得10分

三、任务报告单

任务报告单见表10-4。

表10-4 紫外-可见分光光度法测定对乙酰氨基酚片的含量任务报告单

检验日期		检品名称	
标示量		仪器型号	
测定条件		样品总质量W_0/g	
稀释倍数D		吸收池厚度L	
次数	第一次		第二次
样品质量W/g			
吸光度A			
样品含量/%			
样品平均含量/%			
相对平均偏差/%			
标准规定			
结果判断	□符合规定		□不符合规定
检验人		复核人	

计算过程：

$$对乙酰氨基酚片含量(\%) = \frac{\dfrac{A \times 1\%}{E_{1cm}^{1\%} \times l} \times D \times V}{W} \times \frac{W_0}{20} \bigg/ 标示量$$

任务检测

一、单选题

1. 在紫外-可见分光光度法中,最适的吸光度范围是（　　）。
   A. 0.2～0.9　　B. 0.3～0.7　　C. 0.4～0.6　　D. 0.1～0.9

2. 分光光度法中,透光率与吸光度的关系为（　　）。
   A. $A=-\lg T$　　B. $A=\lg T$　　C. $A=1/T$　　D. $A=(1/2)T$

3. 已知某药物取样 0.01248g,置于 100ml 容量瓶中,稀释至刻度,摇匀；精密量取 5ml,置于 50ml 容量瓶中,定容,在 246m 处测得的吸光度为 0.510,则该药物的百分吸收系数为（　　）。
   A. 426　　B. 406　　C. 436　　D. 450

4. 紫外光谱的波长在（　　）。
   A. 200～400nm　　B. 400～760nm　　C. 200～760nm　　D. 200～1000nm

5. 在分光光度法中,运用朗伯-比尔定律进行定量分析采用的入射光为（　　）。
   A. 白光　　B. 单色光　　C. 可见光　　D. 紫外线

6. 采用紫外-可见分光光度法检测物质,药物甲的最大吸收波长为 525nm,药物乙的最大吸收波长为 301mm,药物甲与药物乙的混合溶液,应采用的吸收池为（　　）。
   A. 玻璃吸收池　　B. 石英吸收池　　C. 两者均可　　D. 两者均不可

7. 某药物定量分析中,已测定出吸光度,已知吸收系数、液层厚度（cm）,按照朗伯-比尔定律,则计算出的浓度单位为（　　）。
   A. g/ml　　B. mg/ml　　C. g/L　　D. g/100ml

二、多选题

1. 分光光度计的比色皿使用时要注意（　　）。
   A. 不能拿比色皿的毛玻璃面
   B. 比色皿中试样转入量一般应为 2/3～4/5 之间
   C. 比色皿一定要洁净
   D. 一定要使用成套玻璃比色皿

2. 摩尔吸收系数很大,则表明（　　）。
   A. 该物质的浓度很大
   B. 光通过该物质溶液的光程长
   C. 该物质对某波长的光吸收能力很强
   D. 测定该物质的方法的灵敏度高

三、判断题（对的请打"√",错的请打"×"）

在分光光度法中,测定所用的参比溶液总是采用不含被测物质和显色剂的空白溶液。（　　）

任务三　气相色谱法测定维生素 E 的含量

【学习目标】

知识目标：掌握气相色谱法在药物含量测定中的应用；掌握含量计算方法。

技能目标：能规范熟练使用气相色谱仪；能正确进行样品前处理；能根据药品质量标准的规定用气相色谱法独立完成药品的含量测定。

素质目标：强化载气的安全使用和管理；树立按规程操作仪器设备的理念，逐渐具备实验安全意识。

任务导入

20 世纪 40 年代，英国人马丁（A. J. P. Martin）和辛格（R. L. M. Synge）在研究分配色谱理论的过程中，证实了气体作为色谱流动相的可能性。这两位科学家获得了 1952 年的诺贝尔化学奖。尽管获奖成果是他们对分配色谱理论的贡献，但也有后人认为他们是因为气相色谱（GC）而得奖的。这也从另一个方面说明了 GC 技术对整个化学发展的重要性。

从 1955 年第一台商品 GC 仪器的推出，到 1958 年毛细管 GC 柱的问世；从毛细管 GC 理论的研究，到各种检测技术的应用，GC 很快从实验室的研究技术变成了常规分析手段，几乎形成了色谱领域 GC 独领风骚的局面。1970 年以来，电子技术，特别是计算机技术的发展，使得 GC 色谱技术如虎添翼，1979 年弹性石英毛细管柱的出现更使 GC 上了一个新台阶。这些既是科技发展的结果，又是现代工农业生产的要求使然。反过来，气相色谱技术又大大促进了现代物质文明的发展。在现代社会的方方面面，气相色谱技术均发挥着重要作用。从天上的航天飞机，到水里游的航空母舰，都用 GC 来监测舱中的气体质量；从日常生活中的食品和化妆品，到各种化工生产的工艺控制和产品质量检验；从司法检验中的物质鉴定，到地质勘探中的油气田寻找；从疾病诊断、医药分析，到考古发掘、环境保护，GC 技术的应用极为广泛。下面主要介绍气相色谱技术用于药物含量测定的方法。

知识学习

气相色谱法是一种以气体为流动相，以液体或固体为固定相的色谱分析方法，主要用于气体和易挥发物或可转化物的液体和固体药物的测定。气相色谱法具有高选择性、高效、高灵敏度、分析速度快等优点。

气相色谱法在进行定量分析时，常用内标法加校正因子、外标法、归一化法和标准溶液加入法。

1. 内标法加校正因子

按各品种项下的规定，精密称取对照品和内标物质，分别配成溶液，精密量取各溶液，配成校正因子测定用的对照溶液。取一定量注入仪器，记录色谱图。按下式计算校正因子：

$$校正因子(f) = \frac{A_S/c_S}{A_R/c_R}$$

式中，A_S 为内标溶液的峰面积；A_R 为对照品的峰面积；c_S 内标物质的浓度；c_R 为对照品溶液的浓度。

再取各品种项下含有内标物质的供试品溶液，注入仪器，记录色谱图，再按下列公式计算含量。

（1）原料药的含量计算

$$含量(\%) = \frac{f \times \dfrac{A_x}{A'_s} \times c'_s \times V \times D}{W}$$

式中，A_x 为供试品的峰面积；c'_s 为内标溶液的浓度；A'_s 为供试品中内标物的峰面积；V 为供试品初次配制的体积，ml；D 为供试品溶液的稀释倍数；W 为供试品的质量，g。

（2）片剂的含量计算

$$标示量的百分含量(\%) = \frac{\dfrac{f \times \dfrac{A_x}{A'_s} \times c'_s \times V \times D}{W} \times \overline{W}}{标示量}$$

式中，A_x 为供试品的峰面积；c'_s 为内标溶液的浓度；A'_s 为供试品中内标物的峰面积；V 为供试品初次配制的体积，ml；D 为供试品溶液的稀释倍数；W 为供试品的质量，g；$\overline{W}$ 为平均片重，g。

（3）注射剂的含量计算

$$标示量的百分含量(\%) = \frac{f \times \dfrac{A_x}{A'_s} \times c'_s \times V \times D}{V_s \times c_{标示}}$$

式中，A_x 为供试品的峰面积；c'_s 为内标溶液的浓度；A'_s 为供试品中内标物的峰面积；V 为供试品初次配制的体积，ml；D 为供试品溶液的稀释倍数；V_S 为供试品的取样量，ml；$c_{标示}$ 为供试品的标示浓度，mg/ml。

2. 外标法

按各项下的规定，精密称取对照品和供试品，分别配成对照品溶液和供试品溶液，分别精密量取一定量，注入仪器，记录色谱图，按下列公式计算含量。

(1) 原料药的含量计算

$$含量(\%)=\frac{c_R\times\dfrac{A_x}{A_R}\times V\times D}{W}$$

式中，A_x 为供试品的峰面积；c_R 为对照品溶液的浓度；A_R 为对照品的峰面积；V 为供试品初次配制的体积，ml；D 为供试品溶液的稀释倍数；W 为供试品的质量，g。

(2) 片剂的含量计算

$$标示量的百分含量(\%)=\frac{\dfrac{c_R\times\dfrac{A_x}{A_R}\times V\times D}{W}\times\overline{W}}{标示量}$$

(3) 注射剂的含量计算

$$标示量的百分含量(\%)=\frac{c_R\times\dfrac{A_x}{A_R}\times V\times D}{V_s\times c_{标示}}$$

式中各符号意义同前。

3. 归一化法

测量各峰的面积和色谱图上除溶剂峰以外的总色谱峰面积，计算各峰面积占总峰面积的百分率。此方法方便简单，样品进样量和流动相载气流速等对计算结果影响不大，但需注意的是，样品中各组分需要完全分开，最小组分和最大组分的响应信号需要在线性范围内。

$$含量(\%)=\frac{A_1}{\sum A}$$

4. 标准溶液加入法

取一定量对照品溶液，精密加入到供试品溶液中，根据外标法或内标法测定含量，再扣除加入的对照品溶液含量，即得供试品溶液中主成分含量。

$$c_x=\frac{\Delta c_x}{(A_{is}/A_x)-1}$$

式中，c_x 为供试品中组分 x 的浓度；A_x 为供试品中组分 x 的峰面积；Δc_x 为所加入的已知浓度的待测组分对照品的浓度；A_{is} 为加入对照品后组分 x 的峰面积。

(1) 原料药的含量计算

$$含量(\%)=\frac{\dfrac{\Delta c_x}{(A_{is}/A_x)-1}\times V\times D}{W}$$

(2) 片剂的含量计算

$$标示量的百分含量(\%)=\frac{\dfrac{\dfrac{\Delta c_x}{(A_{is}/A_x)-1}\times V\times D}{W}\times\overline{W}}{标示量}$$

(3) 注射剂的含量计算

$$标示量的百分含量(\%) = \frac{\frac{\Delta c_x}{(A_{is}/A_x)-1} \times V \times D}{V_s \times c_{标示}}$$

式中各符号意义同前。

一般情况下,如果是手动进样,可用内标法定量;自动进样器进样,可用外标法定量;组分少且色谱峰很标准时,可用归一化法定量;顶空进样时,可用标准溶液加入法定量。当标准溶液加入法与其他定量方法结果不一致时,应以标准加入法结果为准。

任务发布

按《中国药典》(2020年版)二部规定,操作规范,独立完成气相色谱法测定维生素E含量的试验任务。

其他待测药物:＿＿＿＿＿＿＿＿＿＿＿＿＿＿＿＿＿

确定方案

查阅《中国药典》(2020年版)二部,得知维生素E软胶囊的含量是照气相色谱法(通则0521)测定,按内标法加校正因子以峰面积计算含量。本品含维生素E ($C_{31}H_{52}O_3$)应为标示量的90.0%～110.0%。其中内标溶液和对照品溶液的配制、色谱条件、系统适用性溶液与系统适用性要求同模块二项目六任务二。

(1) 内标溶液　取正三十二烷适量,加正己烷溶解并稀释成每1ml中含1.0mg的溶液。

(2) 供试品溶液　取维生素E软胶囊内容物约20mg,精密称定,置棕色具塞瓶中,精密加内标溶液10ml,密塞,振摇使溶解。

(3) 对照品溶液　取维生素E对照品约20mg,精密称定,置棕色具塞瓶中,精密加内标溶液10ml,密塞,振摇使溶解。

(4) 色谱条件　用硅酮(OV-17)为固定液,涂布浓度为2%的填充柱,或用100%二甲基聚硅氧烷为固定液的毛细管柱;柱温为265℃;进样体积1～3μl。

(5) 系统适用性溶液与系统适用性要求　系统适用性溶液:取维生素E与正三十二烷各适量,加正己烷溶解并稀释制成每1ml中约含维生素E 2mg与正三十二烷1mg的混合溶液。系统适用性要求:系统适用性溶液色谱图中,理论板数按维生素E峰计算不低于500(填充柱)或5000(毛细管柱),维生素E峰与正三十二烷峰之间的分离度应符合规定。

(6) 测定方法　精密量取供试品溶液与对照品溶液,分别注入气相色谱仪,记录色谱图。按内标法以峰面积计算。

其他测定方案:＿＿＿

任务实施

1. 操作前准备

气相色谱仪、分析天平、具塞锥形瓶、量瓶、烧杯、移液管、维生素 E 软胶囊、维生素 E 对照品、正三十二烷、正己烷等。

2. 内标溶液配制

精密称取正三十二烷适量,加正己烷溶解,稀释成每 1ml 中含有 1mg 的溶液,摇匀作为内标溶液。

3. 对照品溶液配制

精密称取维生素 E 对照品适量(约 20mg),置于棕色具塞锥形瓶中,精密加入内标溶液 10ml,密塞,振摇使维生素 E 溶解,静置,取上清液得对照品溶液。

4. 供试品溶液配制

① 取规格为 0.1g 的维生素 E 软胶囊 20 粒,精密称定每一粒,然后切开软胶囊,将内容物装入干净的容器中备用,软胶囊壳用正己烷洗净之后放到通风处让溶剂挥尽,再分别精密称定囊壳重量,求出每粒内容物的装量与平均装量。

② 精密称取维生素 E 软胶囊内容物适量(约含维生素 E 20mg),置于棕色具塞锥形瓶中,精密加入内标溶液 10ml,密塞,振摇使溶解,得供试品溶液。

5. 进样

分别取供试品溶液和对照品溶液各 1μl,注入气相色谱仪,分别连续进样 2 针。

6. 读取相关数据

记录供试品溶液和对照品溶液色谱图,读取峰高、峰宽及峰面积等相关参数。

7. 含量计算

照气相色谱法内标法加校正因子计算维生素 E 软胶囊的标示量的百分含量:

$$标示量的百分含量(\%) = \frac{f \times \frac{A_x}{A'_s} \times c'_s \times V_{样}}{W} \times \overline{W}$$
$$\overline{\phantom{\frac{f \times \frac{A_x}{A'_s} \times c'_s \times V_{样}}{W}}}$$
标示量

8. 结果判断

根据维生素 E 软胶囊标示量的百分含量计算结果进行判断,《中国药典》(2020 年版)规定本品含维生素 E($C_{31}H_{52}O_3$)应为标示量的 90.0%~110.0%。如维生素 E 软胶囊标示量的百分含量计算结果在规定的范围内,则该项检查判定为"符合规定"。

9. 清场

实验操作完成后,将试剂倒入废液回收处,所用仪器清洗干净放回原处。

思考题： 气相色谱法在药物农药残留检查方面的应用如何？

评价与总结

一、操作注意事项

1. 干燥剂硅胶、分子筛以及活性炭在使用一段时间后，其净化效果降低，需要及时更换或烘干、再生后重新使用。

2. 在使用稳流阀时，应使其针形阀处于"开"的状态，从大流量调到小流量，气体的进、出口不要反接，以免损坏流量控制器。

3. 用微量注射器手动进样时，注射速度要快，注射速度慢时会使样品的气化过程变长，导致样品进入色谱柱的初始谱带变宽。正确的注射方法应当是：取样后，一手持注射器（注意防止气化室的高气压将针芯吹出），另一只手保护针尖（防止插入隔垫时弯曲），先小心地将注射针头穿过隔垫，随即以最快的速度将注射器插到底，与此同时迅速将样品注射入气化室（注意不要使针芯弯曲），然后快速拔出注射器。推注样品所用时间越短越好，注射器在气化室中停留的时间不宜过长，而最重要的是留针时间应严格控制前后一致。

4. 避免样品之间的相互干扰，取样之前先用样品溶剂洗针至少 3 次（抽满针管的三分之二，再排出），要用再分析的样品溶液洗针至少 3 次，然后取样（多次上下抽动），这样基本上可以取消样品之间的相互干扰（记忆效应）。

5. FID 离子头内的喷嘴和收集极，在使用一定时间后应进行清洗，否则燃烧后的灰烬会沾污喷嘴和收集极，从而降低灵敏度。清洗方法是卸下喷嘴和收集极，先用通针通喷嘴，必要时用金相砂纸打磨，然后将喷嘴用 5% 硝酸清洗，再用水超声 1~2 小时。在 100~120℃ 烘干。收集极同法处理。

知识链接

气相色谱柱的老化

气相色谱柱有两种情况需要老化：一是新买的气相色谱柱，刚开始使用的时候都要进行老化，主要目的是除去填充物中的残留溶剂和某些挥发性的物质，促进固定液均匀牢固地分布在担体的表面上，使色谱柱的柱效变得更稳定。二是色谱柱使用一段时间后，有物质残留在色谱柱内，基线偏高，需要老化，目的是去除残留在色谱柱里面的杂质。

一般情况下，常温下使用的柱子，可直接装在色谱仪上，接通载气，至基线平稳即可使用；如果柱子在高温操作条件下应用，则在比操作温度稍高的温度下通载气几小时至几十小时，彻底冲出色谱柱中易挥发的物质，直到基线平稳后即可再次使用。不同的色谱柱老化方法稍有不同。

二、评价标准

评价标准见表10-5。

表 10-5　气相色谱法测定维生素 E 的含量任务评价标准

评价内容		分值	评分细则
职业素养与 操作规范 20 分		5	工作服穿着规范，双手洁净，不染指甲，不留长指甲，不披发得 5 分
		5	清查给定的药品、试剂、仪器、任务报告单等得 5 分
		5	爱护仪器，不浪费药品、试剂，及时记录实验数据得 5 分
		5	检测完毕后按要求将仪器、药品、试剂等清理复位得 5 分
技能 80 分	实验前准备	13	准备流动相，检查仪器和色谱柱型号得 8 分
			正确打开高效液相色谱仪得 5 分
	对照品制备	12	精密称取内标物质和对照品得 5 分
			正确配制内标溶液和对照品溶液得 7 分
	供试品准备	15	精密称取供试品，混合内容物后，精密称取适量得 8 分
			正确配制供试品溶液得 7 分
	进样	10	正确进样，记录色谱图并正确读取峰面积等参数得 10 分
	计算	20	正确列出含量计算公式得 10 分
			正确计算含量得 10 分
	结果判断	10	检查结果与《中国药典》标准比较判断正确得 5 分
			按时完成任务报告单得 5 分

三、任务报告单

任务报告单见表10-6。

表 10-6　气相色谱法测定维生素 E 的含量任务报告单

检验日期			检品名称		
仪器型号			色谱柱型号		
测定条件					
内标物的浓度			对照品的浓度		
20 粒软胶囊质量 W			平均装量 $\overline{W}$		
样品质量 m/g	(1)			(2)	
参数		保留时间 t_R/min		峰面积 ($\overline{A}$)	
对照品＋内标物	对$_1$	对$_2$	对$_1$	对$_2$	
	内$_1$	内$_2$	内$_1$	内$_2$	
供试品＋内标物	供$_1$	供$_2$	供$_1$	供$_2$	
	内$_1$	内$_2$	内$_1$	内$_2$	
样品含量/%	(1)		(2)		
样品平均含量/%					

续表

相对平均偏差/%	
标准规定	
结果判断	□符合规定　　　　□不符合规定
检验人	复核人

含量计算过程：

$$\text{标示量的百分含量}(\%)=\frac{f\times\dfrac{A_x}{A'_S}\times c'_S\times V_{样}}{W}\times\overline{W}$$

任务检测

一、单选题

1. 在气相色谱法中，可用作定量的参数是（　　）。
   A. 保留时间　　　B. 相对保留值　　　C. 半峰宽　　　D. 峰面积

2. 毛细色谱柱优于填充色谱柱的是（　　）
   A. 气路简单化　　　B. 灵敏度　　　C. 适用范围　　　D. 分离效果

3. 色谱分析中，分离非极性与极性混合组分，若选用非极性固定液，首先出峰的是（　　）
   A. 同沸点的极性组分　　　　　　B. 同沸点的非极性组分
   C. 极性相近的高沸点组分　　　　D. 极性相近的低沸点组分

4. 在气相色谱分析中，采用内标法定量时，应通过文献或测定得到（　　）。
   A. 内标物的绝对校正因子
   B. 待测组分的绝对校正因子
   C. 内标物的相对校正因子
   D. 待测组分相对于内标物的相对校正因子

5. 色谱定量中归一化法的要求是（　　）。
   A. 样品中被测组分有响应，产生色谱峰
   B. 大部分组分都有响应，产生色谱峰
   C. 所有组分都有响应，并都产生色谱峰
   D. 样品纯度很高

6. 色谱定量分析中需要准确进样的方法是（　　）。
   A. 归一化法　　　B. 外标法　　　C. 内标法　　　D. 比较法

二、计算题

取维生素E软胶囊（规格为0.1g）20粒，精密称定每一粒，然后切开软胶囊，将内容物装入干净的容器中备用，软胶囊壳用正己烷洗净之后放到通风处让溶剂挥尽，再分别精密称定囊壳重量，求出平均装量为0.4215g。取2份维生素E对照品，每份约

20mg，精密称定，置棕色具塞瓶中，分别精密加入内标溶液（1.001mg/ml）10ml，密塞，振摇使溶解。得到2份对照品溶液。取适量维生素E内容物2份，每份约相当于维生素E 20mg，同法分别得到2份供试品溶液。分别取1~3μl注入气相色谱仪中，记录色谱图，得到相应的峰面积和保留时间，根据对照品和内标物的峰面积和浓度套入公式中计算校正因子为1.393，其他实验数据如下表。《中国药典》规定本品含维生素E（$C_{31}H_{52}O_3$）应为标示量的90.0%~110.0%。

实验次数	取样量/g	内标物保留时间/min	内标物峰面积	维生素E保留时间/min	维生素E峰面积
第一次	0.0840	7.612	1587.8	6.287	2279.3
第二次	0.0842	7.614	1744.6	6.288	2531.9

计算2次测定的维生素E软胶囊的标示量百分含量、平均标示量百分含量和相对平均偏差，并进行结果判断。

任务四　高效液相色谱法测定甲硝唑片的含量

【学习目标】

知识目标：掌握高效液相色谱在药物含量测定中的应用；掌握药物含量计算方法。

技能目标：会进行样品前处理、流动相的配制；能规范熟练使用高效液相色谱仪；能根据药品质量标准的规定用高效液相色谱法独立完成药品的含量测定。

高效液相色谱法测定药物含量的实训操作

素质目标：通过挥发性有机试剂的规范使用强化绿色环保意识；树立按规程操作仪器设备的理念，逐渐具备实验安全意识。

任务导入

食品是人类赖以生存、繁衍、维持健康的基本条件，人们每天必须摄取一定数量的食物来维持自己的生命与健康，保证身体的正常生长、发育和从事各项活动。随着经济的发展，人类食用的食品越来越丰富，可是，随之而来的食品安全问题也越来越多。"青豆芽"事件，"牛肉膏"事件，"染色馒头"事件，三聚氰胺超标奶粉事件，毒豇豆事件，地沟油事件等，让人们谈"食"色变。此外，许多辅料或添加剂也逐渐应用到食品中，但食品不像药品，没有严格的用法用量，如何确保这些辅料或添加剂添加量不超标呢？例如：

现在市场上一些功能性饮料中的精神药品咖啡因和可致癌和致突变的胭脂红等微量

有害的添加剂该如何检测？

市场惊现"有毒面条"，其防腐所用甲醛如何检测？

生猪喂养过程中常添加一种对人体健康有危害的瘦肉精该如何检测？

……

食品中的辅料或添加剂的检测与药品中主要成分的含量测定所用的方法相同，只是参考的国家标准不同，下面介绍如何应用高效液相色谱法测定药物的含量。

知识学习

高效液相色谱法是一种以高压液体为流动相的现代液相色谱法。其基本方法是用高压输液泵将具有不同极性的单一溶剂或不同比例的混合溶剂、缓冲液等流动相泵入装有固定相的色谱柱，经进样阀注入供试品，由流动相带入柱内，在柱内各成分被分离后，依次进入检测器，色谱信号由记录仪或积分仪记录，进行数据处理后，得到测定结果。

高效液相色谱法具有柱效高、选择性高、分析速度快、灵敏度高、重复性好、应用范围广等优点，主要用于分析分子量较大、难气化、不易挥发或对热敏感的物质。

高效液相色谱法在进行定量分析时，也常用内标法加校正因子、外标法等，其含量计算公式同气相色谱法。

任务发布

按《中国药典》（2020年版）二部规定，操作规范，独立完成高效液相色谱法测定甲硝唑片含量的试验任务。

其他待测药物：_____

确定方案

查阅《中国药典》（2020年版）二部，得知甲硝唑片的含量是照高效液相色谱法（通则0512）测定。按外标法以峰面积计算含量。《中国药典》规定本品含甲硝唑（$C_6H_9N_3O_3$）应为标示量的93.0%～107.0%。

（1）供试品溶液　取本品20片，精密称定，研细，精密称取细粉适量（约相当于甲硝唑0.25g），置50ml量瓶中，加50%甲醇适量，振摇使甲硝唑溶解，用50%甲醇稀释至刻度，摇匀，滤过，精密量取续滤液5ml，置100ml量瓶中，用流动相稀释至刻度，摇匀。

（2）对照品溶液　取甲硝唑对照品适量，精密称定，加流动相溶解并定量稀释制成每1ml中约含0.25mg的溶液。

（3）色谱条件　用十八烷基硅烷键合硅胶为填充剂；以甲醇-水（20：80）为流动相；检测波长为320nm；进样体积10μl。

（4）系统适应性要求　理论板数按甲硝唑计算不低于2000。

（5）测定法　精密量取供试品溶液与对照品溶液，分别注入液相色谱仪，记录色谱图。按外标法以峰面积计算。

测定方案：_____

_____

_____

🔵 任务实施

1. 操作前准备

高效液相色谱仪、超声波清洗器、量瓶、分析天平、烧杯、量筒、微孔滤膜、进样瓶、甲硝唑片、甲醇等。

2. 供试品制备

取甲硝唑片 20 片，精密称定，研细，精密称取细粉适量（约相当于甲硝唑 0.25g），置 50ml 量瓶中，加 50%甲醇适量，振摇使甲硝唑溶解，用 50%甲醇稀释至刻度，摇匀，滤过，精密量取续滤液 5ml，置 100ml 量瓶中，用流动相稀释至刻度，摇匀。用 0.45μm 的微孔滤膜过滤至进样瓶中备用。

3. 对照品制备

取甲硝唑对照品适量，精密称定，加流动相溶解并定量稀释制成每 1ml 中约含 0.25mg 的溶液，即为对照品溶液。用 0.45μm 的微孔滤膜过滤至进样瓶中备用。

4. 进样

分别取供试品溶液和对照品溶液各 10μl，注入高效液相色谱仪。

5. 读取相关数据

记录色谱图，读取峰高、峰宽及峰面积等相关参数。

6. 含量计算

照高效液相色谱法外标法计算：

$$标示量的百分含量(\%) = \frac{c_R \times \dfrac{A_x}{A_R} \times V_{样} \times D}{W} \times \overline{W}_{标示量}$$

7. 结果判断

根据甲硝唑片标示量的百分含量计算结果进行判断，《中国药典》（2020 年版）规定本品含甲硝唑（$C_6H_9N_3O_3$）应为标示量的 93.0%～107.0%。如甲硝唑片标示量的百分含量计算结果在规定的范围内，则该项检查判定为"符合规定"。

8. 清场

实验操作完成后，将试剂倒入废液回收处，所用仪器清洗干净放回原处。

> **思考题：** 在高效液相色谱仪的使用中，对流动相有什么要求？

评价与总结

一、操作注意事项

1. 色谱柱与进样器及其出口端与检测器之间为无死体积连接,以免试样扩散影响分离。
2. 新柱或被污染柱用适当溶剂冲洗时,应将其出口端与检测器脱开,避免污染。
3. 使用的流动相应与仪器系统的原保存溶剂互溶,如不互溶,则先取下上次的色谱柱,用异丙醇溶液过滤,进样器和检测器的流通池也注入异丙醇进行过滤,过滤完毕后,接上相应的色谱柱,换上本次使用的流动相。
4. 压力表无压力显示或压力波动时不能进行分析,应检查泵中气泡是否已排除,各连接处有无漏液,排除故障后方能进行操作。如压力升高,甚至自动停泵,应检查柱端有无污染物堵塞,可小心卸开柱的进口端螺帽,挖出被污染填充剂后,补入同类填充剂,仔细安装后,再进行操作。
5. 发现记录基线波动,出现毛刺等现象,首先应检查检测器流通池中是否有气泡或污染物,如不是流通池引起,可等待氘灯稳定,同时检查仪器的接地是否良好,必要时,换上新的氘灯,仪器稳定后方能进行操作。
6. 进样前,色谱柱应用流动相充分冲洗平衡,如系统适用性不符合规定,或填充剂已损坏,则应更换新的同类色谱柱进行分析,由于同类填充剂的化学键合相的键合度及性能等存在一定差异,往往依法操作达不到预定的分离时,可更换另一牌号的色谱柱进行试验。
7. 以硅胶作载体的化学键合相填充剂的稳定性受流动相 pH 值的影响,使用时,应详细参阅该柱的说明书,在规定的 pH 值范围内选用流动相,一般的 pH 范围为 2.5~7.5。在高 pH 值下使用时,用后立即冲洗。
8. 各色谱柱的使用应予登记,以方便选择和更新。
9. 色谱流路系统,从泵、进样器、色谱柱到检测器流通池,在分析完毕后,均应充分冲洗,特别是用过含盐流动相的,更应注意先用水,再用甲醇-水,充分冲洗。如发现泵漏液等较严重的情况,应请有经验的维修人员进行检查,维修。

二、评价标准

评价标准见表 10-7。

表 10-7 高效液相色谱法测定甲硝唑片的含量任务评价标准

评价内容	分值	评分细则
职业素养与操作规范 20 分	5	工作服穿着规范,双手洁净,不染指甲,不留长指甲,不披发得 5 分
	5	清查给定的药品、试剂、仪器、任务报告单等得 5 分
	5	爱护仪器,不浪费药品、试剂,及时记录实验数据得 5 分
	5	检测完毕后按要求将仪器、药品、试剂等清理复位得 5 分

续表

评价内容		分值	评分细则
技能 80分	实验前准备	13	准备流动相,检查仪器和色谱柱型号得8分
			正确打开高效液相色谱仪得5分
	供试品制备	15	精密称取供试品,研细后,精密称取适量得8分
			正确配制供试品溶液得7分
	对照品制备	12	精密称取对照品得5分
			正确配制对照品溶液得7分
	进样	10	正确进样、记录色谱图并正确读取峰面积等参数得10分
	计算	20	正确列出含量计算公式得10分
			正确计算含量得10分
	结果判断	10	检查结果与《中国药典》标准比较判断正确得5分
			按时完成任务报告单得5分

三、任务报告单

任务报告单见表10-8。

表10-8 高效液相色谱法测定甲硝唑片的含量任务报告单

检验日期			检品名称		
仪器型号			色谱柱型号		
测定条件					
对照品的浓度			进样量		
20片重量 W			平均片重 $\overline{W}$		
样品质量 m/g	(1)			(2)	
参数	保留时间 t_R/min			峰面积($\overline{A}$)	
对照品	(1)	(2)		(1)	(2)
供试品	(1)	(2)		(1)	(2)
样品含量/%	(1)			(2)	
样品平均含量/%					
RSD/%					
药典规定					
结果判断	□符合规定			□不符合规定	
检验人			复核人		

含量计算过程:

$$标示量的百分含量(\%) = \frac{c_R \times \dfrac{A_x}{A_R} \times V_{样} \times D}{\dfrac{W}{标示量}} \times \overline{W}$$

任务检测

一、单选题

1. 高效液相色谱流动相过滤必须使用（　　）粒径的过滤膜。
   A. $0.45\mu m$　　　B. $0.5\mu m$　　　C. $0.55\mu m$　　　D. $0.6\mu m$

2. 在反相高效液相色谱法中，常用的固定相是（　　）。
   A. 硅胶
   B. 氧化铝
   C. 十八烷基硅烷键合硅胶
   D. 离子交换树脂

3. 甲硝唑片含量测定时，在测定供试品时，若将药典中 $10\mu l$ 定量环换成实际操作中 $20\mu l$ 定量环，并保证注入色谱仪中的量不变，则应将（　　）
   A. 供试品溶液稀释 3 倍
   B. 供试品溶液稀释 2 倍
   C. 供试品溶液浓缩 2 倍
   D. 供试品溶液浓缩 1 倍

4. 在高效液相色谱流程中，试样混合物在（　　）中被分离。
   A. 检测器　　　B. 记录器　　　C. 色谱柱　　　D. 进样器

5. 下列用于高效液相色谱的检测器，不能使用梯度洗脱的是（　　）。
   A. 紫外检测器
   B. 荧光检测器
   C. 蒸发光散射检测器
   D. 示差折光检测器

二、多选题

1. 在反相高效液相色谱法中，常用的流动相是（　　）。
   A. 石油醚　　　B. 乙酸乙酯　　　C. 甲醇和水　　　D. 乙腈和水

2. 高效液相色谱分析中，与含量成正比的参数是（　　）。
   A. 保留时间　　　B. 峰面积　　　C. 保留体积
   D. 峰高　　　E. 峰宽

3. 药物的含量测定可以用（　　）。
   A. 滴定分析法
   B. 紫外-可见分光光度法
   C. 高效液相色谱法
   D. 气相色谱法
   E. 薄层扫描法

三、计算题

取甲硝唑片（规格为0.2g）20 片，精密称定为5.0637g，研细，精密称取细粉适量（约相当于甲硝唑0.25g），置50ml量瓶中，加50％甲醇适量，振摇使甲硝唑溶解，用50％甲醇稀释至刻度，摇匀。滤过，精密量取续滤液5ml，置100ml量瓶中，用流动相甲醇-水（20∶80）稀释至刻度，摇匀。取甲硝唑对照品适量，精密称定，加流动相溶解并定量稀释制成浓度为0.2541mg/ml 的对照品溶液。用十八烷基硅烷键合硅胶为填充剂；以甲醇-水（20∶80）为流动相；检测波长为320nm；进样体积 $10\mu l$。精密量取供试品溶液与对照品溶液，分别注入液相色谱仪，记录色谱图，其中对照品溶液的峰面积为8401.3，供试品的实验数据如下表。《中国药典》规定本品含甲硝唑（$C_6H_9N_3O_3$）

应为标示量的 93.0%~107.0%。

实验次数	取样量/g	保留时间/min	峰面积
第一次	0.3166	7.386	7873.5
第二次	0.3162	7.381	7837.4

计算 2 次测定的甲硝唑片标示量百分含量、平均标示量百分含量和相对平均偏差,并进行结果判断。

知识小结

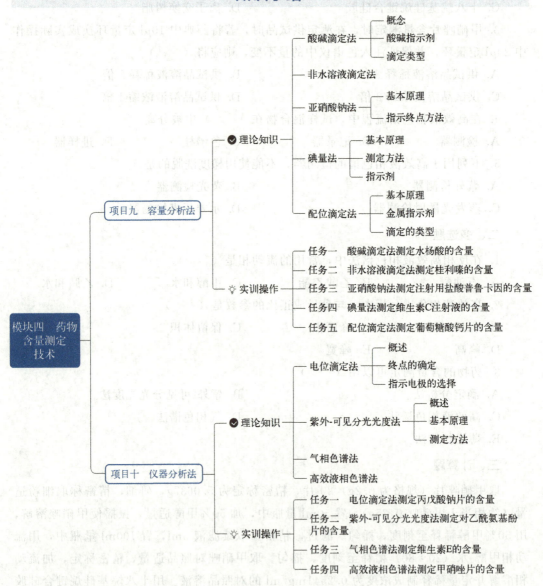

模块五

综合检验训练

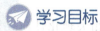
学习目标

知识目标： 掌握药物全面检查的操作流程和方法；熟悉药物检验记录填写的规范和内容；了解药物检验发展的新动态。

技能目标： 能对给定的药物进行全面质量检查，能根据检查结果对药品质量进行科学判断。

素质目标： 增强自主创新意识，培养探索求实的科研精神，发展创造性思维能力。

药品质量，直接关系到人的生命健康。药品作为治病救人的特殊商品，只有符合法定质量标准，才能保证其应有的疗效。因此，药品只有合格品与不合格品之分。为确保药品质量，防止不合格药品用于病人，保证用药安全、合理、有效，药检工作极为重要，不仅要对原料药进行质量控制，更要对制剂严格把关。从科学取样、溶液配制、保管、验收、发放、清领、使用等各个环节，实施全面质量管理。此外，药品经营企业对首营品种或购进药品质量存疑时也应进行检验、检查，保证以优质的药物供给临床和病人。

本模块主要介绍原辅料和制剂的综合检验流程，包括原辅料的综合检验训练和制剂的综合检验训练两个项目。

项目十一　原辅料的综合检验训练

在制药行业中，原辅料主要指原料药、溶剂、赋形剂、附加剂、内外包装材料等。

原料药指用于生产各类制剂的原料药物，是制剂中的有效成分，由化学合成、植物提取或者生物技术所制备的各种药用粉末、结晶、浸膏等，但病人无法直接服用的物质。原料药只有加工成为药物制剂，才能成为可供临床应用的药物。

而原料药加工成药物制剂过程中，需要与适宜的辅料结合才能形成可供临床使用的药品。我们把生产药品和调配处方时使用的溶剂、赋形剂、附加剂等除开主药以外的一切物质称为辅料，它是除活性成分以外，在安全性方面已进行了合理的评估，且包含在药物制剂中的物质。药用辅料除了赋形、充当载体、提高稳定性外，还具有增溶、助溶、缓控释等重要功能，是可能会影响到药品的质量、安全性和有效性的重要成分。

此外，药品还需要选择适合的材料进行包装，防止药品遭受外界环境因素的侵袭，保证制剂的稳定性。包装也需讲究适用性，方便运输和携带，避免出现破损、丢失等现象。

所以原辅料的杂质水平（有关物质、残留有机溶剂、无机杂质）、相关理化性质（晶型、粒度等）、稳定性、可能的污染和交叉污染等因素，直接会影响制剂的质量、安全性和有效性。因此要严格控制其质量。

本项目主要包括药材或饮片山楂的综合检验训练和阿司匹林原料药的综合检验训练两个任务。

任务一　山楂的综合检验训练

【学习目标】

知识目标：掌握中药材或饮片山楂全面质量检查的各个检验方法。

技能目标：能根据药品标准和操作规程对中药材或饮片山楂进行全面质量检查；能根据全面检查结果做出正确判断并出具检验报告书。

素质目标：遵守国家法律法规，保持诚实守信的工作态度。

【任务导入】

山楂，又名山里果、山里红。核果类水果，核质硬，果肉薄，味微酸涩。山楂可生吃或制作果脯果糕，干制后可入药，是中国特有的药果兼用树种。除可供人们鲜食外，还可切片晒干，制汁，造酒，或加工成糖葫芦、山楂糕、山楂酱、山楂蜜饯、山楂果脯、糖水山楂等，成为老幼所爱的山楂系列食品。

我国栽培山楂最早的记载见于《尔雅》一书，距今已有两千多年的历史。山楂作为中药始载于唐代《新修本草》，原名赤爪子。《本草衍义补遗》载名山楂。相传当年李时珍邻居家的一个小孩，因贪吃山楂吃好了疾病。原来这个孩子食积黄肿，腹胀如鼓。一天，偶然采食山楂一时贪嘴，吃得太多，回家后大吐痰水，想不到因祸得福，经这么一折腾，倒把原先的病治好了。

《中国药典》中收载的山楂为蔷薇科植物山楂的干燥成熟果实。味酸、甘，性微温。归脾、胃、肝经。能消食健胃，行气散瘀，化浊降脂。用于治疗肉食积滞，胃脘胀满，泻痢腹痛，瘀血经闭，产后瘀阻，心腹刺痛，胸痹心痛，疝气疼痛，高脂血症。焦山楂消食导滞作用增强，用于治疗肉食积滞，泻痢不爽。

现代药理研究表明，山楂内的黄酮类化合物牡荆素是一种抗癌作用较强的药物，其提取物对抑制体内癌细胞生长、增殖和浸润转移均有一定的作用。近年来又用于治疗高血压病及冠状动脉硬化性心脏病，而治疗前者可配夏枯草、黄芩、菊花等，治疗后者可配丹参、桃仁、栝楼之类。

山楂代表方剂其一为山楂丸，其功能以消积化滞为主。临床主治食积、肉积、停滞不化，痞满腹胀，饮食减少等症。其二为血脂宁，其功能以降低血脂，软化血管为主。临床主治心律失常及高脂血症，用于增强冠状动脉的血液循环，提高心肌对强心苷作用的敏感性。

提问：
(1) 中药材或饮片山楂怎样检查质量？
(2) 山楂丸从生产到销售到消费者手中需要经过哪些检验环节？

发布任务

某药厂中药材仓库管理人员收到新购进的一批中药材山楂，已验收入库，物料初验单见附表1，特向质量检验部提出检验申请，要求检测本批次山楂是否合格，检验申请单见表11-1。

表11-1 检验申请单

记录编号：		抽检号：			年 月 日
名　　称			批　　号		
规　　格			物料数量		
包装形式			请验目的		
物料生产厂家					
物料供应单位					
物料类型	□化学原料药　□药材或饮片　□中间产品　□成品　□其他＿＿＿＿				
备注：					
申请部门					
申请人/日期			接收人/日期		

确定方案

质量检验部接到请验申请，去仓库取样，并根据国家药品标准等制定检品全面质量检验（全检）方案。同批中药材和饮片包件中抽取供检验用样品的原则相同，按批随机取样，根据该批总件数确定取样件数和取样量。若抽取样品总量超过检验用量数倍时，可按四分法再取样,样品取样分样原始记录表见附表2。

检品质量检验方案见表11-2。

表 11-2　检品质量检验方案

检品名称		检验依据	
取样件数		取样量	
项目	具体检验方案		
性状			
鉴别			
检查			
浸出物			
含量测定			

任务实施

根据检品质量检验方案及药物检验程序,准备实验操作所需器材和试剂,配制溶液,逐项检验,并及时、准确、完整填写检验原始记录。

一、性状

山楂性状项下主要是外观检查。

1. 操作前准备

性状试验所需器材和试剂见表11-3。

表 11-3　性状试验所需器材和试剂

检验项目	所需器材	所需试剂
外观		

2. 性状观察

根据《中国药典》(2020年版)一部山楂正文项下规定,将山楂平铺在白纸上观察其形状、大小、表面(色泽与特征)、质地、断面(折断面或切断面)及气味等特征,采用眼看、手摸、鼻闻、口尝等方法。毫米刻度尺测量其直径和厚度,并准确记录。

二、鉴别

山楂鉴别项下包括显微鉴别和薄层色谱鉴别试验。

1. 操作前准备

鉴别试验所需器材和试剂见表11-4。

表 11-4　鉴别试验所需器材和试剂

检验项目	所需器材	所需试剂
显微鉴别		
薄层色谱鉴别		

2. 显微鉴别

取本品粉碎后过四或五号筛，挑取少许置洁净载玻片上，滴加水合氯醛试液 1～2 滴，置酒精灯上加热透化，加 1～2 滴稀甘油，盖上洁净的盖玻片。置光学显微镜上观察。

本品粉末呈暗红棕色至棕色。石细胞单个散在或成群，无色或淡黄色，类多角形、长圆形或不规则形，直径 19～125μm，孔沟及层纹明显，有的胞腔内含深棕色物。果皮表皮细胞表面观呈类圆形或类多角形，壁稍厚，胞腔内常含红棕色或黄棕色物。草酸钙方晶或簇晶存于果肉薄壁细胞中。

3. 薄层色谱鉴别

取本品粉末 1g，加乙酸乙酯 4ml，超声处理 15 分钟，滤过，取滤液作为供试品溶液。另取熊果酸对照品，加甲醇制成每 1ml 含 1mg 的溶液，作为对照品溶液。照薄层色谱法（通则 0502）试验，吸取上述两种溶液各 4μl，分别点于同一硅胶 G 薄层板上，以甲苯-乙酸乙酯-甲酸（20∶4∶0.5）为展开剂，展开，取出，晾干，喷以硫酸乙醇溶液（3→10），在 80℃加热至斑点显色清晰。供试品色谱中，在与对照品色谱相应的位置上，显相同的紫红色斑点；置紫外光灯（365nm）下检视，显相同的橙黄色荧光斑点。

三、检查

《中国药典》（2020 年版）一部山楂正文检查项下只有水分、总灰分、重金属及有害元素检查，但根据《中国药典》（2020 年版）四部通则 0212 药材和饮片检定通则描述："检查"系指对药材和饮片的纯净程度、可溶性物质、有害或有毒物质进行的限量检查，包括水分、灰分、杂质、毒性成分、重金属及有害元素、二氧化硫残留、农药残留、黄曲霉毒素等。

除另有规定外，饮片水分通常不得过 13%；药屑及杂质通常不得过 3%，药材及饮片（矿物类除外）的二氧化硫残留量不得过 150mg/kg；药材及饮片（植物类）禁用农药不得检出（不得过定量限）。

因此，中药材山楂检查项下的检查项目包括水分、总灰分、重金属及有害元素、二氧化硫残留量和 33 种禁用农药检查五项试验。重金属及有害元素和 33 种禁用农药检查操作方法此处省略，如需测定请参见《中国药典》（2020 年版）四部。其中重金属及有害元素照铅、镉、砷、汞、铜测定法（通则 2321 原子吸收分光光度法或电感耦合等离子体质谱法）测定，铅不得过 5mg/kg，镉不得过 1mg/kg，砷不得过 2mg/kg，汞不得过 0.2mg/kg，铜不得过 20mg/kg。33 种禁用农药检查参照通则 2341 操作不得检出（不得过定量限），禁用农药种类和定量限请参见通则 0212。

1. 操作前准备

检查试验所需器材和试剂见表 11-5。

表 11-5 检查试验所需器材和试剂

检验项目	所需器材	所需试剂
水分		
总灰分		
二氧化硫残留量		

2. 水分

用烘干法测定。本品快速粉碎后取粉末 2～5g，平铺于干燥至恒重的扁形称量瓶中，厚度不超过 5mm，精密称定，开启瓶盖在 100～105℃ 干燥 5 小时，将瓶盖盖好，移置干燥器中，放冷 30 分钟，精密称定，再在上述温度干燥 1 小时，放冷，称重，至连续两次称重的差异不超过 5mg 为止。根据减失的重量，计算供试品中含水量（%），不得过 12.0%。

3. 总灰分

取本品粉碎使能通过二号筛，取粉末 2～3g，置炽灼至恒重的坩埚中，称定重量（准确至 0.01g），缓缓炽热，至完全炭化时，逐渐升高温度至 500～600℃，使完全灰化并至恒重。根据残渣重量，计算供试品中总灰分的含量（%），不得过 3.0%。

4. 二氧化硫残留量

用酸碱滴定法测定。取本品细粉约 10g，精密称定，置两颈圆底烧瓶中，加水 300～400ml。打开回流冷凝管开关给水，将冷凝管的上端 E 口处连接一橡胶导气管置于 100ml 锥形瓶底部（图 11-1）。锥形瓶内加入 3% 过氧化氢溶液 50ml 作为吸收液。使用前，在吸收液中加入 3 滴甲基红乙醇溶液指示剂（2.5mg/ml），并用 0.01mol/L 氢氧化钠滴定液滴定至黄色。开通氮气，使用流量计调节气体流量至约 0.2L/min；打开分液漏斗 C 的活塞，使 10ml 盐酸溶液（6mol/L）流入蒸馏瓶，立即加热两颈烧瓶内的溶液至沸，并保持微沸；烧瓶内的水沸腾 1.5 小时后，停止加热。吸收液放冷后，置于磁力搅拌器上不断搅拌，用氢氧化钠滴定液（0.01mol/L）滴定，至黄色持续时间 20 秒不褪，并将滴定的结果用空白试验校正，计算二氧化硫残留量。药材及饮片（矿物类除外）的二氧化硫残留量不得过 150mg/kg。

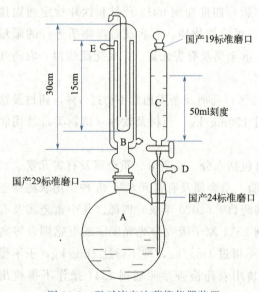

图 11-1 酸碱滴定法蒸馏仪器装置

四、浸出物

山楂浸出物测定采用热浸法测定，用乙醇作溶剂。

1. 操作前准备

浸出物试验所需器材和试剂见表 11-6。

表 11-6 浸出物试验所需器材和试剂

检验项目	所需器材	所需试剂
浸出物		

2. 浸出物测定

本品粉碎后过二号筛，取粉末 2~4g，精密称定，置 100~250ml 的锥形瓶中，精密加水 50~100ml，密塞，称定重量，静置 1 小时后，连接回流冷凝管，加热至沸腾，并保持微沸 1 小时。放冷后，取下锥形瓶，密塞，再称定重量，用水补足减失的重量，摇匀，用干燥滤器滤过，精密量取滤液 25ml，置已干燥至恒重的蒸发皿中，在水浴上蒸干后，于 105℃干燥 3 小时，置干燥器中冷却 30 分钟，迅速精密称定重量。除另有规定外，以干燥品计算供试品中水溶性浸出物的含量（%），不得少于 21.0%。

五、含量测定

山楂含量测定采用酸碱滴定法。

1. 操作前准备

含量测定试验所需器材和试剂见表 11-7。

表 11-7 含量测定试验所需器材和试剂

检验项目	所需器材	所需试剂
含量测定		

2. 测定

取本品细粉约 1g，精密称定，精密加入水 100ml，室温下浸泡 4 小时，时时振摇，滤过。精密量取续滤液 25ml，加水 50ml，加酚酞指示液 2 滴，用氢氧化钠滴定液（0.1mol/L）滴定，根据所得实验数据计算山楂中枸橼酸的含量。每 1ml 氢氧化钠滴定液（0.1mol/L）相当于 6.404mg 的枸橼酸（$C_6H_8O_7$）。本品按干燥品计算，含有机酸以枸橼酸（$C_6H_8O_7$）计，不得少于 5.0%。

> 评价与总结 >>>

一、原始记录

将试验操作过程、原始数据、计算过程等及时、准确、完整填写至表 11-8 中。

表 11-8　山楂质量检验记录

品　　名＿＿＿＿＿＿＿＿＿＿＿＿　　　　批　　号＿＿＿＿＿＿＿＿＿＿＿＿
规　　格＿＿＿＿＿＿＿＿＿＿＿＿　　　　来　　源＿＿＿＿＿＿＿＿＿＿＿＿
数　　量＿＿＿＿＿＿＿＿＿＿＿＿　　　　送检日期＿＿＿＿＿＿＿＿＿＿＿＿
检验依据＿＿＿＿＿＿＿＿＿＿＿＿　　　　完成日期＿＿＿＿＿＿＿＿＿＿＿＿

检验项目 1:性状

性状：

异常现象：
　　　　　　　　　　检验人：　　　　　　　　　　结论：□符合规定　　□不符合规定

检验项目 2:鉴别

(1)显微鉴别:本品＿＿＿＿＿＿。石细胞＿＿＿散在或＿＿＿＿,无色或＿＿＿＿,类多角形、长圆形或不规则形,直径 19～125μm,孔沟及层纹明显,有的胞腔内含＿＿＿＿。果皮表皮细胞表面观呈类圆形或类多角形,壁稍厚,胞腔内常含红棕色或＿＿＿＿。＿＿＿＿或簇晶存于果肉薄壁细胞中。
　　　　　　　　　　检验人：　　　　　　　　　　结论：□符合规定　　□不符合规定

(2)薄层色谱鉴别:仪器:电子天平型号：　　　　　　　编号：
三用紫外分析仪型号：　　　　　　　编号：
供试品溶液:取本品粉末＿＿＿＿＿g,加乙酸乙酯 4ml,超声处理 15 分钟,滤过,取滤液作为供试品溶液。
对照品溶液:另取熊果酸对照品(批号：　　　　来源：　　　　),加甲醇制成每 1ml 含 1mg 的溶液,作为对照品溶液(配制批号：　　　　)。薄层板:硅胶 G 薄层板
温度：　　　　湿度：
点样量:各 4μl
展开剂:甲苯-乙酸乙酯-甲酸(20∶4∶0.5)
显色剂:硫酸乙醇溶液(3→10),80℃加热至斑点显色清晰
结果:在与对照品色谱相应的位置上,显相同的＿＿＿＿＿＿＿＿＿；置紫外光灯(365nm)下检视,显＿＿＿＿＿＿＿。
图谱见附页：

　　　　　　　　　　检验人：　　　　　　　　　　结论：□符合规定　　□不符合规定

检验项目 3:检查

(1)水分　仪器:电子天平型号：　　　　　　　编号：
　　　　　　精密鼓风干燥箱型号：　　　　　　　编号：
本品快速粉碎后取粉末 2～5g,平铺于干燥至恒重的扁形称量瓶 M＿＿＿g 中,精密称定样品质量 M_1＿＿＿g,开启瓶盖在 100～105℃干燥至连续两次称重的差异不超过 5mg,记录最后一次称量质量(M_2＿＿＿＿g),计算药材中的水分含量,不得过 12.0%。
计算公式:水分含量(%)=$\dfrac{M+M_1-M_2}{M_1}$
计算过程：

　　　　　　　　　　检验人：　　　　　　　　　　结论：□符合规定　　□不符合规定

续表

(2) 总灰分

取本品粉碎使能通过二号筛,取粉末 M _____ g,置炽灼至恒重的坩埚 M_1 _____ g 中,缓缓炽热,至完全炭化时,逐渐升高温度至 500~600℃,使完全灰化并至恒重,记录最后一次称量质量 M_2 _____ g。计算供试品中总灰分的含量(%),不得过 3.0%。

计算公式:总灰分含量(%)= $\dfrac{M_2 - M_1}{M}$

计算过程:

检验人:　　　　　　　　　　　　　　　　　　　结论:□符合规定　　□不符合规定

(3) 二氧化硫残留量

取本品细粉 M _____ g,置两颈圆底烧瓶中,加水 300~400ml。打开回流冷凝管开关给水,将冷凝管的上端 E 口处连接一橡胶导气管于 100ml 锥形瓶底部。锥形瓶内加入 3% 过氧化氢溶液 50ml 作为吸收液。

使用前,在吸收液中加入 3 滴甲基红乙醇溶液指示剂(2.5mg/ml),并用 c=0.01mol/L 氢氧化钠滴定液滴定至黄色,记录消耗滴定液体积为 V_0 _____ ml。

开通氮气,使用流量计调节气体流量至约 0.2L/min;打开分液漏斗 C 的活塞,使 10ml 盐酸溶液(6mol/L)流入蒸馏瓶,立即加热两颈烧瓶内的溶液至沸,并保持微沸;烧瓶内的水沸腾 1.5 小时后,停止加热。吸收液放冷后,置于磁力搅拌器上不断搅拌,用氢氧化钠滴定液(0.01mol/L)滴定,至黄色持续时间 20 秒不褪,记录消耗滴定液体积为 V_1 (_____ ml),计算二氧化硫残留量,不得过 150mg/kg。已知 1ml 氢氧化钠滴定液(1mol/L)相当的二氧化硫的质量为 T=0.032g。

计算公式:供试品中二氧化硫残留量(μg/g)= $\dfrac{(V_1 - V_0) \times c \times T \times 10^6}{M}$

计算过程:

检验人:　　　　　　　　　　　　　　　　　　　结论:□符合规定　　□不符合规定

检验项目 4:浸出物

取本品粉末 M _____ g,置 100~250ml 的锥形瓶中,精密加水 V _____ ml,密塞,称重,静置 1 小时后,连接回流冷凝管,加热 1 小时。放冷后,取下密塞再称重,用水补足减失的重量,摇匀,滤过后精密量取滤液 V_1 ml,置已干燥至恒重的蒸发皿 M_1 _____ g 中,水浴蒸干,于 105℃ 干燥 3 小时,置干燥器中冷却 30 分钟,迅速精密称定重量 M_2 _____ g。除另有规定外,以干燥品计算供试品中水溶性浸出物的含量(%),不得少于 21.0%。

计算公式:供试品中水溶性浸出物的含量(%)= $\dfrac{\dfrac{V}{V_1} \times (M_2 - M_1)}{M}$

计算过程:

检验人:　　　　　　　　　　　　　　　　　　　结论:□符合规定　　□不符合规定

检验项目 5:含量测定

取本品细粉约 1g,精密称定,精密加入水 100ml,室温下浸泡 4 小时,时时振摇,滤过。精密量取续滤液 25ml,加水 50ml,加酚酞指示液 2 滴,用氢氧化钠滴定液(0.1mol/L)滴定,根据所得实验数据计算山楂中枸橼酸的含量,按干燥品计算,含有机酸以枸橼酸($C_6H_8O_7$)计,不得少于 5.0%。每 1ml 氢氧化钠滴定液(0.1mol/L)相当于 T=6.404mg 的枸橼酸($C_6H_8O_7$)。

续表

平行次数	供试品质量 W/g	消耗氢氧化钠滴定液体积 V/ml
1		
2		
3		

氢氧化钠滴定液实际浓度 $c(\mathrm{mol/L})$：

计算公式：供试品中枸橼酸的含量(%) = $\dfrac{\dfrac{100}{25} \times \dfrac{c}{0.1} \times T \times V}{W}$

计算过程：

检验人：		结论：□符合规定	□不符合规定

结果判断：

复核人：

二、检验报告书

山楂的检验报告书见表11-9。

表11-9　山楂的药物检验报告书

编码：

物料名称		物料批号		检验单号	
规格		数量		检品来源	
检验目的		检验项目		取样量	
检验依据		检验日期		报告日期	

检验项目	标准规定	检验结果
【性状】		
【鉴别】		
【检查】		
【含量测定】		

结论	
备注	

编制人		复核人		批准人	

三、评价标准

山楂全面检查的评价标准见表 11-10。

表 11-10 山楂全面检查的评价标准

评价内容		分值	评分细则
职业素养与操作规范 20 分		10	正确选用资料,科学设计试验方案得 10 分
		5	规范取样得 5 分
		5	操作完毕后及时清理复位,规范清场得 5 分
技能 80 分	性状	5	外观与描述相符得 5 分
	鉴别	20	显微鉴别正确得 10 分
			薄层色谱鉴别正确得 10 分
	检查	15	水分检查正确得 5 分
			总灰分检查正确得 5 分
			二氧化硫残留量检查正确得 5 分
	浸出物	5	浸出物测定正确得 5 分
	含量测定	15	含量测定试验正确得 15 分
	原始记录	10	正确填写原始记录得 10 分
	检验报告书	10	正确出具检验报告书得 10 分

四、任务总结

任务二　阿司匹林原料药的综合检验训练

【学习目标】

知识目标：掌握阿司匹林原料药全面质量检查的各个检验方法。

技能目标：能根据药品标准和操作规程对阿司匹林原料药进行全面质量检查；能根据全面检查结果做出正确判断并出具检验报告书。

素质目标：具备严谨的工作态度与良好的实验习惯,确保数据的真实性和可靠性。

任务导入

2019 年 4 月,安徽滁州一老年脑梗死患者,服用某药店对外销售的阿司匹林肠溶片一个月后,走路发飘、头脑糊涂,连话都开始听不清。老人随即到药监局举报,请求查处,经鉴定,有效药物含量为零。该事件随后牵出涉 21 省份特大假药案,涉案金额超过 1000 万元，引起广泛关注。提问：

（1）这位老人购买的阿司匹林肠溶片有什么问题？

（2）阿司匹林肠溶片从生产到销售到消费者手中需要经过哪些检验环节？

发布任务 >>>

某药厂原料仓库管理人员收到新购进的一批阿司匹林原料药，已验收入库，物料初验单见附表 1，特向质量检验部提出检验申请，要求检测本批次阿司匹林原料药是否合格，检验申请单见表 11-11。

表 11-11 检验申请单

记录编号：		抽检号：			年 月 日
名 称			批 号		
规 格			物料数量		
包装形式			请验目的		
物料生产厂家					
物料供应单位					
物料类型	□化学原料药 □药材或饮片 □中间产品 □成品 □其他＿＿＿＿				
备注：					
申请部门					
申请人/日期			接收人/日期		

确定方案 >>>

质量检验部接到请验申请，去仓库取样，并根据国家药品标准等制定检品全面质量检验（全检）方案。化学原料药和辅料取样原则相同，按批随机取样，根据该批总件数确定取样件数和取样量，样品取样分样原始记录表见附表 2。

检品质量检验方案见表 11-12。

表 11-12 检品质量检验方案

检品名称		检验依据	
取样件数		取样量	
项目	具体检验方案		
性状			
鉴别			
检查			
含量测定			

> 任务实施

根据检品质量检验方案及药物检验程序，准备实验操作所需器材和试剂，配制溶液，逐项检验，并及时、准确、完整填写检验原始记录。

一、性状

阿司匹林原料药性状项下包括外观和溶解度试验。

1. 操作前准备

性状试验所需器材和试剂见表 11-13。

表 11-13 性状试验所需器材和试剂

检验项目	所需器材	所需试剂
外观		
溶解度		

2. 性状观察

根据《中国药典》（2020 年版）二部阿司匹林原料药正文项下规定，将阿司匹林平铺在白纸上，观察阿司匹林原料药，准确客观描述其颜色、形态、气味等物理性质。

有时阿司匹林有醋酸臭味，就是因为贮存不当，与空气中的水蒸气接触，缓慢发生水解，生成了醋酸。

3. 溶解度试验

具体操作见模块一项目三任务一。

二、鉴别

阿司匹林原料药鉴别项下包括两项化学鉴别和一项红外光谱鉴别试验。

阿司匹林结构中含有羧基，具有酸的通性。此外，分子中又有一个酯基，因而又可以在无机酸或碱的催化并微热（水浴）条件下，水解生成水杨酸和乙酸。生成的水杨酸结构中有游离的酚羟基，可以与三氯化铁发生显色反应。

阿司匹林的红外特征峰在 $2800cm^{-1}$ 左右是苯环 CH 伸缩振动，1600～1800 是两种 C=O 伸缩振动，1400～1600 是苯环骨架振动。

1. 操作前准备

鉴别试验所需器材和试剂见表 11-14。

表 11-14 鉴别试验所需器材和试剂

检验项目	所需器材	所需试剂
化学鉴别		
红外光谱鉴别		

2. 化学鉴别

（1）取本品约 0.1g，加水 10ml，煮沸，放冷，加三氯化铁试液 1 滴，即显紫堇色。

（2）取本品约 0.5g，加碳酸钠试液 10ml，煮沸 2 分钟后，放冷，加过量的稀硫酸，即析出白色沉淀，并产生醋酸的臭气。

3. 红外光谱鉴别

用压片法制备供试品和溴化钾透明锭片，照红外分光光度法（通则 0402），测定 $4000 \sim 400 cm^{-1}$ 波数范围的透过率，所得本品的红外光吸收图谱应与《药品红外光谱集》所收载的标准光谱 5 图一致。

具体操作见模块二项目五任务二。

三、检查

阿司匹林原料药检查项下包括溶液的澄清度、游离水杨酸、易炭化物、有关物质、干燥失重、炽灼残渣和重金属检查七项试验。

1. 操作前准备

检查试验所需器材和试剂见表 11-15。

表 11-15 检查试验所需器材和试剂

检验项目	所需器材	所需试剂
溶液的澄清度		
游离水杨酸		
易炭化物		
有关物质		
干燥失重		
炽灼残渣		
重金属		

2. 溶液的澄清度

取本品 0.50g，加温热至约 45℃ 的碳酸钠试液 10ml 溶解后，溶液应澄清。

3. 游离水杨酸

照高效液相色谱法（通则 0512）测定。用 1% 冰醋酸的甲醇溶液作为溶剂配制对照品溶液和供试品溶液。用十八烷基硅烷键合硅胶为填充剂；以乙腈-四氢呋喃-冰醋酸-水（20∶5∶5∶70）为流动相；检测波长为 303nm；进样体积 10μl。理论板数按水杨酸峰计算不低于 5000。阿司匹林峰与水杨酸峰之间的分离度应符合要求。精密量取供试品溶液与对照品溶液，分别注入液相色谱仪，记录色谱图。供试品溶液色谱图中如有与水杨酸峰保留时间一致的色谱峰，按外标法以峰面积计算，不得过 0.1%。

4. 易炭化物

取内径一致的比色管两支：甲管中加对照溶液 5ml（取比色用氯化钴液 0.25ml、

比色用重铬酸钾液 0.25ml、比色用硫酸铜液 0.40ml，加水使成 5ml）；乙管中加硫酸〔含 H_2SO_4 94.5%～95.5%（g/g）〕5ml 后，分次缓缓加入本品 0.50g，振摇使溶解。静置 15 分钟后，将甲、乙两管同置白色背景前，平视观察，乙管中所显颜色不得较甲管更深。

供试品如为固体，应先研成细粉。如需加热才能溶解时，可取供试品与硫酸混合均匀，加热溶解后，放冷，再移至比色管中。

5. 有关物质

照高效液相色谱法（通则 0512）测定。用 1% 冰醋酸的甲醇溶液作为溶剂配制对照品溶液、供试品溶液、水杨酸对照品溶液和灵敏度溶液。用十八烷基硅烷键合硅胶为填充剂；以乙腈-四氢呋喃-冰醋酸-水（20：5：5：70）为流动相 A，乙腈为流动相 B，按表 11-16 进行梯度洗脱；检测波长为 276nm；进样体积 10μl。阿司匹林峰的保留时间约为 8 分钟，阿司匹林峰与水杨酸峰之间的分离度应符合要求。灵敏度溶液色谱图中主成分峰高的信噪比应大于 10。精密量取供试品溶液、对照溶液、灵敏度溶液与水杨酸对照品溶液，分别注入液相色谱仪，记录色谱图。供试品溶液色谱图中如有杂质峰，除水杨酸峰外，其他各杂质峰面积的和不得大于对照溶液主峰面积（0.5%），小于灵敏度溶液主峰面积的色谱峰忽略不计。

表 11-16　有关物质检查的梯度洗脱程序

时间/min	流动相 A/%	流动相 B/%
0	100	0
60	20	80

6. 干燥失重

取本品，置五氧化二磷为干燥剂的干燥器中，在 60℃减压干燥至恒重，由减失的重量和取样量计算供试品的干燥失重，减失重量不得过 0.5%。

7. 炽灼残渣

取本品 1.0～2.0g，置已炽灼至恒重的坩埚中，精密称定，缓缓炽灼至完全炭化，放冷；加硫酸 0.5～1ml 使湿润，低温加热至硫酸蒸气除尽后，在 700～800℃炽灼使完全灰化，移置干燥器内，放冷，精密称定后，再在 700～800℃炽灼至恒重，由炽灼之后残渣的重量和取样量计算供试品的炽灼残渣，不得过 0.1%。

8. 重金属

取 25ml 纳氏比色管三支，甲管中加标准铅溶液一定量，加乙醇 23ml 后，加醋酸盐缓冲液（pH3.5）2ml；乙管中加入本品 1.0g，加乙醇 23ml 溶解后，加醋酸盐缓冲液（pH3.5）2ml；丙管中加入本品 1.0g，加乙醇 23ml 溶解后，再加与甲管相同量的标准铅溶液与醋酸盐缓冲液（pH3.5）2ml；再在甲、乙、丙三管中分别加硫代乙酰胺试液各 2ml，摇匀，放置 2 分钟，同置白纸上，自上向下透视，当丙管中显出的颜色不浅于甲管时，乙管中显示的颜色与甲管比较，不得更深。药典规定，阿司匹林中含重金属不得过百万分之十。

四、含量测定

阿司匹林原料药含量测定采用酸碱滴定法。

1. 操作前准备

含量测定试验所需器材和试剂见表 11-17。

表 11-17 含量测定试验所需器材和试剂

检验项目	所需器材	所需试剂
含量测定		

2. 测定

取本品约 0.4g,精密称定,加中性乙醇(对酚酞指示液显中性)20ml 溶解后,加酚酞指示液 3 滴,用氢氧化钠滴定液(0.1mol/L)滴定,平行操作三次,每 1ml 氢氧化钠滴定液(0.1mol/L)相当于 18.02mg 的 $C_9H_8O_4$。根据所得实验数据计算阿司匹林原料药的含量。本品按干燥品计算,含 $C_9H_8O_4$ 不得少于 99.5%。

评价与总结

一、原始记录

将试验操作过程、原始数据、计算过程等及时、准确、完整填写至表 11-18 中。

表 11-18 阿司匹林原料药质量检验记录

品　名_____　　　批　号_____
规　格_____　　　来　源_____
数　量_____　　　送检日期_____
检验依据_____　　　完成日期_____

检验项目 1:性状

性状:

异常现象:

检验人:　　　　　　　　　　　结论:□符合规定　　□不符合规定

检验项目 2:鉴别

(1)化学鉴别:取本品_____,加水 10ml,煮沸,放冷,加三氯化铁试液 1 滴,_____。
取本品_____,加碳酸钠试液 10ml,煮沸 2 分钟后,放冷,加过量的稀硫酸,_____。

检验人:　　　　　　　　　　　结论:□符合规定　　□不符合规定

(2)红外光谱鉴别:压片法制作样品,并得到红外光吸收图谱,与对照的图谱(光谱集 5 图)进行比较。
供试品图谱见附页:

检验人:　　　　　　　　　　　结论:□符合规定　　□不符合规定

检验项目 3:检查

(1)溶液的澄清度:取本品_____,加温热至约 45℃的碳酸钠试液 10ml 溶解后,_____。

检验人:　　　　　　　　　　　结论:□符合规定　　□不符合规定

(2) 游离水杨酸:照高效液相色谱法(通则 0512)测定。

仪器:高效液相色谱仪型号:　　　　　　　　编号:

　　色谱柱:　　　　　　　　　　　　　　　　编号:

　　电子天平型号:　　　　　　　　　　　　　编号:

　　检测波长:303nm

　　流动相:乙腈-四氢呋喃-冰醋酸-水(20∶5∶5∶70)

　　色谱条件与系统适用性试验:理论板数按水杨酸峰计算不低于 5000,阿司匹林峰与水杨酸峰之间的分离度应符合要求。实际测得水杨酸峰最小理论板数为_____。

　　对照品溶液的制备:取水杨酸对照品(批号:　　　　　来源:　　　　　　　　),_____mg,精密称定,置 100ml 量瓶中,加溶剂适量使溶解并稀释至刻度,摇匀,精密取 5ml,置 50ml 量瓶中,用溶剂稀释至刻度,摇匀(配制批号:　　　　浓度 c_R:　　　　)。

　　供试品溶液的制备:精密称取本品 W_____g,置 10ml 量瓶中,加溶剂(1%冰醋酸的甲醇溶液)适量,振摇使溶解并稀释至刻度,摇匀。

　　测定法:分别精密吸取对照品溶液与供试品溶液各 10μl,注入液相色谱仪测定,即得对照品水杨酸的峰面积 A_R、供试品中水杨酸的峰面积 A_x。

　　限度:供试品溶液色谱图中如有与水杨酸峰保留时间一致的色谱峰,按外标法以峰面积计算,不得过 0.1%。

　　供试品中水杨酸含量的计算公式:

$$含量(\%) = \frac{c_R \times \dfrac{A_x}{A_R \times V \times D}}{W}$$

　　计算过程:

　　　　　　　　　　　检验人:　　　　　　　　　　　　结论:□符合规定　　□不符合规定

(3) 易炭化物:取本品_____,依法检查(通则 0842),与对照液(取比色用氯化钴液 0.25ml、比色用重铬酸钾液 0.25ml、比色用硫酸铜液 0.40ml,加水使成 5ml)比较,_____。

　　　　　　　　　　　检验人:　　　　　　　　　　　　结论:□符合规定　　□不符合规定

(4) 有关物质:照高效液相色谱法(通则 0512)测定。

仪器:高效液相色谱仪型号:　　　　　　　　编号:

　　色谱柱:　　　　　　　　　　　　　　　　编号:

　　电子天平型号:　　　　　　　　　　　　　编号:

　　检测波长:276nm

　　流动相:乙腈-四氢呋喃-冰醋酸-水(20∶5∶5∶70)

　　色谱条件与系统适用性试验:阿司匹林峰的保留时间约为 8 分钟,阿司匹林峰与水杨酸峰之间的分离度应符合要求。灵敏度溶液色谱图中主成分峰高的信噪比_____。

　　水杨酸对照品溶液的制备方法见游离水杨酸项下对照品溶液。

　　供试品溶液的制备:精密称定本品 W_____g,置 10ml 量瓶中,加溶剂(1%冰醋酸的甲醇溶液)适量,振摇使溶解并稀释至刻度,摇匀。

　　对照溶液:精密量取供试品溶液 1ml,置 200ml 量瓶中,用溶剂稀释至刻度,摇匀。

　　灵敏度溶液:精密量取对照溶液 1ml,置 10ml 量瓶中,用溶剂稀释至刻度,摇匀。

　　测定法:精密量取供试品溶液、对照溶液、灵敏度溶液与水杨酸对照品溶液各 10μl,分别注入液相色谱仪,记录色谱图。

　　限度　供试品溶液色谱图中如有杂质峰,除水杨酸峰外,其他各杂质峰面积的和不得大于对照溶液主峰面积(0.5%),小于灵敏度溶液主峰面积的色谱峰忽略不计。

　　计算过程:

　　　　　　　　　　　检验人:　　　　　　　　　　　　结论:□符合规定　　□不符合规定

(5) 干燥失重:

仪器:电子天平型号:　　　　　　　　　　　编号:

续表

取本品 M _____ g,置五氧化二磷为干燥剂的干燥器中,在60℃减压干燥至恒重 M_1 _____ g,计算供试品的干燥失重,减失重量不得过0.5%。

计算公式:干燥失重(%)= $\dfrac{M-M_1}{M}$

计算过程:

　　　　　　　　　　检验人:　　　　　　　　　　　　　　　结论:□符合规定　　□不符合规定

(6)炽灼残渣:

仪器:电子天平型号:　　　　　　　编号:

取本品 M _____ g,置已炽灼至恒重的坩埚 M_1 _____ g中,缓缓炽灼至完全炭化,放冷,加硫酸0.5～1ml使湿润,低温加热至硫酸蒸气除尽后,在700～800℃炽灼至恒重 M_2 _____ g,计算供试品的炽灼残渣,不得过0.1%。

计算公式:炽灼残渣量(%)= $\dfrac{M_2-M_1}{M}$

计算过程:

　　　　　　　　　　检验人:　　　　　　　　　　　　　　　结论:□符合规定　　□不符合规定

(7)重金属:取25ml纳氏比色管三支:

甲管中加标准铅溶液 _____ ,加乙醇23ml后,加醋酸盐缓冲液(pH3.5)2ml;

乙管中加入本品 _____ ,加乙醇23ml溶解后,加醋酸盐缓冲液(pH3.5)2ml;

丙管中加入本品 _____ ,加乙醇23ml溶解后,再加与甲管相同量的标准铅溶液与醋酸盐缓冲液(pH3.5)2ml。

甲、乙、丙三管中分别加硫代乙酰胺试液各2ml,摇匀,放置2分钟,同置白纸上,自上向下透视,_____。

　　　　　　　　　　检验人:　　　　　　　　　　　　　　　结论:□符合规定　　□不符合规定

检验项目4:含量测定

仪器:电子天平型号:　　　　　　　编号:

取本品约0.4g,精密称定,加中性乙醇(对酚酞指示液显中性)20ml溶解后,加酚酞指示液3滴,用氢氧化钠滴定液(0.1mol/L)滴定,本品按干燥品计算,含 $C_9H_8O_4$ 不得少于99.5%。每1ml氢氧化钠滴定液(0.1mol/L)相当于 $T=18.02mg$ 的 $C_9H_8O_4$。

氢氧化钠滴定液实际浓度 $c(mol/L)$:

平行次数	供试品质量 W/g	消耗氢氧化钠滴定液体积 V/ml
1		
2		
3		

计算公式:阿司匹林的含量(%)= $\dfrac{\dfrac{c}{0.1}\times T\times V}{W}$

计算过程:

　　　　　　　　　　检验人:　　　　　　　　　　　　　　　结论:□符合规定　　□不符合规定

结果判断:

复核人:

二、检验报告书

阿司匹林的检验报告书见表11-19。

表 11-19　阿司匹林的药物检验报告书

编码：

物料名称		物料批号		检验单号	
规格		数量		检品来源	
检验目的		检验项目		取样量	
检验依据		检验日期		报告日期	

检验项目	标准规定	检验结果
【性状】		
【鉴别】		
【检查】		
【含量测定】		

结论	
备注	

编制人		复核人		批准人	

三、评价标准

阿司匹林全面检查的评价标准见表 11-20。

表 11-20　阿司匹林全面检查的评价标准

评价内容		分值	评分细则
职业素养与操作规范 20 分		10	正确选用资料，科学设计试验方案得 10 分
		5	规范取样得 5 分
		5	操作完毕后及时清理复位，规范清场得 5 分
技能 80 分	性状	5	外观、溶解度与描述相符得 5 分
	鉴别	10	化学鉴别正确得 5 分
			红外光谱鉴别正确得 5 分
	检查	35	溶液的澄清度检查正确得 5 分
			游离水杨酸检查正确得 5 分
			易炭化物检查正确得 5 分
			有关物质检查正确得 5 分
			干燥失重检查正确得 5 分
			炽灼残渣检查正确得 5 分
			重金属检查正确得 5 分
	含量测定	10	含量测定实验正确得 10 分
	原始记录	10	正确填写原始记录得 10 分
	检验报告书	10	正确出具检验报告得 10 分

四、任务总结

项目十二 制剂的综合检验训练

《中国药典》（2020年版）四部共收载了38个制剂通则，此外一、二、三部收载的制剂相关品种项下，对制剂的质量要求和检验方法均做了相应规定。因此，制剂的综合检验首先查看各待检品种正文项下质量检验要求，还需参照制剂通则各剂型项下质量检验要求，必要时参考四部各种检验方法。

本项目包括双黄连口服液的综合检验训练和磺胺嘧啶片的综合检验训练两个任务。

任务一 双黄连口服液的综合检验训练

【学习目标】

知识目标：掌握中成药双黄连口服液全面质量检查的各个检验方法。

技能目标：能根据药品标准和操作规程对双黄连口服液进行全面质量检查；能根据全面检查结果做出正确判断并出具检验报告书。

素质目标：具备良好的沟通能力，能够积极协作、相互支持。

任务导入

2020年1月31日，正值新冠疫情暴发不久，人民日报发布一则消息，中国科学院上海药物所和武汉病毒所联合研究初步发现，中成药双黄连口服液可抑制新型冠状病毒。随即各大药房双黄连口服液基本脱销。

其实早在2003年"非典"期间，中国科学院上海药物所左建平团队就率先证实双黄连口服液具有抗SARS冠状病毒作用，十余年来又陆续证实双黄连口服液对流感病毒（H7N9、H1N1、H5N1）、严重急性呼吸综合征冠状病毒、中东呼吸综合征冠状病毒具有明显的抗病毒效应。

双黄连口服液由金银花（双花）、黄芩、连翘三味中药组成，取这三种中药名的第一个字，因此叫作双黄连。中医认为，这三味中药具有清热解毒、表里双清的作用。用于外感风热所致的感冒，症见发热、咳嗽、咽痛。现代医学研究认为，双黄连口服液具有广谱抗病毒、抑菌、提高机体免疫功能的作用,是目前有效的广谱抗病毒药物之一。

提问:

(1) 怎样控制双黄连口服液的质量?

(2) 汤剂、合剂、口服液有什么区别?

发布任务

某药厂中成药液体生产车间生产了一批双黄连口服液,已入成品仓库待检,特向质量检验部提出检验申请,以备待放行,检验申请单见表 12-1。

表 12-1 检验申请单

记录编号:　　　　　　　抽检号:　　　　　　　　　　　　　　　年　月　日

名称		批号	
规格		物料数量	
包装形式		请验目的	
物料生产厂家			
物料供应单位			
物料类型	□化学原料药　□药材或饮片　□中间产品　□成品　□其他_____		
备注:			
申请部门			
申请人/日期		接收人/日期	

确定方案

质量检验部接到请验申请,去成品仓库取样,并根据国家药品标准等制定检品全面质量检验(全检)方案。同批成药抽取供检验用样品的原则相同,按批随机取样,根据该批总件数确定取样件数和取样量,样品取样分样原始记录表见附表 2。

检品质量检验方案见表 12-2。

表 12-2 检品质量检验方案

检品名称		检验依据	
取样件数		取样量	
项目	具体检验方案		
性状			
鉴别			
检查			
含量测定			

> **任务实施**

根据检品质量检验方案及药物检验程序,准备实验操作所需器材和试剂,配制溶液,逐项检验,并及时、准确、完整填写检验原始记录。

一、性状

双黄连口服液性状项下主要是外观检查。

1. 操作前准备

性状试验所需器材和试剂见表 12-3。

表 12-3 性状试验所需器材和试剂

检验项目	所需器材	所需试剂
外观		

2. 性状观察

根据《中国药典》(2020 年版)一部双黄连口服液正文项下规定,观察其颜色、状态及气味等特征,采用眼看、鼻闻、口尝等方法。并准确记录。

二、鉴别

双黄连口服液鉴别项下包括两项薄层色谱鉴别试验。

1. 操作前准备

鉴别试验所需器材和试剂见表 12-4。

表 12-4 鉴别试验所需器材和试剂

检验项目	所需器材	所需试剂
薄层色谱鉴别(1)		
薄层色谱鉴别(2)		

2. 薄层色谱鉴别(1)

取本品 1ml,加 75% 乙醇 5ml,摇匀,作为供试品溶液。另取黄芩苷对照品、绿原酸对照品,分别加 75% 乙醇制成每 1ml 含 0.1mg 的溶液,作为对照品溶液。照薄层色谱法(通则 0502)试验,吸取上述三种溶液各 1~2μl,分别点于同一聚酰胺薄膜上,以醋酸为展开剂,展开,取出,晾干,置紫外光灯(365nm)下检视。供试品色谱中,在与黄芩苷对照品色谱相应的位置上,显相同颜色的斑点;在与绿原酸对照品色谱相应的位置上,显相同颜色的荧光斑点。

3. 薄层色谱鉴别(2)

取本品 1ml〔规格(1)、规格(2)〕或 0.5ml〔规格(3)〕,加甲醇 5ml,振摇使溶解，静置，取上清液，作为供试品溶液。另取连翘对照药材 0.5g，加甲醇 10ml，加热回流 20 分钟，滤过，滤液作为对照药材溶液。照薄层色谱法（通则 0502）试验，吸取上述两种溶液各 5μl，分别点于同一硅胶 G 薄层板上，以三氯甲烷-甲醇（5∶1）为展开剂，展开，取出，晾干，喷以 10％硫酸乙醇溶液，在 105℃加热至斑点显色清晰。供试品色谱中，在与对照药材色谱相应的位置上，显相同颜色的斑点。

三、检查

《中国药典》（2020 年版）一部双黄连口服液正文检查项下虽然只有相对密度和 pH 值检查，但也规定其他应符合合剂项下有关的各项规定（通则 0181）。通过查看四部通则 0181 可知，合剂还需检查装量和微生物限度。

因此，双黄连口服液检查项下包括相对密度、pH 值、装量和微生物限度检查四项试验。

1. 操作前准备

检查试验所需器材和试剂见表 12-5。

表 12-5　检查试验所需器材和试剂

检验项目	所需器材	所需试剂
相对密度		
pH 值		
装量		
微生物限度		

2. 相对密度

双黄连口服液的相对密度测定用比重瓶法，温度为 20℃，具体测定方法见《中国药典》。《中国药典》规定其相对密度应不低于 1.12（通则 0601）〔规格（1）、规格（2）〕或不低于 1.15〔规格（3）〕。

3. pH 值

选择三种或两种合适的标准缓冲液对计量检定过的 pH 计（酸度计）进行校正，使双黄连口服液的 pH 值处于它们之间，用纯化水充分洗涤电极后测定 pH 值，应为 5.0～7.0。

4. 装量

取本品 5 支，将内容物分别倒入经标化的量入式量筒内，在室温下检视，每支装量与标示装量相比较，少于标示装量的不得多于 1 支，并不得少于标示装量的 95％。

5. 微生物限度

随机抽取本品不少于 2 支，混合，取混合物 10ml，照非无菌产品微生物限度检查：微生物计数法（通则 1105）和控制菌检查法（通则 1106）及非无菌药品微生物限度标准（通则 1107）检查，需氧菌总数不得超过 10^2 cfu/ml，霉菌和酵母菌总数不得超过

10^1 cfu/ml,不得检出大肠埃希菌。

四、含量测定

双黄连口服液含量测定采用高效液相色谱法分别测定黄芩中黄芩苷、金银花中绿原酸、连翘中连翘苷的含量。

1. 操作前准备

含量测定试验所需器材和试剂见表12-6。

表12-6 含量测定试验所需器材和试剂

检验项目		所需器材	所需试剂
含量测定	黄芩苷		
	绿原酸		
	连翘苷		

2. 黄芩苷含量测定

照高效液相色谱法（通则0512）测定。取黄芩苷对照品适量，精密称定，加50%甲醇制成每1ml含0.1mg的溶液，即得对照品溶液。精密量取本品1ml，置50ml量瓶中，加50%甲醇适量，超声处理20分钟，放置至室温，加50%甲醇稀释至刻度，摇匀，即得供试品溶液。以十八烷基硅烷键合硅胶为填充剂；以甲醇-水-冰醋酸（50∶50∶1）为流动相；检测波长为274nm。理论板数按黄芩苷峰计算应不低于1500。分别精密吸取对照品溶液与供试品溶液各5μl，注入液相色谱仪，测定，即得。本品每1ml含黄芩以黄芩苷（$C_{21}H_{18}O_{11}$）计，不得少于10.0mg〔规格（1）、规格（2）〕或20.0mg〔规格（3）〕。

3. 绿原酸含量测定

照高效液相色谱法（通则0512）测定。取绿原酸对照品适量，精密称定，置棕色量瓶中，加水制成每1ml含40μg的溶液，即得对照品溶液。精密量取本品2ml，置50ml棕色量瓶中，加水稀释至刻度，摇匀，即得供试品溶液。以十八烷基硅烷键合硅胶为填充剂；以甲醇-水-冰醋酸（20∶80∶1）为流动相；检测波长为324nm。理论板数按绿原酸峰计算应不低于6000。分别精密吸取对照品溶液10μl与供试品溶液10～20μl，注入液相色谱仪，测定，即得。本品每1ml含金银花以绿原酸（$C_{16}H_{18}O_9$）计，不得少于0.60mg〔规格（1）、规格（2）〕或1.20mg〔规格（3）〕。

4. 连翘苷含量测定

照高效液相色谱法（通则0512）测定。取连翘苷对照品适量，精密称定，加50%甲醇制成每1ml含60μg的溶液，即得对照品溶液。精密量取本品1ml，加在中性氧化铝柱（100～120目，6g，内径为1cm）上，用70%乙醇40ml洗脱，收集洗脱液，浓缩至干，残渣加50%甲醇适量，温热使溶解，转移至5ml量瓶中，并稀释至刻度，摇匀，即得供试品溶液。以十八烷基硅烷键合硅胶为填充剂；以乙腈-水（25∶75）为流动相；检测波长为278nm。理论板数按连翘苷峰计算应不低于6000。分别精密吸取对照品溶液与供试品溶液各 10μl，注入液相色谱仪，测定，即得。本品每 1ml 含连翘以连翘苷($C_{27}H_{34}O_{11}$)计，不得少于 0.30mg〔规格（1）、规格（2）〕或 0.60mg〔规格（3）〕。

评价与总结

一、原始记录

将试验操作过程、原始数据、计算过程等及时、准确、完整填写至表 12-7 中。

表 12-7　双黄连口服液质量检验记录

品　　名	_____	批　　号	_____
规　　格	_____	来　　源	_____
数　　量	_____	送检日期	_____
检验依据	_____	完成日期	_____

检验项目 1：性状

性状：

异常现象：

　　　　　　　　　　检验人：　　　　　　　　　　　　结论：□符合规定　　□不符合规定

检验项目 2：鉴别

（1）薄层色谱鉴别
　　仪器：电子天平型号：　　　　　　　编号：
　　　　　三用紫外分析仪型号：　　　　　编号：
　　供试品溶液：取本品 1ml，加 75% 乙醇 5ml，摇匀，作为供试品溶液。
　　对照品溶液：另取黄芩苷对照品（批号：　　　　　　来源：　　　　　　　　），绿原酸对照品
（批号：　　　　来源：　　　　　　），分别加 75% 乙醇制成每 1ml 含 0.1mg 的溶液，即得黄芩苷对
照品溶液（配制批号：　　　　　　）和绿原酸对照品溶液（配制批号：　　　　　　）。
　　薄层板：聚酰胺薄膜
　　温度：　　　　　　　湿度：
　　点样量：各 1~2μl
　　展开剂：醋酸
　　结果：在与黄芩苷对照品色谱相应的位置上，显相同的　　　　　　　　；置紫外光灯（365nm）下检视，在与
绿原酸对照品色谱相应的位置上，显　　　　　　　。
　　图谱见附页。

　　　　　　　　　　检验人：　　　　　　　　　　　　结论：□符合规定　　□不符合规定

（2）薄层色谱鉴别
　　仪器：电子天平型号：　　　　　　　编号：
　　供试品溶液：取本品 1ml〔规格（1）、规格（2）或 0.5ml〔规格（3）〕，加甲醇 5ml，振摇使溶解，静置，取上清液，作为
供试品溶液。
　　对照品溶液：另取连翘对照药材　　g（批号：　　　　　来源：　　　　　　　），加甲醇 10ml，加热回
流 20 分钟，滤过，滤液作为对照药材溶液。（配制批号：　　　　　　　　）。
　　薄层板：硅胶 G 薄层板
　　温度：　　　　　　　湿度：
　　点样量：各 5μl

续表

展开剂:三氯甲烷-甲醇(5:1)
显色剂:10%硫酸乙醇溶液,在105℃加热至斑点显色清晰。
结果:在与对照药材色谱相应的位置上,显相同的_____。
图谱见附页:

          检验人: 结论:□符合规定 □不符合规定

检验项目3:检查

(1)相对密度

仪器:电子天平型号: 编号:
    恒温水浴锅型号: 编号:

取洗净干燥的比重瓶带塞精密称定 M_1_____g,装满本品(瓶中应无气泡),置20℃的水浴中直到液体不从塞孔溢出,用滤纸将瓶塞顶端擦干,将比重瓶从水浴锅中取出,擦干瓶外壁,并迅速精密称定比重瓶重 M_2_____g。将比重瓶中本品倾去,洗净,装入新沸放冷的纯水同法操作,随后精密称定比重瓶重 M_3_____g。双黄连口服液的相对密度应不低于1.12〔通则0601〕〔规格(1)、规格(2)〕或不低于1.15〔规格(3)〕。

计算公式:双黄连口服液的相对密度 $= \dfrac{M_2-M_1}{M_3-M_1}$

计算过程:

          检验人: 结论:□符合规定 □不符合规定

(2)pH值

仪器:pH计(酸度计)型号: 编号:
pH值应为5.0~7.0,测定pH值为_____。

          检验人: 结论:□符合规定 □不符合规定

(3)装量

取本品5支,将内容物分别倒入经标化的量入式量筒内,在室温下检视,每支装量与标示装量相比较,少于标示装量的不得多于1支,并不得少于标示装量的95%。

供试品	1	2	3	4	5
每支装量					

计算过程:

          检验人: 结论:□符合规定 □不符合规定

(4)微生物限度

随机抽取本品不少于2支,混合,取混合物10ml,照非无菌产品微生物限度检查:微生物计数法(通则1105)和控制菌检查法(通则1106)及非无菌药品微生物限度标准(通则1107)检查,同时做阴性对照试验。标准规定双黄连口服液的需氧菌总数不得超过 10^2 cfu/ml,霉菌和酵母菌总数不得超过 10^1 cfu/ml,不得检出大肠埃希菌。

          检验人: 结论:□符合规定 □不符合规定

检验项目4:含量测定

(1)黄芩苷的含量测定

仪器:高效液相色谱仪型号: 编号:
   色谱柱: 编号:
   电子天平型号: 编号:

检测波长:274nm

流动相:甲醇-水-冰醋酸(50:50:1)

色谱条件与系统适用性试验:理论板数按黄芩苷峰计算应不低于1500。实际测得黄芩苷峰最小理论板数为_____。

对照品溶液的制备:精密称定黄芩苷对照品(批号：　　　　　来源：　　　　　　)_____mg,加50%甲醇制成每1ml含0.1mg的溶液,即得(配制批号：　　　　　浓度c_R：　　　　　)。

供试品溶液的制备:精密量取本品1ml(V_s),置50ml量瓶中,加50%甲醇适量,超声处理20分钟,放置至室温,加50%甲醇稀释至刻度,摇匀,即得。

测定法:分别精密吸取对照品溶液与供试品溶液各5μl,注入液相色谱仪,测定,即得对照品黄芩苷的峰面积A_R和供试品中黄芩苷的峰面积A_x。

供试品中黄芩苷含量的计算公式：

$$黄芩苷的含量(\%)=\frac{c_R \times \frac{A_x}{A_R} \times V \times D}{V_s \times c_{标示}}$$

计算过程:

　　　　　　　　　　检验人：　　　　　　　　　　结论:□符合规定　　□不符合规定

(2)绿原酸的含量测定

仪器:高效液相色谱仪型号：　　　　　　　编号：

色谱柱：　　　　　　　　　　　　　　　　编号：

电子天平型号：　　　　　　　　　　　　　编号：

检测波长:324nm

流动相:甲醇-水-冰醋酸(20:80:1)

色谱条件与系统适用性试验:理论板数按绿原酸峰计算应不低于6000。实际测得绿原酸峰最小理论板数为_____。

对照品溶液的制备:精密称定绿原酸对照品(批号：　　　　　来源：　　　　　　)_____mg,置棕色量瓶中,加水制成每1ml含40μg的溶液,即得(配制批号：　　　　　浓度c_R：　　　　　)。

供试品溶液的制备:精密量取本品2ml(V_s),置50ml棕色量瓶中,加水稀释至刻度,摇匀,即得。

测定法:分别精密吸取对照品溶液10μl与供试品溶液10~20μl,注入液相色谱仪,测定,即得对照品绿原酸的峰面积A_R和供试品中绿原酸的峰面积A_x。

供试品中绿原酸含量的计算公式：

$$绿原酸的含量(\%)=\frac{c_R \times \frac{A_x}{A_R} \times V \times D}{V_s \times c_{标示}}$$

计算过程:

　　　　　　　　　　检验人：　　　　　　　　　　结论:□符合规定　　□不符合规定

(3)连翘苷的含量测定

仪器:高效液相色谱仪型号：　　　　　　　编号：

色谱柱：　　　　　　　　　　　　　　　　编号：

电子天平型号：　　　　　　　　　　　　　编号：

检测波长:278nm

流动相:乙腈-水(25:75)

色谱条件与系统适用性试验:理论板数按连翘苷峰计算应不低于6000。实际测得连翘苷峰最小理论板数为_____。

对照品溶液的制备:精密称定连翘苷对照品(批号：　　　　　来源：　　　　　　)_____mg,加50%甲醇制成每1ml含60μg的溶液,即得(配制批号：　　　　　浓度c_R：　　　　　)。

供试品溶液的制备:精密量取本品 1ml(V_s),加在中性氧化铝柱(100~120 目,6g,内径为 1cm)上,用 70%乙醇 40ml 洗脱,收集洗脱液,浓缩至干,残渣加 50%甲醇适量,温热使溶解,转移至 5ml 量瓶中,并稀释至刻度,摇匀,即得。

测定法:分别精密吸取对照品溶液与供试品溶液各 10μl。注入液相色谱仪,测定,即得对照品连翘苷的峰面积 A_R 和供试品中连翘苷的峰面积 A_x。

供试品中连翘苷含量的计算公式:

$$连翘苷的含量(\%)=\frac{c_R \times \frac{A_x}{A_R} \times V \times D}{V_s \times c_{标示}}$$

计算过程:

检验人:		结论:□符合规定	□不符合规定
结果判断:			
复核人:			

二、检验报告书

双黄连口服液的检验报告书见表 12-8。

表 12-8 双黄连口服液的药物检验报告书

编码:

物料名称		物料批号		检验单号	
规格		数量		检品来源	
检验目的		检验项目		取样量	
检验依据		检验日期		报告日期	

检验项目	标准规定	检验结果
【性状】		
【鉴别】		
【检查】		
【含量测定】		

结论					
备注					
编制人		复核人		批准人	

三、评价标准

双黄连口服液全面检查的评价标准见表12-9。

表12-9 双黄连口服液全面检查的评价标准

评价内容		分值	评分细则
职业素养与 操作规范20分		10	正确选用资料,科学设计试验方案得10分
		5	规范取样得5分
		5	操作完毕后及时清理复位,规范清场得5分
		5	规范清场得5分
技能 80分	性状	5	外观与描述相符得5分
	鉴别	10	薄层色谱鉴别(1)正确得5分
			薄层色谱鉴别(2)正确得5分
	检查	20	相对密度检查正确得5分
			pH值检查正确得5分
			装量检查正确得5分
			微生物限度检查正确得5分
	含量测定	30	黄芩苷含量测定试验正确得10分
			绿原酸含量测定试验正确得10分
			连翘苷含量测定试验正确得10分
	原始记录	10	正确填写原始记录得10分
	检验报告书	5	正确出具检验报告书得5分

四、任务总结

任务二 磺胺嘧啶片的综合检验训练

【学习目标】

知识目标：掌握化学制剂磺胺嘧啶片全面质量检查的各个检验方法。

技能目标：能根据药品标准和操作规程对磺胺嘧啶片进行全面质量检查；能根据全面检查结果做出正确判断并出具检验报告书。

素质目标：不断提高自身专业素质和检测能力，持续拓展视野，培养创新思维。

> **任务导入**

20世纪30年代，西方科学家发现了细菌及其致病机制，当时认为一切疾病都源于细菌，因此找到好的抗菌药物成为研究的热点。

磺胺类化合物百浪多息——一种红色的染料，也是在这个时期被发现的。德国的生物化学家杜马克发现百浪多息具有强大的抗菌作用。他在老鼠身上的试验获得了巨大成功，一部分被细菌感染的老鼠注射百浪多息后成功地克服了感染，活了下来，而没有注射的全部死亡。

当他正为研究成果高兴时，回到家却发现自己的女儿高热不退，原来女儿不小心割伤了手指，细菌通过手指的伤口感染了全身。看着命垂一线的女儿，他想到了自己的研究成果——百浪多息。他将百浪多息注射到女儿体内，奇迹发生了，女儿不久就退热并好了起来，而副作用是女儿全身都被这红色染料染成了红色。为了奖励杜马克发现了磺胺的抗菌作用，挽救了千万生命，1939年杜马克被授予诺贝尔生理学或医学奖。

磺胺类药物在第二次世界大战中也被广泛使用，成为当时紧缺的战略物资，相比需要静脉注射的青霉素，磺胺类药物可以通过口服来达到抗菌的作用，十分方便。因此，磺胺类药物几乎成了那个年代的"神药"，因其价格便宜、疗效显著，它的使用量激增。紧接着，因为无序使用和使用过程中出现的不良反应，磺胺逐渐走下神坛，而更有传奇色彩、副作用更少、杀菌效果更强的青霉素的发现和大量生产更是掩盖了磺胺类药物的光芒，之后，磺胺类药物在临床使用越来越少。

新中国成立以后，我国医药工业体系得以迅速发展，医药工作者们很快掌握了磺胺类药物的生产方法，生产出大量磺胺类药物。磺胺类药物能够治疗肺炎、产褥热、流行性脑脊髓膜炎，解决了当时的燃眉之急。目前还有多种磺胺类药物在临床广泛使用。如磺胺嘧啶银乳剂，利用磺胺嘧啶的抗菌作用和银离子收敛作用，外用于开放的烫伤、烧伤伤口；复方磺胺甲噁唑则是目前临床应用较多的磺胺类抗菌药物，可作为一些耐药菌和非典型病原体的治疗，还是艾滋病常见并发症卡氏肺孢子虫病的唯一首选药物；磺胺嘧啶，不仅可外用于伤口感染，也能治疗流行性脑脊髓炎和艾滋病患者的弓形虫脑炎。

现在磺胺类抗菌药物已经较少使用了，其中有两个主要原因：第一，长期大量使用磺胺类药物后，很多细菌会对磺胺类药物产生耐药性；第二，磺胺类药物的不良反应多，可引起肝肾功能损伤和造血功能抑制，尤其不适用于孕妇和新生儿，磺胺类药物会造成胎儿畸形和新生儿胆红素脑病。

磺胺类药物具有交叉过敏性，对一种磺胺药物过敏，意味着对其他磺胺类药物也过敏，呋塞米、格列本脲这些药物虽然不是抗菌药物，但含有类似磺胺的结构，可能发生过敏。因此，磺胺类药物一定要在医生的指导下合理使用。

提问：

（1）目前，临床上应用较为广泛的磺胺类药物有哪些？

（2）怎样控制磺胺嘧啶片的质量？如何检测？

发布任务 >>>

某药厂化学成药固体生产车间生产了一批磺胺嘧啶片，已入成品仓库待检，特向质量检验部提出检验申请，以备待放行，检验申请单见表 12-10。

表 12-10 检验申请单

记录编号：		抽检号：		年 月 日
名　　称		批　号		
规　　格		物料数量		
包装形式		请验目的		
物料生产厂家				
物料供应单位				
物料类型	□化学原料药　□药材或饮片　□中间产品　□成品　□其他_____			
备注：				
申请部门				
申请人/日期		接收人/日期		

确定方案 >>>

质量检验部接到请验申请，去成品仓库取样，并根据国家药品标准等制定检品全面质量检验（全检）方案。同批成药抽取供检验用样品的原则相同，按批随机取样，根据该批总件数确定取样件数和取样量，样品取样分样原始记录表见附表 2。

检品质量检验方案见表 12-11。

表 12-11 检品质量检验方案

检品名称		检验依据	
取样件数		取样量	
项目	具体检验方案		
性状			
鉴别			
检查			
含量测定			

任务实施 >>>

根据检品质量检验方案及药物检验程序，准备实验操作所需器材和试剂，配制溶液，逐项检验，并及时、准确、完整填写检验原始记录。

一、性状

磺胺嘧啶片性状项下主要是外观检查。

1. 操作前准备

性状试验所需器材和试剂见表 12-12。

表 12-12 性状试验所需器材和试剂

检验项目	所需器材	所需试剂
外观		

2. 性状观察

根据《中国药典》(2020 年版)二部磺胺嘧啶片正文项下规定,观察其颜色、状态及气味等特征,并准确记录。

二、鉴别

磺胺嘧啶片鉴别项下包括两项化学鉴别试验和一项高效液相色谱鉴别试验。

1. 操作前准备

鉴别试验所需器材和试剂见表 12-13。

表 12-13 鉴别试验所需器材和试剂

检验项目	所需器材	所需试剂
化学鉴别		
高效液相色谱鉴别		

2. 化学鉴别

① 取本品的细粉适量(约相当于磺胺嘧啶 0.1g),加水与 0.4% 氢氧化钠溶液各 3ml,振摇使磺胺嘧啶溶解,滤过,取滤液,加硫酸铜试液 1 滴,即生成黄绿色沉淀,放置后变为紫色。

② 取本品的细粉适量(约相当于磺胺嘧啶 0.1g),加稀盐酸 5ml,振摇使磺胺嘧啶溶解,滤过,取适量滤液,加稀盐酸 1ml,加 0.1mol/L 亚硝酸钠溶液数滴,加与 0.1mol/L 亚硝酸钠溶液等体积的 1mol/L 脲溶液,振摇 1 分钟,滴加碱性 β-萘酚试液数滴,生成猩红色沉淀。

3. 高效液相色谱鉴别

因在含量测定项下同样是用高效液相色谱法检测,此处鉴别试验不需要单独操作。只需观察含量测定项下记录的色谱图中,供试品溶液主峰的保留时间与对照品溶液主峰的保留时间是否一致,即可。

三、检查

《中国药典》(2020 年版)二部磺胺嘧啶片正文检查项下虽然只有溶出度检查,但也规定应符合片剂项下有关的各项规定(通则 0101)。通过查看四部通则 0101 可知,非包衣片需检查脆碎度,除此之外片剂均应检查重量差异、崩解时限和微生物限度,同时也规定凡检查溶出度、释放度的片剂，一般不再进行崩解时限检查。

因此，磺胺嘧啶片检查项下包括脆碎度、溶出度、重量差异和微生物限度检查四项试验。

1. 操作前准备

检查试验所需器材和试剂见表12-14。

表12-14 检查试验所需器材和试剂

检验项目	所需器材	所需试剂
脆碎度		
溶出度		
重量差异		
微生物限度		

2. 脆碎度

照片剂脆碎度检查法（通则0923）测定。取本品若干片，使其总重约为6.5g。用吹风机吹去片剂脱落的粉末，精密称重，置圆筒中，转动100次。取出，同法除去粉末，精密称重，减失重量不得过1%，且不得检出断裂、龟裂及粉碎的片。本试验一般仅做1次。如减失重量超过1%时，应复测2次，3次的平均减失重量不得过1%，并不得检出断裂、龟裂及粉碎的片。

3. 溶出度

照溶出度与释放度测定法（通则0931第二法）测定。以盐酸溶液（9→1000）1000ml为溶出介质，转速为75r/min，依法操作，经60分钟时取样，取溶液5ml微孔滤膜过滤，精密量取续滤液1ml，置50ml量瓶中，加0.01mol/L氢氧化钠溶液稀释至刻度，摇匀，照紫外-可见分光光度法（通则0401），在254nm的波长处测定吸光度，按$C_{10}H_{10}N_4O_2S$的吸光系数（$E_{1cm}^{1\%}$）为866计算每片的溶出量。限度为标示量的70%，应符合规定。

4. 重量差异

取本品20片，精密称定总重量，求得平均片重后，再分别精密称定每片的重量，每片重量与平均片重比较（凡无含量测定的片剂或有标示片重的中药片剂，每片重量应与标示片重比较），按表12-15的规定，超出重量差异限度的不得多于2片，并不得有1片超出限度1倍。

表12-15 片剂重量差异限度表

平均片重或标示片重	重量差异限度
0.30g以下	±7.5%
0.30g及0.30g以上	±5%

5. 微生物限度

随机抽取本品不少于2个最小包装量，研细混合，取混合物10g，照非无菌产品微生物限度检查：微生物计数法（通则 1105）和控制菌检查法（通则 1106）及非无菌药品微生物限度标准（通则 1107）检查，需氧菌总数不得超过 10^3 cfu/ml，霉菌和酵母菌总数不得超过 10^2 cfu/ml，不得检出大肠埃希菌。

四、含量测定

采用高效液相色谱法测定磺胺嘧啶片含量。

1. 操作前准备

含量测定试验所需器材和试剂见表 12-16。

表 12-16　含量测定试验所需器材和试剂

检验项目	所需器材	所需试剂
含量测定		

2. 含量测定

照高效液相色谱法（通则 0512）测定。用十八烷基硅烷键合硅胶为填充剂；以乙腈－0.3％醋酸铵溶液（20：80）为流动相；检测波长为 260nm。理论板数按磺胺嘧啶峰计算不低于 3000。取本品 20 片，精密称定，研细，精密称取适量（约相当于磺胺嘧啶 0.1g），置 100ml 量瓶中，加 0.1mol/L 氢氧化钠溶液 10ml，振摇使磺胺嘧啶溶解，用流动相稀释至刻度，摇匀，滤过，精密量取续滤液 5ml，置 50ml 量瓶中，用流动相稀释至刻度，摇匀，作为供试品溶液，精密量取 10μl，注入液相色谱仪，记录色谱图；另取磺胺嘧啶对照品约 25mg，精密称定，置 50ml 量瓶中，加 0.1mol/L 氢氧化钠溶液 2.5ml 溶解后，用流动相稀释至刻度，摇匀，精密量取 10ml，置 50ml 量瓶中，用流动相稀释至刻度，摇匀，同法测定。按外标法以峰面积计算，即得。标准规定本品含磺胺嘧啶（$C_{10}H_{10}N_4O_2S$）应为标示量的 95.0%～105.0%。

评价与总结

一、原始记录

将试验操作过程、原始数据、计算过程等及时、准确、完整填写至表 12-17 中。

表 12-17　磺胺嘧啶片质量检验记录

品　　名 _____	批　　号 _____
规　　格 _____	来　　源 _____
数　　量 _____	送检日期 _____
检验依据 _____	完成日期 _____

检验项目 1：性状

性状：
异常现象：

检验人： 　　　　　　　　　　　　　　　结论：□符合规定　　□不符合规定

续表

检验项目2:鉴别
(1)化学鉴别
取本品的细粉_____g,加水与0.4%氢氧化钠溶液各3ml,振摇使磺胺嘧啶溶解,滤过,取滤液,加硫酸铜试液1滴,即生成_____,放置后变为_____。
取本品的细粉_____g,加稀盐酸5ml,振摇使磺胺嘧啶溶解,滤过,取适量滤液,加稀盐酸1ml,加0.1mol/L亚硝酸钠溶液数滴,加与0.1mol/L亚硝酸钠溶液等体积的1mol/L脲溶液,振摇1分钟,滴加碱性β-萘酚试液数滴,生成_____。

       检验人: 结论:□符合规定   □不符合规定

(2)高效液相色谱鉴别
在含量测定项下记录的色谱图中,供试品溶液主峰的保留时间应与对照品溶液主峰的保留时间一致。
图谱见附页:

       检验人: 结论:□符合规定   □不符合规定

检验项目3:检查
(1)脆碎度
仪器:脆碎度仪型号: 编号:
电子天平型号: 编号:
取本品用吹风机吹去片剂脱落的粉末后精密称重 M _____g。置圆筒中,转动100次。取出,同法除去粉末,精密称重 M_1 _____g,计算减失重量,减失重量不得过1%,且不得检出断裂、龟裂及粉碎的片。

计算公式:减失重量(%)=$\dfrac{M-M_1}{M}$

计算过程:

       检验人: 结论:□符合规定   □不符合规定

(2)溶出度
仪器:溶出度仪型号: 编号:
紫外-可见分光光度仪型号: 编号:
以盐酸溶液(9→1000)1000ml为溶出介质,转速为75r/min,经60分钟时取样,取溶液5ml微孔滤膜过滤,精密量取续滤液1ml,置50ml量瓶中,加0.01mol/L氢氧化钠溶液稀释至刻度,摇匀,于紫外-可见分光光度仪254nm的波长处测定吸光度_____,按 $C_{10}H_{10}N_4O_2S$ 的吸光系数($E_{1cm}^{1\%}$)为866计算每片的溶出量,限度为标示量的70%。

计算公式:溶出量(%)=$\dfrac{A \times V \times D}{100 \times E_{1cm}^{1\%} \times 标示量}$

计算过程:

       检验人: 结论:□符合规定   □不符合规定

(3)重量差异
仪器:电子天平型号: 编号:
取本品20片,精密称定总重量 $M_总$,求得平均片重 $\overline{M}$,再分别精密称定每片的重量 M,每片重量与平均片重比较,按下表的规定进行判断,超重量差异限度的不得多于2片,并不得有1片超出限度1倍。

平均片重或标示片重	重量差异限度
0.30g 以下	±7.5%
0.30g 及 0.30g 以上	±5%

20片的重量记录如下:

供试品	1	2	3	4	5	6	7	8	9	10
每片重量 M/g										
供试品	11	12	13	14	15	16	17	18	19	20
每片重量 M/g										

续表

计算过程:			
	检验人:	结论:□符合规定	□不符合规定

(4)微生物限度

随机抽取本品不少于2个最小包装,研细混合,取混合物10g,照非无菌产品微生物限度检查:微生物计数法(通则1105)和控制菌检查法(通则1106)及非无菌药品微生物限度标准(通则1107)检查,同时做阴性对照试验。标准规定需氧菌总数不得超过 10^3 cfu/ml,霉菌和酵母菌总数不得超过 10^2 cfu/ml,不得检出大肠埃希菌。

	检验人:	结论:□符合规定	□不符合规定

检验项目4:含量测定
仪器:高效液相色谱仪型号:　　　　　　　　　　编号:
色谱柱:　　　　　　　　　　　　　　　　　　　编号:
电子天平型号:　　　　　　　　　　　　　　　　编号:
检测波长:260nm
流动相:乙腈-0.3%醋酸铵溶液(20:80)
色谱条件与系统适用性试验:理论板数按磺胺嘧啶峰计算不低于3000。实际测得磺胺嘧啶峰最小理论板数为　　　　。
对照品溶液的制备:精密称定磺胺嘧啶对照品(批号:　　　　　来源:　　　　　　　　　), _____mg,置50ml量瓶中,加0.1mol/L氢氧化钠溶液2.5ml溶解后,用流动相稀释至刻度,摇匀,精密量取10ml,置50ml量瓶中,用流动相稀释至刻度,摇匀,即得(配制批号:　　　　　　　浓度c_R　　　　　)。
供试品溶液的制备:取片重差异检查项下的本品20片,研细,精密称取适量W_____g,置100ml量瓶中,加0.1mol/L氢氧化钠溶液10ml,振摇使磺胺嘧啶溶解,用流动相稀释至刻度,摇匀,滤过,精密量取续滤液5ml,置50ml量瓶中,用流动相稀释至刻度,摇匀。
测定法:分别精密吸取对照品溶液与供试品溶液各10μl,注入液相色谱仪,测定,即得对照品磺胺嘧啶的峰面积A_R和供试品中磺胺嘧啶的峰面积A_x,由此计算供试品中磺胺嘧啶含量,标准规定本品含磺胺嘧啶($C_{10}H_{10}N_4O_2S$)应为标示量的95.0%~105.0%。

供试品中磺胺嘧啶含量的计算公式:
$$磺胺嘧啶片的含量(\%) = \frac{c_R \times \frac{A_x}{A_R} \times V \times D}{W} \times \overline{M} \Big/ 标示量$$

计算过程:			
	检验人:	结论:□符合规定	□不符合规定
结果判断:			
复核人:			

二、检验报告书

磺胺嘧啶片的检验报告书见表12-18。

表12-18 磺胺嘧啶片的药物检验报告书

编码:

物料名称		物料批号		检验单号	
规格		数量		检品来源	
检验目的		检验项目		取样量	
检验依据		检验日期		报告日期	

续表

检验项目	标准规定	检验结果
【性状】		
【鉴别】		
【检查】		
【含量测定】		
结论		
备注		
编制人	复核人	批准人

三、评价标准

磺胺嘧啶片全检的评价标准见表 12-19。

表 12-19　磺胺嘧啶片全检的评价标准

评价内容		分值	评分细则
职业素养与操作规范 20 分		10	正确选用资料,科学设计试验方案得 10 分
		5	规范取样得 5 分
		5	操作完毕后及时清理复位,规范清场得 5 分
		5	规范清场得 5 分
技能 80 分	性状	5	外观与描述相符得 5 分
	鉴别	10	化学鉴别正确得 5 分
			高效液相色谱鉴别正确得 5 分
	检查	25	脆碎度检查正确得 5 分
			溶出度检查正确得 10 分
			重量差异检查正确得 5 分
			微生物限度检查正确得 5 分
	含量测定	20	磺胺嘧啶含量测定试验正确得 20 分
	原始记录	10	正确填写原始记录得 10 分
	检验报告书	10	正确出具检验报告书得 10 分

四、任务总结

知识小结

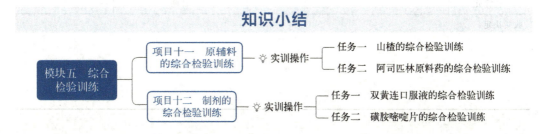

附录

附表1 物料初验单

记录编码：

	物料名称		规格	
	批号		数量	
	物料代码		到货日期	
	审核依据		请验日期	
	供货单位			

	物料初验项目	初验结果	
1	供应商是否为合法供应商	是□	否□
2	是否与公司批准的定点采购单位一致	是□	否□
3	是否有公司审计并颁发的"合格供应商证书"	是□	否□
4	本物料是否为通过企业审计的品种	是□	否□
5	供应商是否提供该批物料的检验报告书	是□	否□
6	物料送货单是否与采购计划一致	是□	否□
7	送货单是否与该批收物料的品名、规格、数量等相符	是□	否□
8	物料的外包装是否破损、污染	是□	否□
9	物料标签是否完整，标签是否标明品名、厂家、数量等	是□	否□
10	物料标签是否与该批次物料相符	是□	否□
11	仓库条件是否适合该物料贮存	是□	否□
结论			
仓管员		日期	

收货决定：

附表 2 样品取样分样原始记录表

记录编号

日期	取样人	品名	批号	规格	取样数量	检验目的	包装状态	收件人	规格数量	检验接收人	规格数量	检验接收人	记录领用	检后样品处理
							□完好 □破损							
							□完好 □破损							
							□完好 □破损							
							□完好 □破损							
							□完好 □破损							
							□完好 □破损							
							□完好 □破损							
							□完好 □破损							
							□完好 □破损							

参 考 文 献

[1] 国家药典委员会. 中华人民共和国药典. 2020年版. 北京：中国医药科技出版社，2020.

[2] 中国药品生物制品检定所，中国药品检验总所. 中国药品检验标准操作规范. 北京：中国医药科技出版社，2019.

[3] 中国食品药品检定研究院. 药品检验仪器操作规程及使用指南. 北京：中国医药科技出版社，2019.

[4] 杭太俊. 药物分析. 9版. 北京：人民卫生出版社，2022.

[5] 毕开顺. 高等药物分析学. 北京：人民卫生出版社，2021.

[6] 王珊珊，王晓. 药物分析仪器检测教程. 北京：化学工业出版社，2023.

[7] 田友清，张钦德. 中药制剂检测技术. 3版. 北京：人民卫生出版社，2018.

[8] 涂冰. 湖南省高等职业院校学生专业技能抽查标准与题库丛书. 长沙：湖南大学出版社，2015.

[9] 王炳强，曾玉香. 全国职业院校技能竞赛"工业分析检验"赛项指导书. 北京：化学工业出版社，2015.